Medizin und Menschenrechte
Geschichte – Theorie – Ethik

Medicine and Human Rights
History – Theory – Ethics

Band / Volume 7

Herausgegeben von / edited by
Andreas Frewer
Heiner Bielefeldt
Stephan Kolb
Markus Rothhaar
Renate Wittern-Sterzel

V&R unipress

Hanfried Helmchen

Individuum und Zeitgeist

Wandel von Überzeugungen: Eugenik – Antipsychiatrie – Menschenrechte

Mit einem Vorwort von Norman Sartorius

V&R unipress

MIX
Papier aus verantwortungsvollen Quellen
FSC® C083411

Bibliografische Information der Deutschen Nationalbibliothek
Die Deutsche Nationalbibliothek verzeichnet diese Publikation in der Deutschen Nationalbibliografie; detaillierte bibliografische Daten sind im Internet über https://dnb.de abrufbar.

Umschlagabbildung: Tony Robert-Fleury: »Pinel, médecin en chef de La Salpêtrière, délivrant des aliénés de leurs chaînes« (»Pinel, Chefarzt der Salpêtrière, befreit die Irren von ihren Ketten«), Öl auf Leinwand (1876). Public domain.
Druck und Bindung: CPI books GmbH, Birkstraße 10, D-25917 Leck
Printed in the EU.

Vandenhoeck & Ruprecht Verlage | www.vandenhoeck-ruprecht-verlage.com

ISSN 2198-543X
ISBN 978-3-8471-1749-0

Inhalt

Preface by Norman Sartorius[1]

Professor Helmchen's essay is an important contribution to the crucial effort of building bridges between sets of ideas (and their application) in different segments of time and helps us understand their similarities, their links and their differences as well as their longitudinal cause and effect relationships. What is more – and of particular importance – for medicine and other applications of science is his demonstration of the bridges and links between changes of society and ideas and concepts in the practice and theory of a particular discipline of medicine, in this instance psychiatry.

The wish to understand heredity and to apply knowledge about it in order to improve the qualities of human beings has been present for a long time. It governed the creation of customs and agencies dealing with the selection of partners and resulted in the construction of complex strategies of partner matching in many cultures. The advances of science and of the understanding of principles of genetic transmission heightened hopes that humans can be made better by eugenic interventions. Eugenics did not turn out to be the magic tool which some hoped it might be and other measures including the placement of people who are different in prisons and mental hospitals which did not really deserve their name or by ordering them to be sterilized or killed were introduced. In time these tendencies and acts led to a movement against psychiatry and a variety of proposals to improve the ways in which people with mental illness were handled.

One of the proposals to improve the situation was to coin a variety of legal instruments dealing with mental illness and its consequences (reviewed, for example in Callard et al. 2012)[2] hoping that these will make the lives of people

1 Prof. Dr. med. Dr. phil. Dr. h.c. mult. Norman Sartorius, Director of the WHO Division of Mental Health (1977–1993), President of the World Psychiatric Association (1993–1999), President of the Association for the Improvement of Mental Health Programmes (2004–); Sartorius, N. (2020). A personal history of psychiatry. Glob PSYCHIATRY Arch [Internet]. 2020 Oct 22;3(1):1–8.

2 Callard et al. (2012). Mental Illness, Discrimination, and the Law: Fighting for Social Justice.

with mental illness better. The legal instruments that were created found their application in some countries, but many laws remained at the level of desired behaviour not changing the situation very much. The most recent addition to the already rich assembly of legal instruments is the United Nations Convention on rights of people with disabilities (UN CRPD) regulating the way in which the treatment of mental illness – where available – should be applied.

These three phases of societies' views and ways of dealing with issues related to mental illness prepared the ground for a fourth phase which follows the three so well described by Professor Helmchen. That, the fourth phase should that of making societies decide to provide sufficient resources for the realization of human rights in psychiatry. It is not enough to say that people with mental illness should see a psychiatrist who will prescribe treatment in harmony with the best of scientific knowledge: the society should make arrangements which will allow the training of sufficient numbers of psychiatrists and other mental health care workers, ensure that they can diagnose and provide treatment and provide families or other carers of people with mental disorders the means and knowledge to help those who are unwell.

This fourth phase of making the realization of human rights of people with mental illness possible must be developed keeping the errors and attempts of the past in mind. Professor Helmchen's fascinating essay provides invaluable help to that effort and it is to be hoped that it will be widely read and used in building a better future for people with mental illness and society as a whole.

Warum Erinnern?

Die nationalsozialistische Psychiatriepolitik des Heilens der noch arbeitsfähigen und des Vernichtens der nur noch als »nutzlose Esser« bezeichneten psychisch Kranken hat in die Katastrophe geführt.[1] Diese von den Tätern gerechtfertigten und teilweise auch von der Öffentlichkeit geduldeten[2] oder gar akzeptierten Verbrechen sind Endpunkte ideologischer Entwicklungen, die in Wandlungen der gesellschaftlichen Atmosphäre beginnen.

Die Erinnerung solcher historischer Entwicklungen soll uns für entsprechende Veränderungen unserer Gegenwart sensibilisieren; wie im ersten Drittel des letzten Jahrhunderts die *Eugenik* sowie in unserer Nachkriegsgegenwart *antipsychiatrische Kritik* und in den letzten beiden Dekaden die Umsetzung der *Menschenrechte* die psychiatrische Versorgungspraxis im Umgang mit Menschen beeinflussten, die mit psychischen Erkrankungen zu leben haben, soll hier verdeutlicht werden. Es wird beleuchtet, wie und welche Wertvorstellungen und Erfahrungen, Überzeugungen und Ideen der Akteure ihr Handeln begründen und rechtfertigen. Gewinnen persönliche Überzeugungen öffentliche Bedeutung, beginnen sie zu herrschen, entwickeln sie sich zu Leitbildern, werden sie auch als Ideologien[3] bezeichnet. Besonderes Augenmerk wird dabei auf das Risiko ideologischer Radikalisierung gelegt.

Ideologie wird vielfältig und unterschiedlich definiert, z. B. wissenssoziologisch rein funktional als normatives Leitbild sozialer Gruppen oder marxistisch als »sich aus den gesellschaftlichen Verhältnissen ergebender objektiv notwen-

1 Schmuhl (2016) Die Gesellschaft Deutscher Neurologen und Psychiater im Nationalsozialismus, S. 367.

2 Ausbleibender Protest gegen die vorausgegangenen Sterilisationsgesetze wurde z. B. Ende der 1930er Jahre in der schwedischen Regierung als Einverständnis und Argument dafür benutzt, die Gesetze zu verschärfen: Götz (2001) Ungleiche Geschwister: Die Konstruktion von nationalsozialistischer Volksgemeinschaft und schwedischem Volksheim, S. 525.

3 Ideologie. https://de.wikipedia.org/wiki/Ideologie. Zugriff am 20.01.2024.

diger Schein« bzw. »notwendig falsches Bewusstsein«.[4] Ideologie schließt Zweifel aus, beruht auf unzutreffenden Annahmen und/oder zielt mit dogmatischer Unbeirrbarkeit auf wirklichkeitsferne Veränderungen. Wird dies ideologiekritisch erkannt, wird »Ideologie« auch als negativer Kampfbegriff mit entwertenden Eigenschaften benutzt:

> »Der Begriff der Ideologie im modernen Sinn wurde erst in dem Augenblicke geboren, als Napoleon diese Philosophengruppe[5] (die ihn ob seiner cäsaristischen Gelüste bekämpfte) in verächtlichem Sinne ›Ideologen‹ schalt. Hierdurch bekam das Wort zum ersten Mal eine herabsetzende Bedeutung, die es gleich dem Worte ›doktrinär‹ bis auf den heutigen Tag behalten hat, […] Das Denken des Gegners wird nämlich hier entwertet. […] Mit dem Wort ›Ideologie‹ ist von nun an der Nebensinn verbunden, dass ein jeder als Ideologie bezeichnete Gedanke der Praxis gegenüber versagt«.[6]

Es ist kein Zufall, dass Ideologien erst möglich wurden nach dem »Verschwinden des göttlichen Bezugspunktes«,[7] das sich bereits ankündigt hatte mit der beginnenden Erfahrungsbezogenheit jeder Erkenntnis in Bacons »Idolae«, die als »Götzenbilder« und »Täuschungsquellen« den »Weg zur wahren Einsicht versperren«.[8] Diese Erkenntnis trennte erfahrbare Fakten von ihrer Erklärung und wurde Grundlage der modernen Wissenschaft. Sie formuliert Annahmen über die uns umgebende Welt als empirisch prüfbare Frage, erfasst deren Gegenstände mit nachvollziehbaren Methoden, sucht mit den erhaltenen Befunden die Frage zu beantworten und lädt mit der Veröffentlichung ihrer Ergebnisse zur Kritik ein. Damit aber wird das Bedürfnis nach Welterklärung und stabilisierenden Überzeugungen für viele Menschen nicht befriedigt, so dass sie sich unbegründeten oder nicht nachvollziehbaren Ideen öffnen, diese zu unkorrigierbaren Überzeugungen verfestigen und gegen die Wirklichkeit durchzusetzen versuchen. Auf diese Weise werden individuelle Überzeugungen instrumentalisiert und gewinnen als Ideologien eine soziale Funktion für die Bildung von Gruppen »gleichgesinnter« Menschen. Wenn diese Menschen nicht nach rationalen und faktenbasierten Begründungen fragen, werden sie leicht zu blind gläubigen Anhängern. Dabei kann Ideologie gefährlich werden, indem sie die ihr verhaftete

4 Ein ursprünglich marxistischer Begriff, mit dem sozialistische Denker das »Bürgerliche« auf seine Ideologiehaftigkeit sichteten (Mannheim [1929/2015] Ideologie und Utopie). Seit Marx und Engels bezieht sich der Ideologiebegriff auf »Ideen und Weltbilder, die sich nicht an Evidenz und guten Argumenten orientieren, sondern die darauf abzielen, Machtverhältnisse zu stabilisieren oder zu ändern« (Ideologie. https://de.wikipedia.org/wiki/Ideologie. Zugriff am 20.01.2024).

5 »Anhänger einer philosophischen Schule in Frankreich, die in der Nachfolge von Condillac die Metaphysik verwarf und die Geisteswissenschaften anthropologisch und psychologisch zu fundieren versuchte« (Mannheim [1929/2015], S. 66).

6 Ebd.

7 Ebd. S. 58.

8 Ebd.

Gruppe oder Gesellschaft in die Irre führt. Das wird evident, wenn die Idee extremistisch verabsolutiert wird, indem sie ihr Ziel letztendlich ohne Rücksicht auf Gegenargumente oder menschliche Verluste zu erreichen sucht. Ein dem Wiener Kulturkritiker Karl Kraus zugeschriebener Aphorismus bringt dies in der Formulierung zum Ausdruck: »Wenn von Menschheit die Rede ist, wird es gefährlich für den Menschen.«

Als ein Beispiel solcher ideologischen Infiltration des Gewissens sei der russische Schriftsteller Lew Kopelew zitiert. Er reflektiert im Alter seine Beteiligung als junger Kommunist an der sowjetischen Zwangsrequirierung von Getreide in der Ukraine, die 1932/33 mindestens vier Millionen Menschen den Hungertod (»Holodomor«) brachte:[9]

> »Denn ich wagte nicht, schwach zu werden und Mitleid zu empfinden. Wir vollbrachten doch eine historisch notwendige Tat. Wir erfüllten eine revolutionäre Pflicht. Wir versorgten das sozialistische Vaterland mit Brot […].«[10]

Weitere Beispiele für in den letzten Dekaden in Europa rücksichtslos praktizierte Ideologien sind

- die Säuberung des »arischen Volkskörpers« vom »zersetzenden jüdischen Einfluss«, d. h. die »Endlösung« genannte Ermordung der europäischen Juden durch die Nationalsozialisten,
- der repressive Missbrauch psychologischer Methoden im Rahmen der »operativen Psychologie« zur »Zersetzung« der sozialen Existenz von sog. Staatsfeinden in der DDR,[11]
- die (Selbst-)Mordattentate des aktuellen Terrorismus.

Ihre Macht gewinnen Ideologien daher, dass ihre Verheißungen Bedürfnisse befriedigen, so insbesondere das Bedürfnis nach einem besseren Leben (im »Paradies«) oder das nach sozialer Gemeinschaft, nach dem Wunsch »dazu zu gehören.« Sie können Massen auf ein Ziel hin konformieren. Sie bekommen Überzeugungskraft dadurch, dass sie Elemente der Wirklichkeit verständlich miteinander vernetzen; dabei wird jedoch verdeckt, dass ihr Ausgangspunkt fehlerhaft ist oder in der Realität nicht zutrifft. Und sie gewinnen politische Bedeutung durch ihre rasante Verbreitung mittels moderner Kommunikationstechniken. Hitler verbreitete seine Ideologie über das Radio, den auf Initiative des »Reichspropagandaministers« Josef Goebbels 1933 sehr preiswert einge-

9 Applebaum (2019) Roter Hunger. Stalins Krieg gegen die Ukraine.
10 Kopelew (1979/2009) Und schuf mir einen Götzen: Lehrjahre eines Kommunisten, S. 303.
11 Maercker/Guski-Leinwand (2018) Psychologists' Involvement in Repressive »Stasi« Secret Police Activities in Former East Germany.

führten »Volksempfänger«.[12] Heute dient das »Mobile Phone« auch der Verbreitung von kurzfristigen Aufrufen zur Demonstration oder von Verschwörungstheorien.

Von solchen Ideologien, die durch dogmatisches Behaupten von absoluten Wahrheiten und von Werturteilen als Tatsachen charakterisiert sind, hat der Philosoph Karl Popper Wissenschaft u.a. durch methodisch klare empirische Überprüfung einer Idee (Hypothese) mit dem Ziel der Falsifizierung abgegrenzt.[13] Denn er wusste, dass auch wissenschaftliche Überzeugungen eine ideologische Gestalt beispielsweise in »Schulen« annehmen können, wenn fragwürdige Prämissen mancher Gedankengebäude nicht reflektiert werden. So haben Sozialisten die naturwissenschaftlich belegte biologische Evolutionstheorie auf die gesellschaftliche Entwicklung übertragen; solcher Sozialdarwinismus hat sie davon überzeugt, dass diese Entwicklung gesetzmäßig voranschreite und zum Sieg des Sozialismus führen müsse.[14]

Ideologien werden von Individuen und Gruppen gebildet und durch emotionalisierende Ereignisse und Situationen verfestigt. Sie entwickeln sich in einer bestimmten gesellschaftlichen Atmosphäre, die auch als »Zeitgeist«[15] bezeichnet wird, und wirken auf sie zurück. Biographische Skizzen veranschaulichen, wie hier relevante Individuen herrschende Ideen ihres gesellschaftlichen Kontextes aufnahmen, selbst weiterentwickelten und gesellschaftlich wirksam machten. Besonders deutlich wird die Wirkung des Zeitgeistes, wenn wir auf bekannte Persönlichkeiten der Vergangenheit zurückblicken. Denn dann erfahren wir nicht selten, dass Menschen, die wegen ihrer Leistungen in der Öffentlichkeit ihrer Zeit anerkannt waren, wegen derselben Leistungen in einem zeitlich wie meist auch gesellschaftlich anderen Kontext aber verurteilt wurden; entweder

12 Volksempfänger. https://de.wikipedia.org/wiki/Volksempf%C3%A4nger. Zugriff am 20.01.2024.

13 Popper (1935/1976) Logik der Forschung.

14 Eckart (1998) Survival of the fittest – Charles Darwin und der Darwinismus im Spiegel der Naturforscher- und Ärzteversammlungen.

15 Der Begriff »Zeitgeist« geht auf den Aufklärer, »Theologen und Dichter Johann Gottfried Herder zurück; er gehörte neben Goethe, Schiller und Wieland zum berühmten Vierergestirn der Weimarer Klassik« (Lindner [2019] Johann Gottfried Herder. Wunderkind, Forscher und Philosoph); Goethe schreibt im »Faust«: »Was ihr den Geist der Zeiten heißt, Das ist im Grund der Herren eigner Geist, In dem die Zeiten sich bespiegeln.« (Goethe [1790/1950] Faust Teil 1, S. 15) Und an anderer Stelle: »Wenn eine Seite nun besonders hervortritt, sich der Menge bemächtigt und in dem Grade triumphiert, daß die entgegengesetzte sich in die Enge zurückziehen und für den Augenblick im stillen verbergen muß, so nennt man jenes Übergewicht den Zeitgeist, der denn auch eine Zeitlang sein Wesen treibt.« Goethe versteht den Zeitgeist als ein gesellschaftliches Übergewicht, als ein Dominanz- oder hegemoniales Verhältnis (Schischkoff [1982] Philosophisches Wörterbuch, S. 768). Im Englischen ist das Gleiche gemeint mit »customary bias of the times« (Davidson/Rakfeldt/Strauss [2010] The Roots of the Recovery Movement in Psychiatry, S. 25). Vgl. auch Zeitgeist. https://de.wikipedia.org/wiki/Zeitgeist. Zugriff am 29.03.2024.

war erst dann eine Schattenseite ihrer Leistung oder ihrer Persönlichkeit bekannt geworden oder aber die Maßstäbe zur Beurteilung ihrer Leistung hatten sich erheblich oder gar grundlegend geändert.

Dies führt zu Fragen nach dem Verhältnis von Persönlichkeit zur Leistung, genauer dazu, welche Eigenschaften der Persönlichkeit zu ihrer Leistung wie gegebenenfalls auch zu ihrer Fehlleistung disponieren; des Weiteren ist dabei auch zu fragen, welchen Einflüssen das Werden der Persönlichkeit ebenso wie ihre Taten unterliegen. Damit aber gerät auch das Umfeld der Person ins Blickfeld, die Familie mit ihrer Geschichte, Bezugspersonen wie Freunde und Arbeitskolleginnen, der gesellschaftliche und soziokulturelle Kontext, eben der »Zeitgeist«.

Der Versuch, solchen Fragen am individuellen Beispiel nachzugehen, stößt gelegentlich auf kaum lösbare Schwierigkeiten, weil eine retrospektive Analyse der hinter den Leistungen wirksamen Motivbündel oft im Spekulativen versandet. Hier jedoch werden Persönlichkeiten skizziert, deren Gedanken in ihren umfangreichen Werken unverblümten Niederschlag fanden. Dabei geht es nicht um voyeuristisches oder gar denunziatorisches Aufdecken von Interna, sondern um Hinweise zur Entwicklung von Persönlichkeit und Gewissen, dem normativen Skelett eines Menschen, zum Verständnis der Motive seines Handelns. Aber verstehen heißt natürlich nicht verzeihen, sondern soll vielmehr die Selbstreflexion anreizen, Fragen anregen, nach welchen Normen und unter welchen Einflüssen ich selbst handele, wie weit ich von diesen Einflüssen abhängig bin oder mich davon unabhängig machen kann – auch, ob, inwieweit oder warum ich in der Auseinandersetzung mit abgelehnten Ideen etwas von ihnen übernehme (»angesteckt werde«) und was meine Ablehnung begründet und bestärkt.

Der folgende Text handelt von drei komplexen Ideen: Eugenik, Antipsychiatrie und Menschenrechte als Kontext für das Handeln von Menschen. Sie hatten und haben erhebliche Bedeutung für Menschen mit psychischen Störungen und damit auch für die professionellen Helfer in der Psychiatrie. Ein erster Teil skizziert zunächst die Entgleisung dieser Ideen zu Ideologien und ihre Einbettung in den Wandel der soziokulturellen Atmosphäre, kurz: des Zeitgeistes. Ein zweiter Teil nennt Daten zu den Lebensläufen einiger Personen, die wesentlichen Anteil daran hatten, diese Ideologien zu entwickeln und in die Öffentlichkeit zu bringen; belegt wird dies mit zahlreichen Zitaten aus ihren Werken. Ein dritter Teil versucht, aus den geschilderten Wechselwirkungen Fragen zu folgern, die uns alle angehen. Ausführliche Anmerkungen für den spezieller interessierten Leser finden sich in zahlreichen Fußnoten.

Vom »armen Irren« zum selbstbestimmten Mitmenschen trotz psychischer Störungen[16]

1 Vorlauf

Von der Erfahrungsheilkunde zur wissenschaftlichen Medizin

Medizin entstand als Erfahrungsheilkunde, indem Menschen als Heiler, Medizinmänner, Ärzte anderen Menschen, die an körperlichen oder seelischen Beschwerden litten, dabei halfen, mit ihrem (später Krankheit genannten) Leiden fertig zu werden. Sie sammelten Beobachtungen über die Erscheinungsformen der Krankheiten und über die Wirksamkeit ihrer Behandlungen. Sie gaben ihr Wissen weiter, indem sie Erfahrungen aufschrieben. Dann wollten sie wissen, was die Krankheitserscheinungen (Symptome) verursacht und bildeten Vorstellungen darüber. Es waren oft individuelle Vermutungen, die sich zu Lehrmeinungen entwickeln konnten, wenn ähnliche Symptome oder Wirkungen von Heileingriffen bei mehreren Kranken in gleicher Weise beobachtet wurden oder mit Erfahrungen übereinstimmten, die bereits von anderen beschrieben worden waren. Ursachen von Wunden und Brüchen wurden als natürlich erkannt und durch Wundärzte nach erfahrungsbegründeten (empirischen) Regeln behandelt; aber die Ursachen innerer Erkrankungen waren meist unbekannt und wurden transzendentalen oder mythischen Kräften oder solchen des Volksglaubens zugeordnet.[17] Derartige Erklärungsversuche wurden von den herrschenden Ideen der jeweiligen Epoche geprägt.

---

16 Dieser Essay stellt einige zeitweilig in der Medizin mit Schwerpunkt Psychiatrie herrschende Ideen nur stichwortartig und gleichsam aus der Vogelperspektive dar. Sie wurden aus der Fülle geschichtlicher Dokumente und Berichte ausgewählt, da sich an ihnen Wechselwirkungen zwischen ihren individuellen Repräsentanten und deren jeweiligen gesellschaftlichen Kontexten verdeutlichen lassen. Der Stoff füllt ganze Bibliotheken. Gleichwohl hoffe ich, dass die Proportionen der Darstellung zutreffen und keinen groben Verzerrungen unterliegen.

17 Diese These gilt auch noch in der Neuzeit, wenn etwa Laurence Sterne in einer Vorbemerkung zu seinem Buch »Leben und Meinungen des Herrn Tristram Shandy« den Gedanken des griechischen Stoikers Epiktet festhält: »Not things, but opinions about things, trouble men.« (S. 540)

Von naturphilosophischen Spekulationen zur Naturwissenschaft

Beschreibung und Erklärung der Natur beschäftigt Menschen seit jeher. Auch der Mensch wurde als Teil der Natur gesehen. Aristoteles unterschied die von den Menschen vorgefundene Natur von den menschengemachten Dingen, der Kultur. Da Wissen fehlte, tauchten immer wieder neue philosophisch-theologische Spekulationen zur Erklärung der Welt auf. Zwar begann man schon in der Antike, Gesetzmäßigkeiten in der Natur zu beobachten,[18] aber erst mit der Aufklärung begannen im 18. Jahrhundert naturwissenschaftliche Erklärungen in den Vordergrund zu treten; ein empirischer Umgang mit der Natur führte dazu, dass sich Techniken zur Messung natürlicher Veränderungen einschließlich biologischer Prozesse entwickelten, Naturgesetze entdeckt wurden und sich in Wechselwirkung mit der industriellen Revolution im 19. Jahrhundert Naturwissenschaften herausbildeten, die philosophische Spekulationen in der Medizin zurückdrängten.

Eine solche von der Antike bis in die Neuzeit herrschende naturphilosophische Spekulation war in der Medizin die Humoralpathologie: dieser im Corpus Hippokratikum (ca. 400 v. Chr.) entwickelten Viersäftelehre zufolge hänge die Gesundheit von einer richtigen Mischung der vier Körpersäfte Blut, Schleim, gelbe und schwarze Galle ab. Der griechische Arzt Galen (2. Jahrhundert n. Chr.) begründete die Aufgabe des Arztes darin, ein krankmachendes Ungleichgewicht der Säfte durch Diätetik[19] und »ausleerende« Mittel[20] (Aderlass, Brechmittel, Laxantien) »gegen Fieber und Erregung« aufzuheben, d.h. das Gleichgewicht wieder herzustellen. Die Bedeutung dieser Viersäftelehre ließ erst seit der Kritik von Paracelsus (1493–1541) nach, der seine Baseler Medizin-Vorlesung 1527 vielversprechend so ankündigte:

> »Um den Schleier etwas zu lüften, kann ich ihm [dem Studierenden] sagen, daß von Komplexionen und Kardinalsäften im Stile der Alten bei mir nicht die Rede sein wird, aus denen fälschlich alle Krankheiten hergeleitet werden, woraus den Ärzten heute Krankheiten, Krankheitsursachen, kritische Tage usw. erklärt werden«.[21]

Die Viersäftelehre verlor um 1800 weiter an Boden gegenüber der Reiz- bzw. Erregungstheorie der schottischen Ärzte William Cullen (1710–1790) und seines Schülers John Brown (1735–1788), ein durch seine Einfachheit überzeugendes System, das z.B. Reizentziehung durch Isolation gegen Sthenie (Manie, Erre-

---

18 Z. B. sind von den im Jahre 78 n. Ch. durch Dioskurides beschriebenen 813 pflanzlichen Arzneidrogen heute noch 66 im Europäischen Arzneibuch enthalten (Melzig [2021] Die »Materia medica« des Pedanios Dioskurides – Was ist nach 2000 Jahren noch aktuell?).

19 Diätetik. https://de.wikipedia.org/wiki/Di%C3%A4tetik. Zugriff am 20.01.2024.

20 Arzneimittel. https://de.wikipedia.org/wiki/Arzneimittel. Zugriff am 20.01.2024.

21 Sudhoff (1936) Paracelsus. Ein deutsches Lebensbild aus den Tagen der Renaissance, S. 29.

gungszustände) und Reizung gegen Asthenie (Depression) vorsah. Dieses spekulative System büßte seine Anziehungskraft jedoch schon bald wieder ein, als die daraus abgeleiteten Behandlungsmaßnahmen gegen tödliche Infektionskrankheiten wie Gelbfieber in den USA oder Typhus in Italien wirkungslos blieben.[22]

Solche medizinischen Erklärungssysteme bauten auf naturphilosophischen Spekulationen auf, die schon von Zeitgenossen kritisiert wurden:

> »Die medizinische Theorie philosophiert an allen Ecken und Enden« oder »Die Medicin in höherem Sinne ist nur Anwendung der Philosophie zur Erklärung der Erscheinungen des gesunden und kranken menschlichen Lebens«.[23]

Sie schienen besonders anfällig, zu dogmatisch vertretenen Überzeugungen zu erstarren und damit den Fortschritt zu behindern. Dies zeigte sich u. a. im Streit zwischen sogenannten »Psychikern« und »Somatikern« in der ersten Hälfte des 19. Jahrhunderts.

Psychiker und Somatiker

Psychiater wie Heinroth[24] und Ideler[25] verfochten das romantische Konzept, dass psychische Krankheiten Folgen von ungezügelten Leidenschaften, religiösen Verfehlungen, von Sünde und Schuld seien. So befremdlich uns heute solche Überlegungen erscheinen mögen, so sind sie doch eingebettet in eine ganzheitliche Vorstellung von der Person. Sie leben fort in Fragen nach dem Sinn von Krankheit und in psychologischen und psychodynamischen Konzepten psychi-

---

22 Rath (1962) Der Brownianismus in Amerika.

23 Steinberg (2005) Johann Christian August Heinroth (1773–1843) – der erste Lehrstuhlinhaber für Psychiatrie und sein Krankheitskonzept, S. 33.

24 Johann Christian August Heinroth (1773–1843) war Inhaber des 1811 in Leipzig gegründeten ersten deutschen Lehrstuhls für Psychiatrie. Mit seinem zweibändigen »Lehrbuch der Störungen des Seelenlebens oder der Seelenstörungen und ihrer Behandlung vom rationalen Standpunkt aus entworfen« (1818) stellte er nicht nur seine »psychagogisch-theologisch-psychiatrische Lehre« dar (Steinberg [2004] Die Errichtung des ersten psychiatrischen Lehrstuhls: Johann Christian August Heinroth in Leipzig, S. 304), wie sie etwa in dem Satz zum Ausdruck kommt: »Bei den Seelenstörungen ist die Seele unmittelbar erkrankt, und diese Erkrankung hat ihre Quelle in der Sünde« (Heinroth 1818, S. 24, zit. in Steinberg 2005, S. 42); vielmehr legte er mit der Systematik seiner Darstellung auch den Grund für die Entwicklung der Psychiatrie als Fachdisziplin (Steinberg 2004).

25 Karl Wilhelm Ideler (1795–1860) leitete die »Irrenabtheilung« der Charité in Berlin. Anhand seiner Beobachtung von Kranken mit religiösem Wahnsinn suchte er seine Überzeugung zu belegen, dass ungezügelte Leidenschaften das für die Gesundheit erforderliche Gleichgewicht stören, indem »die Leidenschaft alle Zügel von sich wirft, welche die übrigen Gemüthsinteressen ihr anlegen sollten, artet ihr Drang sogleich ins Maaßlose aus« (Ideler [1847] Der religiöse Wahnsinn, S. 7).

schen Leidens.[26] Bereits die kindliche Prägung der Person und ihre Lebensführung seien für die spätere seelische Gesundheit wichtig. Durch Lob und Tadel charakterisierte erzieherische Maßnahmen dieser »Psychiker« können als Vorläufer mancher Psychotherapieverfahren angesehen werden.

Demgegenüber vertraten andere Psychiater wie Jacobi[27] und Nasse[28] die Auffassung, dass psychische Störungen Folge körperlicher Krankheiten seien. Diese Auffassung war wohl durch ihre internistische Erfahrung beeinflusst. Auch Wilhelm Griesinger[29] kam aus der Inneren Medizin; er eröffnete sein Lehrbuch

---

26 Beispiele sind Fragen nach dem Sinn von Krankheit, wie sie Viktor von Weizsäcker und Alexander Mitscherlich unmittelbar nach dem Krieg gestellt hatten (Rotzoll [2021] Klinische »Erfahrung« als Evidenzkriterium? Psychiatrische Beiträge zu einer Nachkriegsdebatte um eine »Reform der Medizin« und die Entwicklung der »verstehenden Anthropologie« Jürg Zutts; oder ganz aktuell: Kipke/Rüther [2021] Die Sinnfrage in der Medizinethik; Stoecker [2021] Krankheit und Sinn – einige philosophische Unterscheidungen).

27 Karl Wigand Maximilian Jacobi (1775–1856) sah in seinen 1830 publizierten »Beobachtungen über die Pathologie und Therapie der mit Irresein verbundenen Krankheiten« Seelenstörungen nur als Symptome körperlicher Erkrankung an. 1825 gründete er in der Abtei Siegburg bei Bonn eine neue Irrenheilanstalt für die Rheinprovinz; ihren weit über die Landesgrenzen hinausgehenden Ruf begründete er mit seinem 1834 erschienenen Werk »Ueber Anlegung und Einrichtung von Irrenheilanstalten mit ausführlicher Darstellung der Irrenheilanstalt Siegburg« und eröffnete damit einen neuen Abschnitt in der Irrenfürsorge. Er behandelte sowohl mit Medikamenten und diätetischen Mitteln als auch durch rein humane und individualisierende psychische Einwirkung auf die Gemüthskräfte (Bandorf [1881] Jacobi, Karl Wigand Maximilian; Schipperges [1974] Jacobi, Maximilian).

28 Christian Friedrich Nasse (1778–1851) war Schüler und ab 1815 Nachfolger des Internisten und Psychiaters Johann Christian Reil als Professor der Inneren Medizin in Halle. 1819 folgte er einem Ruf nach Bonn auf den Lehrstuhl der Medizinischen Klinik und forderte dort auch eine »Klinik für psychiatrische Krankheiten«, die schließlich Jacobi als Gründungsdirektor 1825 auf der Siegburg eröffnen konnte. 1818 gründete Nasse die »Zeitschrift für psychische Aerzte« (ab 1823 »Jahrbücher für Anthropologie«) und gab zudem mit seinem Freund Maximilian Jacobi die »Zeitschrift für Heilung und Beurtheilung krankhafter Seelenstörungen« heraus. »Das Lehren am Krankenbett, die sorgfältige Beobachtung seiner Patienten wie auch das Eingehen auf deren Lebensumstände wurde schon bald als »Nasse-Schulung« gerühmt. Mit der Einführung moderner Untersuchungsmethoden wie Auskultation, Perkussion oder Spirometrie konnte er frühzeitig der physiologischen Richtung der neueren Medizin zum Durchbruch verhelfen.« (Schipperges [1997] Nasse, Christian Friedrich).

29 Wilhelm Griesinger (1817–1868) begründete 1865 den Berliner Lehrstuhl »Klinik für Nerven- und Geisteskrankheiten« an der Charité (Pichot [1983] Ein Jahrhundert Psychiatrie, S. 40). Er wandte sich schon früh gegen die naturphilosophischen Spekulationen. So verwarf er die Naturphilosophie Schellings: »da lese ich lieber Müllers Physiologie, als daß ich mir veraltete Ansichten diktieren lasse« (Pichot 1983, S. 39). Ebenso übte er 1843 mit der Schrift »Die medizinische Charlatanerie« ätzende Kritik an Hahnemann und der Homöopathie. Im Aufsatz »Herr Ringseis und die naturhistorische Schule« griff er den Münchener Psychiker scharf an, der die Sünde als Ursache der Geisteskrankheiten ansah (ebd.). Dieser Text erschien 1842 im ersten Band des »Archivs für physiologische Heilkunde«, in dem die Grundlagen für eine naturwissenschaftliche Medizin gelegt wurden. Griesinger wendet sich in seinem Beitrag scharf gegen die Naturphilosophie, die nur beschreibt und nicht versteht. Die beiden Herausgeber des Archivs, Wilhelm Roser und Carl August Wunderlich, stellen in

»Die Pathologie und Therapie der psychischen Krankheiten« mit der Feststellung: »Zeigen uns physiologische und pathologische Thatsachen, dass dieses Organ nur das Gehirn sein kann, so haben wir vor Allem in den psychischen Krankheiten jedesmal Erkrankungen des Gehirns zu erkennen«.[30]

Leider wurde dieser Satz unzulässigerweise auf das Diktum »Geisteskrankheiten sind Gehirnkrankheiten« verkürzt, hinter dem Griesingers revolutionäre Ideen zur Reform des Irrenwesens, zur Beachtung der Menschenrechte auch der psychisch Kranken und zur psychischen Therapie verschwanden.

Solche epigonalen Verkürzungen werden dem einander oft recht ähnlichen praktisch-psychiatrischen Handeln nicht gerecht.[31] So eröffnete der »Somatiker« Griesinger gleich den ersten Absatz seines Lehrbuches nicht nur mit der Behauptung,

> »dass alle normalen und anomalen psychischen Acte cerebrale Processe sind, und dass die Gehirnthätigkeit ebenso gut direct durch unmittelbare Einwirkung, durch Hervorrufen von Stimmungen, Gemüthsbewegungen und Gedanken, als durch Verminderung der Blutmenge im Schädel, durch eine veränderte Ernährung des Gehirns, durch Narcotica und Reizmittel modificirt werden kann«,

sondern betonte unmittelbar anschließend:

> »Nirgends ist das Bedürfniss strengen Individualisirens grösser, als in der Irrenbehandlung, nirgends ist ein stetes Bewusstsein darüber nothwendiger, dass nicht eine Krankheit, sondern ein einzelner Kranker, nicht die Tobsucht, sondern ein tobsüchtig Gewordener das Object unserer Behandlung sei.«[32]

Und der »Psychiker« Heinroth begründete nicht nur in ähnlicher Weise sein stark auf den individuellen Fall zugeschnittenes Vorgehen mit den Worten:

> »Der Gegenstand, den er [der Arzt] behandelt, ist kein todter, kein passiver Stoff, er ist selbst Leben in eigener Kraft und Gesetzlichkeit, welche der Arzt anerkennen, achten, schonen, nach ihrer Weise behandeln muss«;[33]

vielmehr nutzte auch Heinroth somatische Heilmittel als »indirect-psychische Methode«, da sie »auf die Seele über deren Organ, den Körper, einzuwirken

---

ihrer Einleitung ebenfalls programmatisch fest, dass die »physiologische Medicin [...] die Medicin der kritischen Erfahrung [ist], [...] die einzige [...] Richtung, die in der Medicin heutzutage erlaubt und möglich ist. [...] Der Geist der Emancipation ist erwacht, und der Glaube an die alten Lehren, sofern sie nur auf Autoritäten und nicht auf Thatsachen und Gründe sich berufen können, ist gebrochen.« (Roser/Wunderlich 1842, Ueber die Mängel der heutigen deutschen Medicin und über die Nothwendigkeit einer entschieden wissenschaftlichen Richtung in derselben.)

30 Griesinger (1845) Die Pathologie und Therapie der psychischen Krankheiten für Ärzte und Studierende, S. 1.

31 Kutzer (2003) »Psychiker« als »Somatiker« – »Somatiker« als »Psychiker«.

32 Griesinger 1845, S. 1.

33 Heinroth 1818, zit. in Steinberg 2005, S. 55.

versuchen«.[34] Festzuhalten ist aber auch, dass sich die »Somatiker« gegen die naturphilosophischen Spekulationen wandten und der ab Mitte des Jahrhunderts erstarkenden naturwissenschaftlich orientierten, physiologischen Medizin folgten.

Dieser Streit macht zwei unterschiedliche Blickweisen auf ein und dieselbe Gegebenheit deutlich, den an seiner Krankheit leidenden Patienten. Es ist zum einen der Streit zwischen zwei methodisch unterschiedlichen Zugangsweisen zum Patienten, den subjektivierenden Verfahren und den objektivierenden Methoden, die zum anderen auf verschiedene Aspekte des Patienten gerichtet sind, einerseits sein Kranksein, andererseits seine Krankheit. Der jeweilige methodische Aufwand scheint so groß und so spezifisch zu sein, dass eine Integration beider Blickweisen bisher nicht wirklich gelungen ist.[35]

Naturwissenschaftlich orientierte Medizin

Für die naturwissenschaftliche Fundierung der medizinischen Forschung und der Zellenlehre als neuer »Theorie des Organismus« wirkte Johannes Müller (1801–1858) ab 1834 in Berlin programmatisch. Dieser scharf beobachtende Naturforscher wurde mit seinem Handbuch der Physiologie weltberühmt und gilt als der bedeutendste Physiologe des 19. Jahrhunderts. Er regte viele Schüler an, so mit seinen neurologischen Versuchen die elektrophysiologischen Forschungen von Emil Du Bois-Reymond (1818–1896), mit seinen sinnesphysiologischen Beobachtungen Experimente von Hermann Helmholtz (1821–1894). Müllers mikroskopische Studien am Knorpelgewebe von Fischembryonen (1836) induzierten die analogen Untersuchungen Theodor Schwanns (1810–1882), die zur »Zellentheorie« führten.[36] Auf ihr sowie den Befunden von Robert Remak (1815–1865)[37] baute schließlich Müllers Schüler Rudolf Virchow die »Cellular-

34 Heinroth 1818, zit. in Steinberg 2005, S. 59; so wie beispielsweise auch der Schweizer Psychiater Jakob Klaesi seine als »Dauernarkose« bezeichnete Schlaftherapie mit einem Barbiturat als psychotherapeutische Methode verstand (Klaesi [1922] Über die therapeutische Anwendung der »Dauernarkose« mittels Somnifens bei Schizophrenen).

35 Die psychosomatische Medizin, die diese Integration leisten soll, ist entweder (wie in Deutschland) mehr auf psychodynamische Verfahren fokussiert, z. B. Rudolf/Henningsen (2013) Lehrbuch der Psychosomatischen Medizin und Psychotherapie, oder aber im angloamerikanischen Raum eher neurowissenschaftlich orientiert, z. B. Lane et al. (2009) The rebirth of neuroscience in psychosomatic medicine.

36 Jahn (1997) Müller, Johannes.

37 Holden (2013) Rudolf Virchow vs. Robert Remak; Weindling (1989) Health, race and German politics between national unification and Nazism, 1870–1945, S. 38.

pathologie«[38] auf. Virchow induzierte damit einen grundlegenden Paradigmenwechsel von der Humoral- zur Solidarpathologie.

Die Zellularpathologie war eine damals moderne und spezifizierte Fassung der Solidarpathologie, derzufolge jedes Krankheitsgeschehen auf einer fehlerhaften Beschaffenheit, Veränderung oder Störung der festen Bestandteile (»Solida«) und Strukturen des Körpers beruht,[39] im Unterschied zur Humoralpathologie bzw. Viersäftelehre der Hippokratiker, die sich auf die »Körpersäfte« (»Fluida«) bezogen. Beide Richtungen wurden bereits seit der Antike vertreten und können als Somatismus zusammengefasst werden.[40] Asklepiades von Bithynien (1. Jh. v. Chr.) war der erste Vertreter der Lehre einer Solidarpathologie. Georg Ernst Stahl (1713–1772) griff die Lehre der Solidarpathologie auf, die damals hauptsächlich in Form von Iatrophysik und Iatrochemie bestand. Giorgio Baglivi (1668–1707) wird häufig als Begründer oder »Prophet« der neuen Solidarpathologie beschrieben. Er vertrat die Ansicht, »dass die Bedeutung der Solida für die Entstehung von Krankheiten größer sei als die der Fluida«. Giovanni Battista Morgagni (1682–1771) verlegte in seinem die Pathologie begründenden Werk »De sedibus et causis morborum« die Ursachen bestimmter Krankheitssymptome in einzelne Organe. Der französische Anatom und Physiologe Marie François Xavier Bichat (1771–1802) entwickelte schließlich eine erste Morphopathologie, in der er das Gewebe und nicht mehr das ganze Organ in den Mittelpunkt der Physiologie stellte. Damit war der Boden für die Entwicklung der Zellularpathologie gebahnt.[41]

Letztere führt in der speziellen Fassung der Cellularpathologie Krankheit auf nachweisbare Veränderungen der Körperzellen zurück und ist bis heute eine wissenschaftliche Grundlage der Medizin. Sie sollte – so schreibt Virchow in seiner Vorrede zur »Cellularpathologie« –

> »eine Anschauung von der cellularen Natur aller Lebenserscheinungen, der physiologischen und pathologischen, der thierischen und pflanzlichen zu liefern versuchen, um gegenüber den einseitigen humoralen und neuristischen (solidaren) Neigungen, welche sich aus den Mythen des Altertums bis in unsere Zeit fortgepflanzt haben, die Einheit des Lebens in allem Organischen wieder dem Bewusstsein näher zu bringen, und zugleich den ebenso einseitigen Deutungen einer grob-mechanischen und chemischen Richtung die feinere Mechanik und Chemie der Zelle entgegen zu halten.«[42]

38 Virchow (1858) Cellularpathologie in ihrer Begründung auf physiologische und pathologische Gewebelehre.

39 Solidarpathologie. https://de.wikipedia.org/wiki/Solidarpathologie. Zugriff am 20.01.2024.

40 Somatismus. https://de.wikipedia.org/wiki/Somatismus. Zugriff am 20.01.2024.

41 Die meisten Daten dieses Abschnittes stammen aus den entsprechenden Artikeln in der Wikipedia.

42 Virchow 1858, S. V.

Die Zellenlehre (Zytologie) bedurfte der Mikroskopie, die eine zentrale Forschungsmethode der sich entwickelnden Mikrobiologie wurde. Mit ihr und weiteren neuen Methoden, etwa spezifischen Gewebefärbungen und speziellen Nährböden, entdeckte Robert Koch (1843–1910) in den 1870er–1880er Jahren mit dem Milzbrandbakterium einen Erreger des Wundfiebers und vor allem mit dem Tuberkelbazillus den Verursacher der Volkskrankheit Tuberkulose (»weiße Pest«). Zudem schuf er Desinfektionsverfahren und weitere Methoden zur Verhinderung oder zumindest Eindämmung von Infektionskrankheiten. Präzision und logischer Aufbau der Beweisketten charakterisierten seine Forschungsmethodik. 1885 wurde er zum Gründungsdirektor des Hygieneinstituts der Berliner Universität berufen. Kochs weltweit exzellenter Ruf veranlasste die preußische Regierung, ihm zusätzlich ein eigenes »Forschungsinstitut für Infektionskrankheiten« zu errichten, eines der ersten biomedizinischen Forschungsinstitute überhaupt; Robert Koch leitete es von 1891 bis 1904. Die von ihm (und dem Chemiker Louis Pasteur in Paris) mitbegründete Mikrobiologie wurde um die Wende zum 20. Jahrhundert zu einer medizinischen Leitwissenschaft[43] und führte zu einer Dominanz der Laboratoriumsmedizin.

2 Der eugenische Zeitgeist

Hygiene – Sozialhygiene

Die Erfolge der mikrobiologischen Forschung begründeten und verstärkten Maßnahmen, die die Infektionskrankheiten verhindern oder zumindest eindämmen sollten. Spätestens seit den Pestwellen des 14. Jahrhunderts waren Quarantäne und Gesichtsmasken gegen Infektionen in Gebrauch, seit Mitte des 19. Jahrhunderts wurden die großen europäischen Städte kanalisiert, wodurch Choleraepidemien kontrolliert werden konnten. Da die Stadtbewohner ihre Abfälle und Exkremente auf die Straßen entleerten, stanken die Städte fürchterlich. »In jedem dieser Fälle handelt es sich um vermeidliche Verhältnisse, also um Aufgaben der öffentlichen Gesundheitspflege,« schrieb der Pathologe Rudolf Virchow 1873. In Berlin initiierte er als Stadtverordneter mit Hygiene-Expertise die Kanalisierung der Stadt ab 1870, die weltweit Vorbild für viele Großstädte wurde.[44]

Alle diese Verfahren einschließlich der Desinfektion, Sterilisation und staatlichen Trinkwasserkontrolle waren Teilgebiete der Hygiene. In einem erweiterten Sinne wurden schließlich unter Hygiene alle Maßnahmen zusammengefasst, die

43 RKI (2018) Robert Koch: Der Mitbegründer der Mikrobiologie.
44 Krzywanek (2004) Die Entstehung der Berliner Kanalisation. Ein Kraftakt, S. 6.

der Vermeidung von Krankheiten und der Erhaltung der Gesundheit dienen. Dabei standen sich bakteriologische Vertreter eines kontagionistischen Konzeptes (Robert Koch) und die eines lokalistischen Konzeptes (Max Pettenkofer) gegenüber; während Erstere nur den Krankheitserreger als primär ursächlichen Faktor bei Infektionskrankheiten gelten ließen, wurden mit Letzterem lokale Umweltprobleme der Stadthygiene bekämpft.[45] So ist es kein Wunder, dass sich die Hygiene als medizinische Disziplin in der zweiten Hälfte des 19. Jahrhunderts entwickelte.

Aber sie folgte keineswegs nur den Koch'schen Entdeckungen; auch die mit der Industrialisierung entstandene »soziale Frage«, die durch Bevölkerungsexplosion[46] und Urbanisierung charakterisiert war, führte dazu, dass sich in den schnell wachsenden Arbeitervierteln der Städte Armut[47] sowie Alkoholismus und Infektionskrankheiten wie Syphilis und Tuberkulose (»weiße Pest«) breit machten. Zunehmend wurde es als Aufgabe des Staates angesehen, soziale Bedingungen und Folgen dieses Elends zu erkunden und zu bekämpfen; es entstand eine Vielfalt von Ideen, die soziale Aspekte der Medizin jeweils unterschiedlich akzentuierten und unter verschiedenen Begriffen zu fassen suchten, u.a. als Soziale Medizin, Sozialhygiene,[48] soziale Psychiatrie,[49] öffentliche Gesundheitspflege u.a. m.[50] sowie im weiteren Kontext auch Sozialpolitik und Sozialwissenschaften.

> »Die Aerzte sind die natürlichen Anwälte der Armen und die sociale Frage fällt zu einem erheblichen Teil in ihre Jurisdiction.«[51]

> »die Medicin ist eine sociale Wissenschaft, und die Politik ist weiter nichts, als Medicin im Grossen.«[52]

> »daß die Gesellschaft [...] nicht eher die Früchte der medicinischen Wissenschaft und Kunst genießen wird, als von ihr in Wirklichkeit es anerkannt sein wird, daß die medicinische Wissenschaft ihrem innersten Kern nach eine sociale Wissenschaft ist«.[53]

45 Hubenstorf (2005) Sozialhygiene, Staatsmedizin, Public Health – Konzeptwandel oder deutscher Sonderweg? S. 6.

46 In Deutschland Verdoppelung zwischen 1850–1900 von 25 auf 56 Mio. (nach Stollberg-Rilinger 2003), von 1871 bis 2000 von 41 auf 82 Mio.nach Statistischem Jahrbuch 2015, S. 26.

47 Auch als »Pauperismus« bezeichnet (Pauperismus. https://de.wikipedia.org/wiki/Pauperismus. Zugriff am 20.01.2024).

48 Grotjahn 1904; Trüb 1978.

49 Ilberg (1904) »Soziale Psychiatrie«.

50 Hubenstorf 2005.

51 Rudolf Virchow, Die medicinische Reform (1848), zit. nach Bauer (2005) »Die Medicin ist eine sociale Wissenschaft« – Rudolf Virchow (1821–1902) als Pathologe, Politiker und Publizist, S. 18.

52 Rudolf Virchow, Die medicinische Reform (1848), zit. nach Bauer 2005, S. 17.

53 Neumann (1849), Zur medicinischen Statistik des preußischen Staates nach den Acten des statistischen Bureau's für das Jahr 1846, S. 7.

Evolution und Sozialdarwinismus

Die Industrialisierung weckte jedoch nicht nur den Blick auf das Soziale, sondern sie mobilisierte auch die Gesellschaft. Der »denkende Theil Europa's«[54] reagierte mit Ideen zur Entwicklung, zur Evolution. Dabei befruchteten biologische und soziologische Konzepte einander wechselseitig. 1859 erschien »On the Origin of Species« von Charles Darwin (1809–1882),[55] ein Buch – nicht das einzige und nicht das erste, wohl aber bekannteste und wirkungsmächtigste[56] –, das den Gedanken der Evolution biologisch begründete und in der Welt verbreitete. Darwin erkannte in der Anpassung an veränderte Umgebungen und dem Überleben der am besten angepassten Lebewesen (»natürliche Zuchtwahl«) den wesentlichen Treiber der biologischen Entwicklung zu differenzierteren bzw. höheren Lebensformen. Die Idee der gerichteten Höherentwicklung wurde aber auch genutzt, um Entwicklungen der Gesellschaft zu legitimieren; Karl Marx (1818–1883) sah darin »die naturwissenschaftliche Unterlage des gesellschaftlichen Klassenkampfes«.[57]

Vor dem Hintergrund einer politisch erstarkenden Arbeiterschaft sahen auch andere sozialistische Autoren in Darwins Evolutionskonzept ein Modell für die gesellschaftliche Entwicklung, die – zumindest in einer deterministischen Interpretation – unweigerlich zum Sieg des Sozialismus führen müsse. Gegen solche unberechtigte Ausdehnung der Evolutionstheorie hatte Rudolf Virchow[58] bereits 1877 spöttisch geäußert:

> »Nun stellen Sie sich einmal vor, wie sich die Deszendenztheorie heute schon im Kopfe eines Sozialisten darstellt.« »Immerhin hat diese Theorie, wenn sie konsequent durchgeführt wird, eine ungemein bedenkliche Seite, mit der der Sozialismus Fühlung gewonnen hat.«[59]

Der Philosoph und Soziologe Herbert Spencer (1820–1903) versuchte, den rapiden gesellschaftlichen Wandel als »Kampf ums Dasein« (»struggle for existence«) und das »Überleben des Angepasstesten« (»survival of the fittest«) zu erklären, Begriffe, die Darwin übernahm. Mit dem Prinzip des »survival of the

54 Rudolf Virchow, Die medicinische Reform (1848), zit. nach Bauer 2005, S. 18. Gemeint sind vornehmlich Theologen und Philosophen als Vorväter der Soziologie und Ökonomie in Frankreich und in England, wo die Industrialisierung begann.

55 Darwin (1859) On the origin of species by means of natural selection, or the preservation of favoured races in the struggle for life.

56 Barzun (1958) Darwin, Marx, Wagner. Critique of a Heritage; Münkler (2021) Marx, Wagner, Nietzsche. Welt im Umbruch.

57 Marx (1874) Marx an Lassalle.

58 Der 1848 die Ärzte als Anwälte der Armen und die Medizin als soziale Wissenschaft bezeichnet hatte.

59 Virchow (1922) Die Freiheit der Wissenschaft im modernen Staatsleben, S. 191.

fittest« entwickelte Spencer die evolutionäre Idee, dass jenes Individuum die größte Chance zum Überleben hat, das sich am besten an seine Umgebung anpasst, und initiierte damit den Sozialdarwinismus. Ursprünglich wurde darunter die Übertragung der Darwin'schen Evolutionstheorie von der Biologie auf die Gesellschaft verstanden.[60] Aber auch der unbestimmte Begriff »Sozialdarwinismus« selbst machte Entwicklungen durch: der frühe Sozialdarwinismus mit seinen evolutionären Fortschrittstheorien und in seiner liberalen antistaatlichen Variante entstand im Kontext der innovativen (Früh-)Industrialisierung (bis hin zum Manchesterliberalismus) und meinte »Konkurrenz der Individuen im sozialen Wettbewerb und als Bewährungsfeld für die Tüchtigsten und sittlich Besten.«[61]

Unter dem gleichen Begriff verlagerte sich aber ab der Jahrhundertwende vor dem Hintergrund eines kulturpessimistischen[62] »fin de siècle« mit rassentheoretischen Verfallstheorien das Verständnis des »struggle for life« von der individuellen zur kollektiven Ebene:

> »Das Ringen um Selbstbehauptung wurde umgedeutet als ein Machtkampf zwischen Kollektiven, überindividuellen Einheiten [...] Gruppen, Parteien und Ideen, am wirkmächtigsten jedoch auf Rassen.«[63] »Die Verbreitung des Sozialdarwinismus, die von der Leitvorstellung des ökonomischen Daseinskampfs im amerikanischen Wirtschaftsliberalismus bis zu den von biologischen Kategorien geprägten Rassentheorien des Nationalsozialismus sowie dem Modell des Klassenkampfes im Kommunismus reicht, ist als eine universalhistorische Wirkungsgeschichte zu charakterisieren.«[64]

Ein weiterer Kontext des Sozialdarwinismus war die seit der Jahrhundertwende wachsende Bevölkerungskrise im westlichen Europa; eine sinkende Geburtenrate löste Untergangsbefürchtungen ebenso aus wie der Kinderreichtum osteuropäischer Staaten Überfremdungsängste beförderte. Man befürchtete, dass die Verminderung rassischer Homogenität ebenso wie die psychologischen und wirtschaftlichen Folgen einer Entvölkerung zum »demographischen Ruin« führen.[65] Unzureichende Lebensbedingungen und Dekadenz der westlichen Welt wurden als Ursache des Bevölkerungsrückganges ausgemacht. Dagegen suchten die meisten europäischen Staaten das Bevölkerungswachstum durch finanzielle Anreize für junge Familien zu fördern und die steigenden Soziallasten für Ver-

60 Lenzen (2015) Was ist Sozialdarwinismus?

61 Heiler (2009) Die Unbestimmtheit des Begriffs Sozialdarwinismus. Probleme, Forschungsgeschichte und Nutzanwendung für heutige Gesellschaftstheorien.

62 Stern (1963) Kulturpessimismus als politische Gefahr. Eine Analyse nationaler Ideologie in Deutschland.

63 Heiler 2009, S. 131; Exkurs: Ambivalenz der Anpassung, S. 90ff.

64 Heiler 2009, S. 131.

65 Carlson (1990) The Swedish Experiment in Family Politics. The Myrdals and the Interwar Population Crisis, S. XVI.

sorgung und Schutz von Menschen, die mit der modernen Entwicklung nicht mithalten konnten, zu begrenzen. Hier wurde die Idee der Eugenik virulent.

Sozialdarwinismus und Eugenik

Manche Sozialisten sahen in der Evolutionstheorie sogar eine wissenschaftliche Fundierung ihres Konzeptes zum gesellschaftlichen Wandel. Damit übernahmen sie aber auch die eugenische Perspektive. Sie führte dazu, dass der Begriff des Sozialdarwinismus sich auf die Herabwürdigung gesellschaftlich »unangepasster« Randgruppen einengte, die den an den »Maßstäben der Mittelschicht«[66] ausgerichteten gesellschaftlichen Normen nicht entsprachen.

Sie wurden als Menschen betrachtet, deren Evolution auf dem Wege vom Tier zum Menschen als verzögert oder auf einer niedrigeren Entwicklungsstufe stehengeblieben angesehen wurde, z.B. »primitive« Menschen oder Angehörige sogenannter »Naturvölker«, die als minderwertig beurteilt wurden. Minderwertig wurden aber auch Menschen genannt, deren Erleben und Verhalten infolge psychischer Krankheit an Differenziertheit verlor. Das wurde als Rückbildung vom »erworbenen Menschlichen« zum »ererbten Tierischen«[67] verstanden und als Degeneration oder »Entartung« gewertet.

Das eugenische Konzept verwies auf das Problem des wachsenden Anteils gesellschaftlich nicht angepasster Menschen, der sozial »Schwachen«, der Armen und psychisch Kranken – und verhieß Lösungen.

Ausgangspunkt des Sozialdarwinismus war der »Essay on the Principle of Population« (1798)[68] des Pfarrers und Ökonomen Thomas Robert Malthus (1766–1834). Er beschrieb, dass die Bevölkerung infolge der Industrialisierung schneller wachse als die Produktion von Nahrungsmitteln; daraus wie auch aus Kriegen und Naturkatastrophen resultierende Hungersnöte führten zu einem andauernden Kampf um Nahrung.

Malthus' Argument, dass staatliche Armenpolitik die Zunahme der Armenbevölkerung fördere,[69] beeinflusste die Politik der britischen Herrschaft in Irland, die kaum etwas gegen die irische Hungersnot von 1845–1849 unternahm:

66 Sheffer (2018) Aspergers Kinder. Die Geburt des Autismus im »Dritten Reich«, S. 32.
67 Schultze (1895) Der Zeitgeist der modernen Litteratur Europas, S. 17.
68 Malthus (1798/1977) An essay on the principle of population, as it affects the future improvement of society, with remarks on the speculations of Mr. Godwin, M. Condorcet, and other writers.
69 Bevölkerungsgesetz. https://de.wikipedia.org/wiki/Bev%C3%B6lkerungsgesetz. Zugriff am 20.01.24.

eine »malthusianische Katastrophe« mit ca. einer Million Toten und ca. fünf Millionen Emigranten war die Folge.[70]

In diesem »struggle of life« setze sich der »Angepassteste«[71] (fittest) durch, nicht aber der – wie oft unzutreffend übersetzt – Stärkste oder Tüchtigste.[72] Auch der von Malthus' Essay erheblich beeinflusste Darwin sah bei der Entwicklung seiner Evolutionstheorie im »survival of the fittest« das Überleben des Angepasstesten, vor allem aber erkannte er darin den Motor der Entwicklung.

Der Naturforscher Ernst Haeckel (1834–1919) entwickelte diese Evolutionslehre weiter und popularisierte sie; er war davon überzeugt, »dass die Darwinsche Theorie die Grundlage jeder zeitgemäßen Weltanschauung, inclusive einer ›neuen Sittenlehre‹ darzustellen habe«.[73] Der Arzt Wilhelm Schallmayer ahnte – wie auch zuvor schon Virchow – diese neue Sittenlehre in seiner Preisschrift 1903 voraus:

> »Man fing an, die menschliche Geschichte, sowohl die politische als insbesondere die Kulturgeschichte und deren einzelne Zweige unter dem Gesichtspunkt der Auslese zu betrachten. Besonders mächtigen Einfluß hatte diese Betrachtungsweise auf die Ethik. Sie führte nicht nur zu neuen Anschauungen über die Entstehung und Entwicklung der Sittengebote und demgemäß zu neuer Begründung derselben, sondern auch zu der Forderung einer teilweisen Umänderung der gegenwärtig geltenden sittlichen Anschauungen. Und so ist die Descendenztheorie […] bereits auf dem Weg, ihren Einfluß auch auf dem Gebiet des praktischen Lebens zu entfalten.«[74]

Diese Vorausahnung Schallmayers wurde im Nationalsozialismus radikal umgesetzt in eine grundlegende Umwertung der jüdisch-christlichen Ethik in eine Ethik des Nationalsozialismus: »[…] dass der Drang zum Leben […] alle lächerlichen Fesseln einer sogenannten Humanität […] zerbrechen wird, um an seine Stelle die Humanität der Natur treten zu lassen, die die Schwäche vernichtet«.[75]

Haeckels Überzeugung stieß allerdings auf heftige Kritik von Rudolf Virchow,[76] der in Darwins Theorie zwar eine »kluge Hypothese«,[77] aber in ihrer

70 Neumann-Bechstein (2021) Die große Hungersnot in Irland.
71 Exkurs: Ambivalenz der Anpassung, S. 90ff.
72 Z. B. Tandler (1916) Krieg und Bevölkerung, zit. in Schwarz (2017) Julius Tandler. Zwischen Humanismus und Eugenik, S. 45; Lenzen 2015.
73 Haeckel, zit. in Weingart/Kroll/Bayertz (1988) Rasse, Blut und Gene. Geschichte der Eugenik und Rassenhygiene in Deutschland, S. 117.
74 Schallmayer (1903) Vererbung und Auslese im Lebenslauf der Völker. Eine staatswissenschaftliche Studie auf Grund der neueren Biologie.
75 Hitler, zit. in Bialas (2014b) Nationalsozialistische Ethik und Moral. Konzepte, Probleme, offene Fragen, S. 42.
76 Kontroverse auf der 50. Versammlung Deutscher Naturforscher und Ärzte 1877 zwischen Haeckel und Virchow über Darwins Evolutionstheorie: »Virchow bemängelte das Fehlen

Popularisierung auch eine »Deszendenzreligion« mit höchsten Gefahren für die Stellung der Wissenschaft sah.[78]

Diese Gefahr wurde etwa bei dem psychiatrischen Erbforscher Ernst Rüdin[79] eindrucksvoll manifest in der Diskrepanz zwischen wissenschaftlich zurückhaltenden Interpretationen von empirischen Befunden zur erblichen Disposition schizophrener Erkrankungen[80] und ihrer spekulativ verallgemeinerten und verabsolutierten Fassung, die sich mit politischer Macht verband und menschenfeindliche Gesetze bestimmte.[81] Demgegenüber hat etwa der Pathologe Rudolf Virchow das Ergebnis seiner anthropologischen Untersuchungen zur Verteilung verschiedener Rassen in der deutschen Bevölkerung kritisch so zusammengefasst:

> »Es klingt fast beschämend, wenn gesagt werden muss, dass wir nicht einmal so weit sind, für die uns zunächst angehenden Völkergruppen oder Nationalitäten, für Kelten, die Germanen und die Slawen typische Unterscheidungsmerkmale im naturwissenschaftlichen Sinne des Wortes zu finden – Merkmale, an denen wir sicher zu entscheiden wüssten, ob ein bestimmtes Individuum zu der einen oder anderen Nationalität in wirklicher und reiner Abstammung gehöre. Am Ende sind die Unterschiede zwischen den einzelnen Individuen größer als die zwischen den Rassen.«[82]

Damit entging Virchow, »ganz dem Anspruch wissenschaftlicher Objektivität verpflichtet«, aus heutiger Sicht »die Überheblichkeit und der rassistische Gehalt seines Tuns.« In diesem Nachsatz der Autoren aus dem Jahre 2003 kommt der damals herrschende Zeitgeist zum Ausdruck, aber ebenso der Wandel von Anschauungen, wenn dieselben Autoren ihr Urteil von 2003 im Jahre 2020 durch den Satz ersetzen:

> »Damit bestätigte er [Virchow], was wir heute wissen: Insgesamt unterscheiden sich die einzelnen Menschen innerhalb Europas genetisch viel stärker als sie sich insgesamt etwa von den Menschen in Afrika unterscheiden.«[83]

Dass die Erfahrung solchen Wandels uralt ist, belegt der auf den antiken Dichter Ovid zurückgehende Ausspruch »tempora mutantur et nos mutamur in illis«.

---

empirischer Beweise dafür« und »bestand vehement auf der Unterscheidung zwischen gesichertem Wissen und bloßer Hypothese.« (Lohse [2022] Wenn der Funke überspringt.)

77 Virchow, zit. in Bauer 2005, S. 18.

78 Virchow, zit. in Weingart/Kroll/Bayertz 1988, S. 209.

79 Siehe Ein eugenischer Netzwerker, S. 101f.

80 Rüdin (1916) Studien über Vererbung und Entstehung geistiger Störungen. Zur Vererbung und Neuentstehung der Dementia Präcox.

81 Rüdin/Gütt/Ruttke (1934) Zur Verhütung erbkranken Nachwuchses. Gesetz und Erläuterungen.

82 Baringhorst/Böhnke (2003/2020) Die Virchow-Studie.

83 Ebd.

Mit Überlegungen zur »künstlichen Züchtung« vertrat Haeckel eine eugenische Sozialpolitik. Es ging nicht mehr um den Kampf der anpassungsfähigsten Individuen, sondern um eine kollektivistische Weiterentwicklung einer Denkrichtung, die 1883 von Francis Galton als Eugenik eingeführt worden war. Galton (1822–1911), ein Vetter Darwins, hatte bereits 1865 einen Essay über Erblichkeit der Intelligenz veröffentlicht[84] und 1883 mit seinem Buch »Inquiries into Human Faculty and Its Development« die Anwendung der seit der Antike gesammelten Erfahrungen von Tierzüchtern auf den Menschen unter dem Begriff Eugenik gefordert, um die Qualität der Bevölkerung zu verbessern (positive Eugenik). Er sah Eugenik »als Wissenschaft von allen Einflüssen, die [...] den geeigneteren Rassen oder Abstammungslinien [...] eine bessere Chance zur schnellen Durchsetzung [...] geben«.[85]

Mit dem Begriff der Rasse[86] gewann die erbbiologisch verstandene Disposition bzw. »Konstitution«[87] an Bedeutung und Anschluss an die das 19. Jahrhundert beherrschenden Degenerationstheorien, die insbesondere von den französischen Psychiatern Morel und Magnan entwickelt worden waren.[88] Die in dieser Weise eugenisch akzentuierte Sozialhygiene fand Ausdruck im Begriff der Rassenhygiene, den der mit Haeckel befreundete Arzt Alfred Ploetz[89] 1895 mit dem Titel seines Buches »Die Tüchtigkeit unserer Rasse«[90] einführte und 1904 mit der Gründung des Archivs für Rassen- und Gesellschaftsbiologie (ARGB) und 1905 der Gründung der Deutschen Gesellschaft für Rassenhygiene verbreitete. Sein eugenisches Programm formulierte er ebenso eindeutig wie – aus christlich-jüdischer Sicht – inhuman:

> »Die Erzeugung guter Kinder [...] wird nicht irgendeinem Zufall einer angeheiterten Stunde überlassen, sondern geregelt nach Grundsätzen, die die Wissenschaft für Zeit und sonstige Bedingungen aufgestellt hat [...]. Stellt es sich trotzdem heraus, dass das Neugeborene ein schwächliches oder missgestaltetes Kind ist, so wird ihm von dem Aerzte-Collegium, das über den Bürgerbrief der Gesellschaft entscheidet, ein sanfter Tod bereitet, sagen wir durch eine kleine Dose Morphium«.[91]

84 Galton (1865) Hereditary Talent and Character.
85 Galton (1883) Inquiries into Human Faculty and Its Development, S. 312.
86 Siehe »Rasse« im Exkurs: Ambivalenz der Anpassung, S. 92.
87 Hueppe (1899) Handbuch der Hygiene, zit. in Baader (2005) Public Health in Deutschland. Von der Sozialen Medizin und Hygiene über die Rassenhygiene zur Sozialmedizin (BRD)/ Sozialhygiene (DDR), S. 10f.
88 Morel (1857) Traité des Dégénérescences; Magnan/Möbius (1892) Über die Geistesstörungen der Entarteten.
89 Siehe Ein gescheiterter Ikarier, S. 98ff.
90 Ploetz (1895) Die Tüchtigkeit unsrer Rasse und der Schutz der Schwachen: ein Versuch über Rassenhygiene und ihr Verhältniss zu den humanen Idealen, besonders zum Socialismus. Grundlinien einer Rassen-Hygiene.
91 Ebd. S. 144.

»Die Beschränkung des Kampfes ums Dasein und das Anwachsen der Kontraselektion erscheinen hauptsächlich im Gefolge des Siegeszuges, den der humanitäre Gleichberechtigungsgedanke durch unsere moderne Kulturwelt angetreten hat«.[92]

»Armen-Unterstützung darf nur minimal sein und nur an Leute verabfolgt werden, die keinen Einfluss mehr auf die Brutpflege haben. Solche und andere ›humane Gefühlsduseleien‹ wie Pflege der Kranken, der Blinden, Taubstummen, überhaupt aller Schwachen, hindern oder verzögern nur die Wirksamkeit der natürlichen Zuchtwahl.«[93]

Der zeitgeschichtliche Kontext ließ solche Formulierungen nicht nur zu, sondern war vom eugenischen Gedanken durchdrungen:[94]

»[...] hilft der modern-sozialtechnologische Kontext der Eugenik, jene insbesondere nach 1918 rapide zunehmende gesellschaftliche und politische Akzeptanz nachzuvollziehen, mit der die Öffentlichkeit die eugenische Thematik als relevant und die eugenische Methodik als praktikabel anerkannte«; »aber die ›rassenhygienische Infiltration‹ des Weimarer Wohlfahrtssektors war kein ›gradliniger‹ und einseitiger Vorgang, sondern eher durch eine Mischung aus ›Akzeptanz‹ und ›Widerständigkeit‹ der Fürsorgeträger geprägt«.[95]

Nach diesen eugenischen Überzeugungen würde der kontraselektive Schutz (»Armengesetzgebung«) der »Schwachen« zur Zunahme von negativen Erbanlagen und wachsenden Wohlfahrtslasten führen; die herrschende Idee zur Lösung dieses eugenischen Problems vornehmlich bei Sozialreformern, die die Gesellschaft auch praktisch gestalten wollten, wurde in Maßnahmen gesehen, die die Reproduktion der als negativ angesehenen Population durch Schwangerschaftsverhütung oder -abbruch oder Sterilisation verhindern sollten (negative Eugenik). 1912 forderte Alfred Grotjahn[96] in seiner »Sozialen Pathologie«[97] eine eugenisch begründete (Zwangs-)Sterilisation. 1926 schrieb er,

»der eugenische Gesichtspunkt muß letzten Endes auch für die sozialhygienischen Bestrebungen, als der übergeordnete, maßgebend sein«. Denn nur »die stete Berücksichtigung der eugenischen Belange bei allen sozialhygienischen Bestrebungen kann die kulturell führenden Völker von einer allmählich fortschreitenden Entartung des physischen Substrats ihrer Kultur bewahren«,[98] d.h. konkret, »daß die Erzeugung und

---

92 Ebd. S. 116.

93 Ebd. S. 146f.

94 »›Eugenics‹ war 1910 eines der meist zitierten Stichworte im Reader's Digest to Periodical Literature« (Rheinberger/Müller-Wille [2009] Vererbung, S. 133).

95 Schwartz (1995) Sozialistische Eugenik. Eugenische Sozialtechnologien in Debatten und Politik der deutschen Sozialdemokratie 1890–1933, S. 13f.

96 Siehe Ein eugenischer Sozialhygieniker, S. 105ff.

97 Grotjahn (1912b) Soziale Pathologie. Versuch einer Lehre von den sozialen Beziehungen der menschlichen Krankheiten als Grundlage der sozialen Medizin und der sozialen Hygiene.

98 Dieses Zitat findet sich an der angegebenen Stelle im Original nicht, wird hier aber doch benutzt, da es einen Grundgedanken Grotjahns treffend wiedergibt: Grotjahn (1926) Die

Fortpflanzung von konstitutionell körperlich und geistig Minderwertigen zuverlässig verhindert wird« (negative Eugenik).[99]

Zwar sah der Wiener Gesundheitsstadtrat und sozialistische Sozialreformer Tandler[100] demgegenüber die wichtigste bevölkerungspolitische Aufgabe darin, durch staatliche Fürsorge die Aufzucht der Kinder zu verbessern, um die – so sein auf Rudolf Goldscheid bezogenes neolamarckistisches Konzept[101] – dadurch verbesserte Kondition über die Konstitution zu vererben (indirekt positive Eugenik).[102] Dementsprechend baute er im »roten Wien« der 1920er Jahre

> »ein modernes und humanes Wohlfahrtssystem mit einem Netz aus Fürsorgeeinrichtungen und sozialen Leistungen auf, das internationalen Modellcharakter erlangen sollte und in dem Fürsorge in erster Linie nicht mehr an private Wohltätigkeit geknüpft, sondern als verpflichtende öffentliche Aufgabe umgesetzt war«.[103]

Gleichwohl übernahm Tandler aber auch mit der Unterscheidung in Höher- und Minderwertige die Goldscheid'sche[104] Terminologie und nannte »die kontinuierlich steigende Unterstützung dieser Minusvarianten menschenökonomisch unrichtig und rassenhygienisch falsch«.[105]

Auch er vertrat also eine eugenisch begründete (Zwangs)-Sterilisation. »So war die Vorstellung, man könne die Bevölkerung von unerwünschten Elementen reinigen, in der Wiener Politik lange vor der Herrschaft der Nationalsozialisten verbreitet«.[106]

Hygiene der menschlichen Fortpflanzung. Versuch einer praktischen Eugenik, S. 319, zit. in Baader 2005, S. 10.

99 Grotjahn (1921) Leitsätze zur sozialen und generativen Hygiene, S. 36, zit. in Baader 2005, S. 10.

100 Siehe Ein sozialistisch-eugenischer Sozialreformer, S. 118.

101 Während Lamarck an eine Vererbung erworbener Eigenschaften dachte, sahen spätere Genetiker (Mendel, Weismann, Morgan) die Vererbung ausschließlich der an die Gene der Keimzellen gebundenen Eigenschaften.

102 Schwarz 2017, S. 37.

103 Ebd. S. 13f.

104 Goldscheid (1911/2020) Höherentwicklung und Menschenökonomie. Grundlegung der Sozialbiologie. In einem ausführlichen Nachwort führt Arno Bammé aus, dass Goldscheid eine »soziale Eugenik« vertrat, die im Gegensatz zur »selektiven Eugenik« soziale Bedingungen der Degeneration gegenüber ihren biologischen Bedingungen betonte. Wenn Goldscheid Begriffe der Eugenik benutzte, die heute negativ konnotiert werden, dann waren sie für ihn »nur Mittel zum Zweck und er glaubte wohl, von seinen Zeitgenossen besser verstanden zu werden, wenn er diese gängigen Ausdrücke und Konzepte verwendete« (Gertraude Mikl-Horke, zit. in Bammé [2020] Die Aszendenztheorie – Rudolf Goldscheids Begründung seiner politischen Soziologie, S. 700). Witrisal (2004) Der »Soziallamarckismus« Rudolf Goldscheids. Ein milieutheoretischer Denker zwischen humanitärem Engagement und Sozialdarwinismus.

105 Tandler 1916, S. 451, zit. in Schwarz 2017, S. 46.

106 Sheffer 2018, S. 32.

Die amerikanische Historikerin Edith Sheffer hat diese Mischung von staatlicher Wohlfahrt und zunehmenden Eingriffen in den privaten Bereich eindrucksvoll beschrieben; die meisten Staatsbeamten befürworteten ein umfassendes interventionistisches Wohlfahrtssystem.[107]

1932 folgerte Tandler:

> »Ich bin nicht der Meinung, daß bei der heutigen Einstellung der Menschheit, ja vielleicht auch bei der nach 100 Jahren, jemals der Arzt das Recht haben wird, Minderwertige zu töten, ich bin aber der Meinung, daß wir das Recht haben, ihre Geburt zu verhindern«, um – wie er bereits 1916 geäußert hatte[108] – »den Ballast der Minderwertigen zu dezimieren«.[109]

Diese Überzeugung war verbreitet.[110] 1907–1929 erließen 29 US-amerikanische Bundesstaaten eugenische (Zwangs-)Sterilisationsgesetze mit dem Ziel der Prävention. Oliver Wendell Holmes, einer der angesehensten Juristen der USA, urteilte 1927 in einem Mehrheitsvotum des Supreme Court, dass ein Gesetz zur Zwangssterilisation keineswegs verfassungswidrig, sondern vielmehr ein gesellschaftlicher Segen wäre:

> »Es ist besser für die Welt, wenn die Gesellschaft die offensichtlich Untauglichen an der Fortpflanzung hindert, anstatt darauf zu warten, ihre degenerierten Abkömmlinge wegen begangener Verbrechen hinzurichten, oder sie aufgrund ihres Schwachsinns verhungern zu lassen. Drei Generationen Schwachsinnige sind genug.«[111]

In der Schweiz wurde – nicht zuletzt unter Bezug auf die US-amerikanischen Erfahrungen – im Kanton Waadt im Jahr 1928 das in Europa erste Gesetz zur eugenischen Zwangssterilisation erlassen; es wurde erst 1985 aufgehoben; bis dahin wurden »Tausende von angeblich ›erblich Minderwertigen‹ zwangssterilisiert, größtenteils Frauen.«[112] Hier war das Hauptmotiv die fehlende Erziehungsfähigkeit der meist geistig Behinderten oder psychisch kranken jungen Frauen.[113] Jedoch auch ohne gesetzliche Grundlage wurden »Tausende sterili-

107 Ebd.
108 Tandler 1916, S. 451, zit. in Schwarz 2017, S. 46.
109 Tandler (1932) Arzt und Wirtschaft, S. 8.
110 Atefie (2012) Julius Tandler – Anatom und Gemeindepolitiker.
111 Zit. in Zimbardo (2008) Der Luzifer-Effekt. Die Macht der Umstände und die Psychologie des Bösen, S. 301.
112 Eugenik. https://de.wikipedia.org/wiki/Eugenik. Zugriff am 16.07.2021; Huonker (2003) Diagnose: »moralisch defekt«. Kastration, Sterilisation und Rassenhygiene im Dienst der Schweizer Sozialpolitik und Psychiatrie 1890–1970: ein psychiatriekritischer Blick eines Historikers aus den 2020er Jahren von außen und mit den Erlebnissen von Patienten auf die psychiatrischen Aspekte der Fürsorge in der Schweiz, die sich erst nach der Zeitgeistwende von 1968 dazu äußerten.
113 Heller/Jeanmonod/Gasser (2002) Rejetées, rebelles, mal adaptées. Débats sur l'eugénisme. Pratiques de la sterilisation non volontaire en Suisse romande au XXe siècle, S. 414, zit. in

siert«, die meist erst vor der Alternative »Sterilisation oder dauerhafte Unterbringung«[114] »einwilligten«, eine Alternative, die »diesen Eingriffen Zwangscharakter« verlieh.[115] Der Schweizer Historiker Thomas Huonker veranschaulicht die Verbreitung eugenischer Ideen mit zahlreichen Zitaten führender Psychiater, besonders der Direktoren der psychiatrischen Universitätsklinik Zürich und ihren späteren Verbindungen in das nationalsozialistische Deutschland,[116] personifiziert in dem Schweizer Psychiater Ernst Rüdin (1874–1952),[117] der ab 1917 die genealogisch-demographische Abteilung der Deutschen Forschungsanstalt für Psychiatrie (DFA) in München leitete, neue genetisch-epidemiologische Methoden einführte und Befunde zur Vererbung von Schizophrenie vorlegte sowie ab 1928 als Direktor der DFA und ab 1934 als Vorsitzender der Gesellschaft Deutscher Neurologen und Psychiater (GDNP) bis 1945 seine eugenischen Überzeugungen in die Praxis umsetzen konnte.[118]

Eugenische Ideen waren seit der Jahrhundertwende aber nicht nur in der Schweiz weit verbreitet. »Rasch folgten 1932 Polen, 1933 Deutschland, 1934 Schweden und Norwegen, 1935[119] Dänemark und Finnland mit Gesetzen zur Zwangssterilisation.«[120]

In Schweden wurde bis in die 1970er Jahre auf der Grundlage von Erbgesundheitsgesetzen sterilisiert. Wenn dort auch ab den 1950er Jahren die »verbreitete Kultur paternalistischen Zwanges« allmählich zugunsten einer freiwilligen Wahl des Individuums zu weichen begann und die Motive sich von eugenischen und biologischen zu individuellen und sozialen Gründen wandelten, also »Sterilisation im Interesse der Gesellschaft durch Sterilisationen im Interesse des Individuums ersetzt« wurde,[121] so wurden in Schweden bis 1976 doch mehr als 62.000 Menschen, ein Drittel davon zwangsweise, sterilisiert. Die schwedischen Sterilisationsgesetze basierten zwar weitgehend[122] auf Freiwilligkeit, aber »die Standards für Freiwilligkeit betonten in den 1930er und 1940er Jahren den Schutz

Marazia (2011) Philosophical whitewashing. Ludwig Binswanger (1881–1966) and the sterilisation of manic-depressive patients, S. 141.

114 Huonker 2003, S. 98.

115 Ebd. S. 107.

116 Ebd.

117 Siehe Ein eugenischer Netzwerker, S. 101 ff.

118 Schmuhl 2016.

119 Nach jahrelangem Vorlauf (ab 1922) wurde in Dänemark das erste Sterilisationsgesetz bereits 1929 beschlossen und 1938 verschärft (Sterilisationsgesetze. https://de.wikipedia.org/wiki/Sterilisationsgesetze. Zugriff am 17.12.2023).

120 Huonker 2003, S. 96.

121 Broberg/Roll-Hansen (2005). Eugenics and the Welfare State. Sterilization Policy in Denmark, Sweden, Norway, and Finland, S. XII.

122 Nur bei schwerer geistiger Behinderung, die ein Verständnis der Indikation, des Nutzens und der Risiken der Sterilisation ausschlossen, konnte ein entsprechender Antrag des Vormundes Aussicht auf Erfolg haben.

der Rechte des Individuums eindeutig weniger als gegen Ende des 20. Jahrhunderts«, wenn beispielsweise die »Sterilisation als Voraussetzung für die Entlassung aus einer Institution gehandhabt wurde.«[123] Ein ähnlicher Wandel von sozialer Kontrolle zu individueller Freiheit fand in Norwegen statt, als in den 1960er Jahren die freiwillige Sterilisation zur Geburtenkontrolle in Mode kam. Aber durch den Zwang war die Sterilisation als empfängnisverhütende Methode in ein schlechtes Licht geraten.[124]

Nach einem Bericht darüber in Schwedens einflussreichster Tageszeitung Dagens Nyheter entwickelte sich durch Vergleich mit der nationalsozialistischen Eugenik im Herbst 1997 eine hoch emotionalisierte mediale Diskussion; sie machte auch deutlich, »wie machtvoll eine historische Interpretation im politischen Streit sein kann und wie eine Kombination von politischer Mode und medialer Aufmerksamkeit historische Fakten verzerren kann«.[125]

Bereits 1921 hatten schwedische Sozialdemokraten einen Beschluss des Reichstages zur Einrichtung des weltweit ersten rassenbiologischen Institutes an der Universität Uppsala initiiert. 1922 legten sie einen Gesetzentwurf vor, der zur Abwehr »rassenhygienischer Gefahren« die Sterilisation geistig Behinderter vorsah. Zum Schutz des schwedischen Wohlfahrtsstaates forderten die Nobelpreisträger Alva und Gunnar Myrdal[126] ein »schonungsloses Sterilisationsprogramm«, um die Soziallasten durch »hochgradig lebensuntaugliche Individuen« zu vermeiden.[127]

In den 1920er Jahren lebten viele Schweden in großer Not, in völlig unzureichenden Wohnungen und hungerten; viele Kinder waren unterernährt. Die Geburtenrate sank so stark, dass die Regierung energische Maßnahmen ergriff: durch steuerliche Entlastungen und finanzielle Zuschüsse (u. a. »Mütterhilfe«, »Einrichtungshilfen« für junge Familien, Zuschüsse zu Kleidung und Nahrung) sollte die Geburtenrate steigen. Diese Hilfen waren aber auch mit wachsenden Kontrollbefugnissen des Staates verbunden, so auch, dass »rassenhygienische Beurteilungsmuster und bürokratische Prozesse eine menschenfeindliche Ei-

123 Broberg/Roll-Hansen 2005, S. XII; Götz 2001, S. 524.

124 Haavie (2003) Die Geschichte der Sterilisation in Norwegen – ein dunkles Kapitel?

125 Broberg/Roll-Hansen 2005, S. IX. Die Unterschiede zwischen dem sozialdemokratischen »Volksheim«-Modell in Schweden und dem nationalsozialistischen »Volkskörper«-Konzept in Deutschland wurden von Norbert Götz 2001 herausgearbeitet und von Thomas Etzemüller (2002) kritisch rezensiert.

126 Gunnar Myrdal. https://de.wikipedia.org/wiki/Gunnar_Myrdal. Zugriff am 19.01.2023; Siehe Ein sozialistisch-eugenisches Nobelpreisträger-Paar, S. 114ff. Alva Myrdal. https://de.wikipedia.org/wiki/Alva_Myrdal. Zugriff am 18.01.2023; Siehe Ein sozialistisch-eugenisches Nobelpreisträger-Paar, S. 114ff.

127 Etzemüller (2015) Die Romantik der Rationalität. Alva & Gunnar Myrdal – Social Engineering in Schweden; Clees (1997) Zwangssterilisationen in Skandinavien: Weitverbreitete Ideologie der Eugenik.

gendynamik entwickeln konnten, die das schwedische Sozialwesen dieser Zeit« (1940er-Jahre) »durchsäuerte«[128].

> »Moralische Minderwertigkeit, worunter insbesondere weibliche Promiskuität verstanden wurde, diente der Rechtfertigung des Eingriffs als solchem, intellektuelle Minderwertigkeit der des Zwangscharakters. Gerade die Leichtgestörten galten als größte Gefahr, da sie im (Sexual)Leben erfolgreicher seien als die schwer Gestörten: ›Sie sind dabei in ihrer Lebensführung häufig nicht bloß asozial, sondern direkt anti-sozial‹«.[129]

> »Die staatliche Bevölkerungskommission wollte die Möglichkeit von Zwangssterilisationen auf ›hochgradig asoziale Individuen‹ ausdehnen, die ›in intellektueller und moralischer Hinsicht deutlich psychisch minderwertig sind, aber in medizinischer Hinsicht nicht als eindeutig geisteskrank oder imbezil betrachtet werden können.«[130]

Diese Gruppe hatte

> »doppelt so viele Kinder wie die Durchschnittsbevölkerung der gleichen Altersgruppe«. »Letztlich wurde die Sterilisierungspolitik von der Bevölkerungskommission als Korrektur unerwünschter Folgen der Sozialpolitik, die auch Minderwertigen zugutekomme, betrachtet.«[131]

> »Die grundlegende Frage nach der Berechtigung von Sterilisationen wurde von der Bevölkerungskommission mit der normativen Kraft des Faktischen beantwortet: Da das 1934 beschlossene Sterilisierungsgesetz keine Debatten ausgelöst habe, könne es als Manifestation eines Konsens über die rechtliche und ethische Berechtigung von Sterilisierungen gelten. Ausdrücklich wurde es vor dem Hintergrund des schwedischen Rechtsverständnisses abgelehnt, Zwangssterilisierungen in ähnlichem Umfang wie in Deutschland zuzulassen.«[132]

Der Aufbau des schwedischen Wohlfahrtsstaates unter der Metapher der sozialistischen »Volksheim«-Ideologie verlangte soziale Konformität. Denn mit dem Herrschaftsantritt der Sozialdemokraten 1932, insbesondere der eugenisch-ökonomischen Sozialingenieure unter ihnen, wurde ein Gesellschaftsverständnis gestärkt, das das Individuum der Gemeinschaft unterordnete.[133]

Damit wird ein zentrales Problem wohlfahrtsstaatlicher Fürsorge angesprochen, nämlich das damit untrennbar verbundene Gewaltpotenzial moderner Gesundheits- und Sozialpolitik:

> »Alle modernen plebiszitären Massendemokratien haben die Fürsorgeleistungen für das in Not geratene Individuum mit technokratischen Eingriffsmöglichkeiten des Staates […] verknüpft. Was der heutige Sozialstaat (noch?) an Rechtsabsicherungen

128 Götz 2001, S. 522.
129 Ebd. S. 524.
130 Ebd. S. 525.
131 Ebd.
132 Ebd.
133 Etzemüller 2015.

und Unterstützungen gewährt [...] kann derselbe Staat auch wieder entziehen – sei es infolge gewaltsamer Durchbrechung dieser Gesetzesordnung oder durch rechtlichen Wandel.«[134]

Das wäre dann eine Umkehr der Wirkungsrichtung sozialstaatlicher Gesundheitspolitik. »Normalerweise, und das nehmen wir überwiegend als gegeben an, dient sie positiv, fördernd der Gesundheit der Menschen. In ihrer Umkehrung, als ›negativer Sozialstaat‹, ist sie jedoch ein zynisches Werkzeug zum Tode«.[135] Diese Möglichkeit des »negativen Sozialstaates« wurde im Nationalsozialismus radikal bis zum Mord realisiert.

In allgemeinerer Form weist Habermas auf die Wechselwirkungen zwischen Schutz und Abhängigkeit des Individuums in der modernen wohlfahrtsstaatlichen Gesellschaft hin:

»Je weiter sich die Strukturen der Lebenswelt ausdifferenzieren, umso klarer sieht man, wie die wachsende Selbstbestimmung des individuierten Einzelnen mit der zunehmenden Integration in vervielfältigte soziale Abhängigkeiten verschränkt ist. Je weiter die Individuierung fortschreitet, umso weiter verstrickt sich das einzelne Subjekt in ein immer dichteres und zugleich subtileres Netz reziproker Schutzlosigkeiten und exponierter Schutzbedürftigkeiten.«[136]

Zur erbbiologischen Begründung der eugenisch-präventiven Sterilisation gesellte sich immer stärker eine sozialreformerische Begründung. Wenn sich auch beide Zielsetzungen der Eugenik bei ihren Verfechtern mischen, so wurde die erstere (qualitative) Komponente doch vornehmlich von konservativen Degenerationstheoretikern vertreten, die letztere (quantitative) aber überwiegend von sozialistischen Sozialpolitikern betont.[137] »Die Unterstützung dieses Gedankens [der Eugenik] kam aus allen Meinungsquadranten, von der extremen Linken bis zur extremen Rechten.«[138]

Eugeniker, die der Arbeiterbewegung nahestanden, wiesen darauf hin, dass das degenerative Absinken in Armut keineswegs nur biologische, sondern auch gesellschaftliche Ursachen habe. Gegen eine feste Bindung von Degeneration und Proletariat wurde argumentiert, dass die Dekadenz des fin de siècle gerade nicht die arme Unterschicht, sondern die begüterte Oberschicht betraf.[139] Dabei changierte der Begriff der Eugenik zwischen ihren beiden Zielsetzungen oder es wurden beide Ziele gleichzeitig verfolgt: Verminderung einerseits der erbbiolo-

134 Hubenstorf 2005, S. 27.

135 Ebd.

136 Habermas (1991) Erläuterungen zur Diskursethik, S. 15.

137 Götz 2001, S. 526.

138 Mayr (1984) Die Entwicklung der biologischen Gedankenwelt. Vielfalt, Evolution und Vererbung, zit. in Weingart/Koll/Bayertz 1988, S. 114.

139 Eine »Schicht, die im englischen Sprachraum gerne als ›professional middle-class‹ bezeichnet wird« (Rheinberger/Müller-Wille 2009, S. 133).

gischen Belastung sowie andererseits der sozio-ökonomischen Last. Diese unterschiedlichen Betonungen und auch der Bedeutungswandel einzelner Komponenten der komplexen Sachverhalte verweisen auf diverse (sozial)politische Nutzungen dieser die Zeit beherrschenden Ideen. Nicht zuletzt scheinen Sprache und argumentativer Stil mancher Publikationen der bekannten Eugeniker um 1900 die Verbreitung ihrer Ideen bei akademisch Ausgebildeten[140] und in einer Zeit gefördert zu haben, denen die heute herrschende Idee der allgemeinen Menschenrechte und vor allem die damals wohl unvorstellbare Erfahrung der nationalsozialistischen Konsequenzen eugenischer Konzepte fehlten.

Nachdem diese Erfahrungen ab den 1980er Jahren zunehmend reflektiert wurden und Menschenrechte in der medizinischen Praxis eine Rolle zu spielen begannen, wurde auch der normative Rahmen verändert: staatliche Einschränkungen der reproduktiven Freiheit werden nun als inakzeptabel angesehen.[141]

Das in Deutschland 2021 verabschiedete und am 01. 01. 2023 in Kraft getretene Gesetz zur Reform des Vormundschafts- und Betreuungsrechts schließt Sterilisationen gegen den natürlichen Willen von Frauen mit Behinderung aus. Der Betreuer darf nur noch dann der Sterilisation der rechtlich betreuten Frau zustimmen, wenn sie tatsächlich sterilisiert werden will. Betreute, die nicht in der Lage sind, diesbezüglich einen Willen zu bilden oder zu äußern, dürfen nicht mehr zwangssterilisiert werden.[142]

Eugenik und Ethik

Eugeniker haben moralische Probleme der Eugenik durchaus gesehen. So hat der Privatgelehrte Rudolf Goldscheid sein »Plädoyer für eine präventive Sozialpolitik«[143] ethisch begründet, aber unter dem unglücklichen, meist nicht bzw. missverstandenen Begriff der »Menschenökonomie« in die Öffentlichkeit gebracht.[144] Vor allem Autoren, die ihr eugenisches Konzept auch in eine gesell-

140 Weingart/Kroll/Bayertz 1988.

141 Reilly (1999) Eugenics and the misuse of genetic information to restrict reproductive freedom: ASHG statement.

142 Lebenshilfe (2022) Gesetz zur Reform des Vormundschafts- und Betreuungsrechts: Sterilisation. BGB §1830.

143 Fleck (1990) Rund um »Marienthal«. Von den Anfängen der Soziologie in Österreich bis zur Vertreibung. Verlag für Gesellschaftskritik. S. 53, zit. in Bammé 2020, S. 694.

144 Dieser heute weitgehend unbekannte Begriff berührt den aktuell verbreiteten Begriff des Humankapitals, dessen Ahnherr, der schottische Moralphilosoph und Ökonom Adam Smith (1723–1790), ihn so definierte: »[…] die erworbenen, nützlichen Fähigkeiten aller Bewohner oder Mitglieder einer Gesellschaft. Der Erwerb solcher Fähigkeiten durch die Aufrechterhaltung des Erwerbers während seiner Erziehung, seines Studiums oder seiner Ausbildung kostet immer einen echten Aufwand, der ein Kapital ist, das sozusagen in seiner

schaftsgestaltende Praxis umsetzen wollten, haben jedoch keine eindeutige Grenze gegenüber Anwendung von Zwang zur Sterilisation und Tötung formuliert. Vielmehr erschien ihnen die Anwendung von Zwang nicht vermeidbar; so gab sich Tandler bei der Bekämpfung von Geschlechtskrankheiten als »absoluter Anhänger der Zwangsbehandlung« zu erkennen, die er angesichts der Ansteckungsgefahr für die Jugend »nicht für eine Einschränkung der persönlichen Freiheit hielt«;[145] auch meinte er:

> »Es gibt lebensunwertes Leben vom Standpunkt des Individuums, aber auch vom Standpunkt der Bevölkerungspolitik und auch hier geraten Individuum und Allgemeinheit oft in Konflikt.«[146]

Fundament der Bevölkerungspolitik sei

> »die Wertung des Menschenlebens, aber nicht vom individualistischen Standpunkt, nicht vom Standpunkt des Gesetzes und des Rechts, auch nicht vom Standpunkt des Gefühls und der Moral, sondern von jenem der Bevölkerungspolitik«.[147]

Trotz der primären Pflicht des Arztes, individuelles Leben zu schützen und zu erhalten, sind Ärzte in kollektivistischen Gesellschaften, die den Gemeinnutz unter dem Motto »Gemeinnutz geht vor Eigennutz«[148] deutlich über die Individualinteressen stellen, immer wieder in Gefahr geraten, diesen Lebensschutz niedriger zu bewerten als die bevölkerungspolitisch als notwendig angesehene Erhaltung oder Förderung eines gesunden Volkes. Eugenisch formuliert wurde der gesunde »Volkskörper« als wichtigeres Ziel beurteilt gegenüber dem Leben des Individuums; bis heute sind die damit verbundenen Risiken der öffentlichen Gesundheitspflege bzw. Public Health noch nicht gebannt. Die ethische Abwägung zwischen dem Individualwohl und dem Gemeinwohl vor Anwendung gesundheitspräventiver Maßnahmen muss die Grenze des Lebensschutzes und der Selbstbestimmung des Individuums respektieren. Um diese Grenzen im Bewusstsein zu halten, haben Wissenschaftler aus ihrer Kenntnis und Tätigkeit im Bereich der öffentlichen Gesundheitspflege (Public Health) einen »Code of Ethics for Epidemiologists, to operationalize prediction and prevention of mass

---

Person festgelegt und realisiert wird. Diese Talente, die einen Teil seines Vermögens ausmachen, gehören ebenfalls zu gleichen Teilen der Gesellschaft, zu der er gehört. Die verbesserte Geschicklichkeit eines Arbeiters kann im selben Licht betrachtet werden wie eine Maschine oder ein Werkzeug, das die Arbeit erleichtert und verkürzt und das, obwohl es einen bestimmten Aufwand kostet, diesen Aufwand mit einem Gewinn zurückzahlt.« (Humankapital. https://de.wikipedia.org/wiki/Humankapital. Zugriff am 19.05.2022; Smith [1776] An Inquiry into the Nature and Causes of the Wealth of Nations.)

145 Tandler (1924) Ehe und Bevölkerungspolitik, zit. in Schwarz 2017, S. 72.

146 Ebd. S. 51.

147 Ebd.

148 Frewer (2000) Medizin und Moral in Weimarer Republik und Nationalsozialismus: die Zeitschrift »Ethik« unter Emil Abderhalden, S. 122f.

atrocities which pose a threat to Public Health's core values« entwickelt, der konkrete Warnsignale benennt, die den Weg auf die schiefe Ebene verhindern sollen.[149]

Es geht hier um den Antagonismus zweier einander entgegengerichteter Prinzipien, dem Individualwohl gegen das Allgemeinwohl, die beide starke Argumente für sich haben, und um deren Verhältnis zueinander die Gesellschaft ringen und die Politik bei der Umsetzung des Ergebnisses in staatliches Handeln die (in Deutschland im Grundgesetz) verfassungsmäßig vorgeschriebene Verhältnismäßigkeit wahren muss.

Ein aktuelles Beispiel war die gesellschaftlich kontroverse und (so in den Bundestagsdebatten am Anfang des Jahres 2022) politisch differenzierte Diskussion um die Impfpflicht zur Eindämmung der Corona-Pandemie. Dabei zeigte sich die Gefahr, dass Emotionalisierung die ideologische Beeinflussbarkeit erhöht und gleichzeitig ideologische Überzeugungen in den elektronischen Echokammern der sozialen Medien radikalisiert und verfestigt; es wurde aber ebenfalls die Gefahr deutlich, dass auch die Wissenschaft bei unterschiedlichen Äußerungen nicht genügend klar macht, dass Wissenschaft ein Prozess ist, der sich ständig im Fluss befindet und damit ein strategisch ungelöstes Problem der Kommunikation von Wissenschaft vorliegt, d.h. Vermittlung der Vorläufigkeit und Wahrscheinlichkeit ihrer Ergebnisse an ein wissenschaftlich nicht geschultes Publikum, das nach Eindeutigkeit und Sicherheit verlangt. Das Problem harrt immer noch der Lösung, obwohl Rudolf Virchow es bereits vor 150 Jahren klar benannt hat[150] (s. a. Grotjahns Skepsis gegenüber der Impfpflicht gegen Pocken, S. 108, FN 477).

Eugenik und Sozialismus

> »[...] die aufstrebende Wissenschaft der Eugenik und des Sozialismus [wurden] gleichermaßen als Phänomene der Moderne, als Projekte der Aufklärung und des Fortschritts mit einem ungetrübten Optimismus wahrgenommen«.[151]

Der sozialistisch orientierte Rudolf Goldscheid sah wie Karl Marx »in der jeweiligen Wirtschaftsform die Ursache der jeweiligen Bevölkerungsverhältnisse«, meinte jedoch, dass Karl Marx darin irrte, »in der Wirtschaftsform die *alleinige* Ursache« dafür zu sehen und die darin auch enthaltenen »naturwissenschaftlichen Momente« nicht zum Ausdruck gebracht zu haben.

---

149 Stein et al. (2012) Protecting and Promoting Core Values – a code for Epidemiologists on Ethics and Mass Atrocities.

150 Virchow (1877) Die Freiheit der Wissenschaft im modernen Staat.

151 Schwarz 2017, S. 184.

»Es ist das Grundgebrechen der ganzen Marx'schen Lehre, dass die ihr zugrundeliegende materialistische Geschichtsauffassung letzten Endes zuvörderst geisteswissenschaftlichen ›Materialismus‹ offenbart. [...] Es gilt, auch die biologischen Momente aufzuzeigen, die die Entwicklung zum Sozialismus mit Notwendigkeit bewirken müssen«.[152]

Diese biologischen Momente sah Goldscheid in der dreischrittigen These der vom Biologen Jean Baptiste de Lamarck 1808 publizierten Evolutionstheorie, wonach 1) veränderte Umweltbedingungen die betroffenen Lebewesen zu 2) einer Änderung ihrer »Gewohnheiten« (habitudes) nötigen, die 3) einen neuartigen Gebrauch von Organen beinhaltet. Diese später nicht recht verstandene und oft als Vererbung erworbener Eigenschaften missverstandene These[153] war eine schon um 1800 und später unter Lamarckisten um 1900 weit verbreitete naturphilosophische Spekulation, die aber empirisch nicht belegt werden konnte[154] und durch die empirischen Befunde der modernen Genetik[155] verdrängt wurde.[156] Gleichwohl galt sie vielen Sozialisten als wissenschaftliche Grundlage ihrer Überzeugung, dass die Qualität der Bevölkerung durch Veränderung der sozialen Verhältnisse gehoben werden könne.

»Der Begriff ›Sozialismus‹[157] diente als eine Art Sammelbezeichnung für alle politischen Positionen und Programme, die Teil jener breiten Bewegung der Neuzeit waren, deren

152 Goldscheid 1911/2020, S. 426.

153 Lefèvre (1997) Jean Baptiste Lamarck (1744–1829).

154 Virchow meinte 1885, dass bisher keine Beweise für die Akklimatisationsfähigkeit von Menschen als Voraussetzung jeder auf die Dauer ausgerichteten Kolonialisierung und damit auch keine Belege für die Vererbung erworbener Eigenschaften vorlägen (Virchow [1885] Rede vor dem Reichstag).

155 Die um 1900 wiederentdeckten Befunde von Gregor Mendel (1866) zum Erbgang bestimmter Merkmale von Erbsen, die Keimplasmatheorie von August Weismann (1883) sowie die Aufklärung der grundlegenden Struktur der Chromosomen durch Thomas H. Morgan.

156 Die Keimplasmatheorie besagt, dass Vererbung allein an die Keimzellen gebunden ist und Veränderung nur durch deren zufällige Mutation mit nachfolgender Selektion möglich ist.

157 Auch Hitler bezeichnete sich in einem Gespräch mit Gregor Straßer als Sozialist, »ich kann heute noch nicht sehen, wenn mein Chauffeur ein anderes Essen hat als ich.« (Bullock [1991] Hitler und Stalin, S. 238) und führte in Gesprächen mit Hermann Rauschning aus: »Nationalsozialismus ist werdender Sozialismus, der sich nie vollendet, weil er immer in Wandlung begriffen ist.« »[...] dass der Sozialismus, wie wir ihn verstehen, nicht das Glück des einzelnen betrifft, sondern die Größe und Zukunft der Gesamtheit des Volkes. Es ist ein heroischer Sozialismus.« (Rauschning [2005] Gespräche mit Hitler, S. 165, 177) Und er fügte hinzu: »Ich habe die revolutionäre Technik bei Lenin und Trotzki und anderen Marxisten studiert« (ebd. S. 225). Stalin bekämpfte den Internationalismus von Trotzki und warb für seinen Weg des »Sozialismus in einem Land« (1926); Stalin soll auch verfügt haben, den deutschen Nationalsozialismus ausschließlich als Faschismus zu bezeichnen, um den Namen des Sozialismus sauber zu halten. Faschismus war aber in Italien entstanden und vom ursprünglich marxistischen Sozialisten Benito Mussolini zur Macht geführt worden (Nolte [1960] Marx und Nietzsche im Sozialismus des jungen Mussolini).

> politische und soziale Ziele mit Begriffen wie Menschenrechte oder Demokratie, Gleichheit[158] oder Solidarität verbunden waren [...] Aus eugenischer Sicht drohte die Gefahr nicht allein vom Sozialismus als einer bestimmten politischen Bewegung, sondern von einer säkularen Entwicklung,[159] die Ploetz als den ›Schutz der Schwachen‹ umschrieb«[160], dessen »Versicherungs- und sonstige Schutzmaassregeln in den natürlichen Gang des Wettbewerbs eingreifen«.[161]

Gegenüber dieser von Ploetz vertretenen Position erklärte der Sozialist Karl Kautsky[162] 1910 in seinem Buch »Vermehrung und Entwicklung in Natur und Gesellschaft«,[163] dass das Malthus'sche Bevölkerungsgesetz durch den Sozialismus überwunden werden kann; denn dieser würde die innovative technische Entwicklung nutzen, um durch Bewässerung und Düngung genügend Nahrung auch für wachsende Bevölkerungen zu schaffen; die Bevölkerung würde in einer sozialistischen Gesellschaft aber auch nicht so stark wachsen wie von den Gegnern des Sozialismus befürchtet wird, da der zunehmende Bildungsgrad der sich emanzipierenden Frauen die Geburtenrate senken dürfte. Insofern sei der Sozialismus mit der auf dem Malthus'schen Bevölkerungsgesetz aufbauenden Darwin'schen Evolutionslehre kompatibel.

Der Weg zu diesem theoretischen Fernziel erscheint allerdings sehr steinig. Praktisch tätige Sozialisten wussten sich im ersten Drittel des 20. Jahrhunderts gegen den Vorwurf von Eugenikern, mit ihrer humanen Intention des kontraselektionistischen Schutzes der Schwachen der Verschlechterung der Volksgesundheit Vorschub zu leisten, nur durch Forderungen nach einer intensiven Geburtenkontrolle zu wehren (s. o.). Allgemein wollten sie mit der Fortpflanzungskontrolle (Freigabe von Kontrazeptiva, Beratung zu Empfängnisverhütung, Schwangerschaftsabbruch, Sterilisation) die Geburtenzahl (neo-malthusianisch)

158 Dabei wird Gleichheit entweder als Gleichheit der Chancen oder aber als Gleichheit der Ergebnisse oder auch als »ein sowohl als auch« beider sozialistischer Ziele verstanden. Angesichts der bestehenden Ungleichheit von Chancen (z. B. Aufwachsen in sehr unterschiedlichen sozialen Umfeldern) wie auch von Ergebnissen (z. B. Reichtumsverteilung) ist der Wunsch nach Gleichheit für viele Menschen sehr verständlich. Aber Versuche, sich diesem Ziel revolutionär zu nähern, sind meist gescheitert, wohl vor allem, weil Menschen in der relativ kurzen Zeit einer Revolution ihre individuellen Dispositionen nicht ändern können. Realistisch erscheinen deshalb nur langfristig evolutionäre Änderungen.

159 So verstand etwa Thomas Mann unter Sozialismus im Wesentlichen einen bürgerlichen Gedanken im Sinne der Humanität, den er besonders realisiert sah in der Lebenshaltung Goethes und der des Erasmus von Rotterdam und den er gegenüber den Fanatismen der Zeit kontrastierte (Möller [2021] Thomas Mann. Höhen und Tiefen seiner Beziehung zum Rotary Club und der Münchener Protest, S. 36).

160 Ploetz 1895, S. 198; Weingart/Kroll/Bayertz 1988, S. 126.

161 Ploetz 1895, S. 198.

162 Kautsky galt »nach dem Tod von Friedrich Engels als Gralshüter des marxistischen Erbes« (Schwarz 2017, S. 133).

163 Kautsky (1910) Vermehrung und Entwicklung in Natur und Gesellschaft.

in ein akzeptables Verhältnis zu den vorhandenen Ressourcen bringen. Vor diesem Hintergrund wurde die Eugenik praktisch wirksam.

> »Nicht erst das Jahr 1933, sondern bereits die Errichtung der Weimarer Republik 1918/19 war eine entscheidende Zäsur in der Geschichte der deutschen Eugenik«.[164] »Der veränderte soziopolitische Bedingungsrahmen führte zu einer inhaltlichen, personellen und institutionellen Transformation, die man als tendenzielle Entwicklung der bisherigen – stark protestantisch, völkisch und antisozialistisch geprägten – ›Rassenhygiene‹ des Kaiserreichs zu einer ›Weimarer Eugenik‹ bezeichnen kann, welche auf Vereinbarkeit mit den globalen Wertemustern der nunmehr entscheidenden sozialdemokratischen und katholischen Milieus ausgerichtet war«.[165] Dabei kam »den Initiativen der sozialdemokratischen Partei Deutschlands sowohl auf parlamentarischer wie auf ministerieller Ebene [...] eine entscheidende Bedeutung zu«. Es wird gezeigt, »dass die sozialdemokratische Politik früher, intensiver und konsequenter als andere politische Kräfte bis 1932 die grundsätzliche Akzeptanz [...] von Eugenik-Politik [...] entscheidend beeinflusst hat. Dabei konzentrierte sich die Eugenik-Politik der SPD wesentlich auf negativ-eugenische Maßnahmen, während Themenfelder positiver Eugenik eher von anderen politischen Parteien (insbesondere dem preußischen Zentrum) besetzt«, »jedoch aus dem Selbstverständnis der Arbeiterbewegung gegen eine Züchtungs-Eugenik ausgeschlossen wurden«.[166]

Allerdings waren andere sozialistische Intellektuelle, so vor allem im angloamerikanischen Raum, von Züchtungsphantasien i. S. einer positiven Eugenik geradezu berauscht:[167]

> »Um 1930 erschien die Sterilisation gegenüber ›harten‹ Interventionen wie Eheverboten, langfristigen Anstaltsunterbringungen oder Kastrationen als vergleichsweise effektiver und humaner ›negativ-eugenischer Königsweg‹«.[168]

Den prinzipiellen Gegensatz zwischen den beiden sozial- und bevölkerungspolitisch relevanten Ideen, dem Sozialismus und der Eugenik, die die Zeit um die vorletzte Jahrhundertwende beherrschten, »vermochten sie [die sozialistischen Sozialreformer] nicht zu erkennen«;[169] jedoch versuchten sie, den aktuellen Widerspruch zwischen einerseits den in der Sozialdemokratie vertretenen sozialistischen Ideen der Solidarität und Gleichheit aller Menschen und andererseits der Idee der die Menschen nach ihrem Wert für die Gesellschaft unterscheidenden Eugenik bzw. Rassenhygiene zu entschärfen, indem sie auf die sozialistische Zukunft verwiesen. Da aber der gesellschaftliche Schutz der Schwachen zu einer Überlastung des schützenden Wohlfahrtstaates führen

---

164 Schwartz 1995, S. 154.
165 Ebd. S. 14.
166 Ebd. S. 154.
167 Ebd. S. 31f.
168 Ebd. S. 16.
169 Weingart/Kroll/Bayertz 1988, S. 112.

würde, mussten eben auch Sozialisten dafür eintreten, die Zahl der »Schwachen« zu begrenzen, und zwar durch Propagierung der Schwangerschaftsverhütung bis hin zur (Zwangs-)Sterilisation der »Minusvarianten«, vorwiegend der geistig Behinderten und psychisch Kranken – wie dies Alfred Grotjahn forderte[170] und schwedische Sozialisten in den 1930er Jahren zur Rettung des Wohlfahrtsstaates realisierten.[171] Entgegen solcher negativen Eugenik, die eine vererbte Negativ-Konstitution »ausmerzen« wollte, setzten andere Sozialisten wie z. B. Julius Tandler als »einer der wichtigsten Repräsentanten der österreichischen sozialdemokratischen Eugenik«[172] vor allem auf »produktive Fürsorge«, die wohlfahrtliche Stärkung der Kondition der Kinder und Jugendlichen, um über deren (neolamarckistisch erhoffte) »Vererbung« die Volksgesundheit im Sinne positiver Eugenik zu stärken. Sein Konzept einer »qualitativen« Bevölkerungspolitik war stark bestimmt von der Unterscheidung zwischen »bevölkerungspolitisch produktiven« (z. B. für Jugend- und Familienfürsorge, Gesundheits- und Erziehungsfürsorge) und »bevölkerungspolitisch unproduktiven« Ausgaben (für Trinkerfürsorge, Psychiatrie und Altenversorgung). Während der 1920er Jahre steigerte er die Ausgaben für die »produktiven« Sektoren im Zuge einer durch ausgebildete Fachkräfte betriebenen Sozialarbeit. Tandlers Fürsorgepolitik erkannte den Bedürftigen ein »Recht auf Fürsorge« zu, dem die Pflicht zu angepasstem Verhalten gegenüberstand.[173]

Mit dieser differenzierten Finanzierung deutete sich aber auch bei Tandler eine negative Eugenik an; sie wurde allerdings hauptsächlich auf eine sozialistische Zukunft verschoben, in der die bevölkerungspolitische Erziehungsarbeit zur gesellschaftlich akzeptierten freiwilligen Schwangerschaftsverhütung inklusive Sterilisation geführt haben sollte. 1924 – vier Jahre nach der Publikation von Binding und Hoche[174] – schrieb er:

> »Welchen Aufwand übrigens die Staaten für völlig lebensunwertes Leben leisten müssen, ist z. B. daraus zu ersehen, daß die 30.000 Vollidioten Deutschlands diesem Staat 2 Mrd. Friedensmark kosten. Bei der Kenntnis solcher Zahlen gewinnt das Problem der Vernichtung lebensunwerten Lebens an Aktualität und Bedeutung. Gewiß, es sind ethische, es sind humanitäre oder fälschlich humanitäre Gründe, welche dagegen sprechen, aber schließlich und endlich wird auch die Idee, daß man lebensunwertes Leben opfern müsse, um lebenswertes zu erhalten, immer mehr und mehr ins Volksbewußtsein dringen.«[175]

170 Weingart/Kroll/Bayertz 1988; Grotjahn 1926.
171 Broberg/Roll-Hansen 2005.
172 Schwarz 2017, S. 187.
173 Melinz (2013) Tandler, Julius.
174 Binding/Hoche (1920) Die Freigabe der Vernichtung lebensunwerten Lebens. Ihr Maß und ihre Form.
175 Tandler 1924, S. 17, zit. in Schwarz 2017, S. 57.

Unbeantwortet bzw. auf die Zukunft verschoben blieb aber die Frage, ob »lebensunwerte« Menschen, die sich an einen Reproduktionsverzicht nicht halten würden oder könnten, zwangssterilisiert werden dürften oder gar müssten? Radikal und unmenschlich wurde diese Frage jedoch schon zehn Jahre später vom Nationalsozialismus beantwortet.

Eugenik im Wandel der Zeit

Ein Exkurs zur Wirkung genetischer Konzepte in der Sowjetunion macht deutlich, wie stark ihre reale Wirksamkeit von der herrschenden Politik abhängt. Bis in die 1930er Jahre waren sich bekannte Vertreter sozialistischer Überzeugungen in den USA und England (»Bolshevic Eugenics«),[176] insbesondere Marxisten und Sozialisten der Fabian Society[177] sicher, dass die genetische Grundlage der menschlichen Rasse durch künstliche Zuchtwahl (»selective breeding«) optimiert werden kann. Als Beispiel für die Verminderung unerwünschter Eigenschaften (negative Eugenik) wurde die Sterilisation, für die Vermehrung erwünschter Charakteristika (positive Eugenik) die Befruchtung von Frauen mit dem Sperma besonders erfolgreicher Männer angesehen. In einer Klassengesellschaft könne – so meinten sie – kein gültiger Vergleich des angeborenen Wertes zwischen verschiedenen Menschen gezogen werden, deren genetische Grundausstattung sich signifikant unterscheide. Eine Politik, die die »Fitteren« ermutige und die »weniger Fitten« entmutige, sich zu vermehren, könne erfolgreich nur in einer Gesellschaft durchgeführt werden, die all ihren Mitgliedern annähernd gleiche Gelegenheiten biete. Dabei unterschieden sich Eugeniker sowohl hinsichtlich des Ausmaßes staatlicher Interventionen zur Durchsetzung eugenischer Maßnahmen wie auch in Bezug auf das Niveau der Gleichheit, von der Gleichheit aller Individuen bis zur von Friedrich Engels formulierten Position der klassenlosen Gesellschaft, auf welch letztere sich die wissenschaftliche Linke bezog.[178]

Die amerikanische Historikerin Diane Paul vertritt die Auffassung, dass zum einen (1) alle Genetiker in den 1920er Jahren darin übereinstimmten, dass in-

176 Paul (1984) Eugenics and the Left.

177 Die Fabianische Gesellschaft wurde 1884 in London gegründet; sie zog aufgrund ihres sozialistischen Ansatzes viele Intellektuelle an und zielte eher auf die soziokulturelle Evolution der Gesellschaft statt auf eine Revolution; viele Fabier nahmen an der Gründung der Labour Party im Jahr 1900 teil, und die Verfassung der Gruppe, von George Bernard Shaw geschrieben, hat viele Parallelen zu den Gründungsdokumenten der Labour Party (Fabian Society. https://de.wikipedia.org/wiki/Fabian_Society. Zugriff am 12.12.2023).

178 »Muller, and other left geneticists […] were not egalitarians. Haldane was fond of quoting Engels' assertion: ›The real content of the proletarian demand for equality is the demand for the abolition of classes. Any demand for equality which goes beyond that, of necessity passes into absurdity‹« (Paul 1984, S. 572).

tellektuelle, psychologische und moralische Persönlichkeitszüge erblich determiniert seien – und es von dieser Annahme bis zur Befürwortung der Eugenik nur ein kleiner Schritt war;[179] und zum anderen (2) nicht die Publikationen von Marx, sondern die Aufgeschlossenheit des jungen sowjetischen Staates für Planung, technische Effizienz und Wissenschaft in Erziehung und Forschung viele Wissenschaftler in den 1920er und 30er Jahren für den Sozialismus einnahm.

Diese (1) von allen Genetikern getragene, wenn auch im Wissen um ihre nicht durch Fakten belegte Überzeugung, brach in den 1940er Jahren völlig zusammen. Die Gründe für solchen dramatischen Verfall einer wissenschaftlichen Überzeugung versucht Paul am Beispiel des Nobelpreisträgers Herman Muller aufzuzeigen.[180]

Muller repräsentierte eine Gruppe englischer und amerikanischer Wissenschaftler, die als Sozialisten eine sozial verantwortliche Eugenik entwickeln wollten, ein Programm, das in einer klassenlosen Gesellschaft die Differenzierung der Wirkungen von Erblichkeit und Umwelt ermöglichen sollte. Sein Buch »Out of the Night« von 1925, erstmals publiziert 1935 in Moskau, war in der Tat ihr Manifest.[181] Muller maß der Umwelt eine überragende Bedeutung für die Entwicklung der menschlichen Persönlichkeit aus ihrer diversen genetischen Grundlage zu. Frauen sollten durch öffentliche Organisationen von der Aufzucht ihrer Kinder entlastet werden. Mittels neuer Techniken (Leihmutterschaft, Entwicklung des Eies ohne Befruchtung) könnten sie ihre reproduktive Potenz erheblich erweitern und schließlich das Ideal-Ziel einer Ectogenese erreichen, d.h. eine komplette Entwicklung des Eies außerhalb ihres Körpers, so dass die Schwangerschaft ihr persönliches Leben nicht mehr notwendigerweise beeinträchtigen würde.[182] Mit künstlicher Befruchtung der Eier durch Spermien von Männern mit überlegener Intelligenz und hoch entwickelten sozialen Gefühlen (Liebe, Sympathie, Kameradschaft) könnte die Mehrheit der Bevölkerung innerhalb von ein bis zwei Jahrhunderten die angeborene Qualität von Männern wie Lenin, Newton, Leonardo u.a.m. erreichen.

Mullers doppelter Enthusiasmus für Sozialismus und Eugenik führte dazu, dass er 1934 in die Sowjetunion emigrierte und sein Buch mit einem überschwänglichen Begleitbrief an Stalin schickte. Zu dieser Zeit geriet die Genetik jedoch unter schwere öffentliche Angriffe, da man sie als untrennbar mit der Eugenik und diese wiederum mit der alten Sozialordnung verbunden ansah. Es verbreitete sich die Meinung, dass eugenische Anschauungen in westlichen Gesellschaften, in denen sie tatsächlich weit verbreitet waren, nur die bestehende

179 Ebd. S. 574.
180 Ebd. S. 575.
181 Muller (1935) Out of the night: A biologist's view of the future.
182 Paul 1984, S. 577.

Sozialordnung stützen sowie rassistischen und klassenabhängigen Vorurteilen wissenschaftlichen Glanz verleihen würden. Begonnen hatte dieser Stimmungsumschwung in der Sowjetunion mit der »Kulturrevolution« der 1920er Jahre, als Genetiker von vorwiegend radikalen Studenten angegriffen wurden, die in ihrem revolutionären Optimismus (»alles ist machbar«) viel stärker vom Lamarckismus als von der durch Mendel, Weismann und Morgan begründeten Vererbungstheorie angezogen wurden. (Deren Befunde wurden sozialdarwinistisch als Beleg unveränderbarer Merkmale interpretiert und prägten später die Begründung eugenischer bzw. rassenhygienischer Maßnahmen.) Wahrscheinlich wären diese sowjetischen Angriffe auf die als reaktionär angesehene Genetik aber auch ohne jegliche Verbindung zur Eugenik erfolgt.

Somit mussten sich die sozialistischen Genetiker in den 1920er und 30er Jahren nach zwei Seiten verteidigen: einerseits mussten sie ihr Programm von der rassen- und klassenverzerrten Eugenik der Rechten entkoppeln und andererseits gleichzeitig gegen die Environmentalisten der Linken kämpfen.[183] Endgültig brach die wissenschaftliche Überzeugung von der genetischen Grundlage personaler Charakteristika und damit der Verbindung von biologischem und sozialem Fortschritt in den 1940er und 50er Jahren zusammen, nachdem die Folgen der Machtübernahme durch Hitler in Deutschland und Stalin in der Sowjetunion ausreichten, die von fast allen Genetikern geteilten Überzeugungen zu diskreditieren. Biologische Erklärungen menschlicher Unterschiede verloren sehr schnell ihr Ansehen durch die allgemeine Ablehnung dessen, wozu die Nationalsozialisten sie missbraucht hatten. Aber nicht nur dadurch wurden auch linke Genetiker betroffen; vielmehr führte die These des sowjetischen Agrarwissenschaftlers Lyssenkow von der reinen Umweltbedingtheit neuer Pflanzenarten zum Verschwinden der deterministischen klassischen Genetik in der Sowjetunion. Erst mit dem Sturz des sowjetischen Parteichefs Chruschtschow 1964 verlor Lyssenko seinen hochgestellten Einfluss; heute wird der »Lyssenkoismus« als »eine politisch motivierte Form des »Neo-Lamarckismus« beurteilt.[184] Aber auch Verfechter der linken Eugenik, zumindest jene, die das sowjetische Expe-

183 Ebd. S. 589.

184 Trofim Denissowitsch Lyssenko (1898–1976) wurde unter dem persönlichen Schutz von Josef Stalin der führende Biologe der UdSSR. Er vertrat wie Jean Baptiste de Lamarck und die Neolamarckisten die Ansicht, dass erworbene Eigenschaften vererbt würden, und negierte die Existenz von Genen als unsozialistisch und deshalb als falsch. Die Entstehung neuer Arten erfolge daher nicht durch Mutation und Selektion (Synthetische Evolutionstheorie. https://de.wikipedia.org/wiki/Synthetische_Evolutionstheorie. Zugriff am 18.12.2023), sondern durch Einflüsse der Umwelt. Seine Theorien prüfte er in groß angelegten Landwirtschaftsprojekten, die zu Missernten und Hungersnot führten (Trofim Denissowitsch Lyssenko. https://de.wikipedia.org/wiki/Trofim_Denissowitsch_Lyssenko. Zugriff am 16.01.2024).

riment als gescheitert ansahen, mussten ihre Hoffnungen aufgeben, da die von ihnen selbst erklärte Voraussetzung einer sozialistischen Gesellschaft wegfiel.

Eugenik und Nationalsozialismus

Therapeutischer Nihilismus von Ärzten, die keine wirksamen Therapien zur Hand hatten, konnte auch Psychiater verführen, sich präventiv-eugenischen Gedanken zu öffnen;[185] erst recht die Not im »Kohlrübenwinter« 1916/17 und nach dem Ersten Weltkrieg in psychiatrischen Anstalten, die mit unzureichend versorgten chronischen Kranken überfüllt waren, beförderte diese Ideen ebenso wie die Klage darüber, dass der Krieg Hunderttausende »der Besten« gesunden jungen Männer getötet und damit die eugenische Lage erheblich verschlechtert hatte.[186] So erscheint die von dem Richter am Reichsgericht in Leipzig Karl Binding (1841–1920)[187] und dem Freiburger Psychiater Alfred Hoche (1845–

185 Haefner (2010) Comment on Psychiatric Genocide.

186 Tandler 1916, S. 446, zit. in Schwarz 2017, S. 43; Crook (1994) Darwinism, War, and History. Ploetz sah im Krieg den »schlimmsten Rassenfeind, dem die Besten zum Opfer fallen«. Auch Hoches einziger Sohn war als kriegsfreiwilliger Primaner gleich zu Kriegsbeginn in Nordfrankreich gefallen.

187 Karl Ludwig Lorenz Binding (1841–1920) stammte aus einer Frankfurter Bierbrauerfamilie. Er hatte zunächst zwischen Geschichts- und Rechtswissenschaft geschwankt. Als Frucht sorgfältigen historischen Quellenstudiums erschien dann auch 1868 der erste Band einer »Geschichte des burgundisch-romanischen Königreiches«. Dann aber wandte er sich ausschließlich der Jurisprudenz und hier in erster Linie der Lehre des Strafrechts zu. Auf diesem Gebiet liegt seine Hauptbedeutung. Nachdem er sich 1870 mit dem Entwurf eines Strafgesetzbuches für den Norddeutschen Bund in scharfer Kritik auseinandergesetzt hatte, ließ er 1872 den ersten Band seines Hauptwerkes »Die Normen und ihre Übertretung« hinausgehen. Weitere Werke sind u. a. »Die Ehre und ihre Verletzbarkeit« (1892); »Die Ungerechtigkeit des Eigentumserwerbs vom Nichteigentümer« (1908); »Strafrechtliche und strafprozessuale Abhandlungen«, 2 Bde. (1915); »Die Schuld im deutschen Strafrecht« (1919); »Die Freigabe der Vernichtung lebensunwerten Lebens« (1920). Die letztgenannte Schrift – zusammen mit dem Psychiater Hoche verfasst – wird im NDB-Artikel von 1955 (!) nur als Titel, aber ohne jeglichen Kommentar aufgeführt. (Triepel [1955] Binding, Karl Ludwig Lorenz) Charakteristisch für Bindings Arbeitsweise auf dem Gebiet des Strafrechtes ist die strenge, historische Fundierung einerseits, die enge Verbindung seiner Lehre mit dem geltenden Gesetz andererseits; er ist der positivistischen Richtung seiner Generation stark verhaftet gewesen. Damit hängt auch die stark konstruktive Richtung seiner Darstellung zusammen. Jedenfalls ist er »der größte Strafrechtsdogmatiker der Jahrhundertwende« geworden (Dahm). Indem er den Sinn der Strafe in der ethischen Vergeltung für die schuldhaft begangene Tat fand und diesen Sühnegedanken energisch gegen die Ideen verteidigte, die in der Strafe wesentlich eine Maßnahme des sozialen Schutzes erblicken, wurde er der Führer der sogenannten »klassischen« Strafrechtsschule, deren Ansichten er gelegentlich in ungewöhnlich scharfer Polemik gegenüber den Vertretern der Gegenrichtung verfocht. Auf Arbeiten historischen Inhaltes wie die beiden über die Verfassung der Paulskirche und die Erfurter Unionsverfassung haben unverkennbar Eindrücke der frühen

1943)[188] 1920 publizierte Schrift »Die Freigabe der Vernichtung lebensunwerten Lebens« als konsequentester Ausdruck des eugenisch durchwucherten Zeitgeistes,[189] der sich mit einer durch den Psychologen Alfred Jost 1895 angestoßenen öffentlichen Diskussion zum »Recht auf den Tod« verband.[190] In diesem

Jugend eingewirkt. Bindings Vater gehörte zur Partei des preußischen Erbkaisertums und zu den Einberufern des Frankfurter Vorparlamentes, bei dessen Einzug der Knabe im Spalier gestanden hatte. Reich und Kaiser, insbesondere preußisches Kaisertum, haben stets den Mittelpunkt seines politischen Denkens gebildet. Er hat lange der national-liberalen Partei angehört. Als akademischer Lehrer hat Binding in Vorlesungen und Übungen namentlich in Leipzig eine umfassende und ungemein erfolgreiche Tätigkeit entfaltet. Sein strafrechtliches »Praktikum« ist vorbildlich geworden. Sein Einfluss an der Universität und der Fakultät, deren hohe Blüte im letzten Viertel des vorigen Jahrhunderts zum großen Teil seiner Wirksamkeit zu verdanken war, ist sehr bedeutsam gewesen. Zweimal hat ihn in Leipzig das Vertrauen der Kollegen zur Würde des Rektors berufen. (Dieser Absatz basiert weitgehend auf dem entsprechenden NDB-Beitrag von Triepel.)

188 Alfred Hoche (1865–1943), Sohn eines Pfarrers und Enkel eines preußischen Generalmajors, verheiratet mit Hedwig, der Tochter des jüdischen Professors für orientalische Sprachen und Sanskrit in Straßburg, Siegfried Goldschmidt; Hoches einziger Sohn fiel als Kriegsfreiwilliger gleich zu Beginn des Ersten Weltkrieges. (Wikipedia – Alfred Hoche). Hoche habilitierte sich nach Medizinstudium in Berlin und Heidelberg (1888 Staatsexamen) und Assistentenzeit 1890 in Straßburg für Psychiatrie. Bis 1898 war er in der Klinik K. Fürstners in Straßburg tätig und ließ sich dann hier als Nervenarzt nieder. 1899 wurde er außerordentlicher Professor und erhielt 1902 das Ordinariat für Psychiatrie in Freiburg im Breisgau; später lehrte er auch Neuropathologie. Hoche war ein hervorragender Lehrer und ein ausgezeichneter Schriftsteller. Sein besonderes Interesse galt den krankhaften Störungen des Nervensystems sowie der gesamten geistigen Persönlichkeit des Menschen. Er verfasste eine Vielzahl von vornehmlich neuropathologischen Arbeiten und untersuchte unter anderem bei Hingerichteten gleich im Anschluss an die Enthauptung die elektrischen Erregbarkeitsverhältnisse des überlebenden Rückenmarkes, wobei er feststellte, daß das menschliche Rückenmark noch 10 bis 12 Minuten lang elektrisch reizbar ist. Weiteren zahlreichen Arbeiten zu verschiedenen klinischen Krankheitsbildern folgten forensische Standesfragen, Geisteskrankheiten und Kultur, Krieg und Seelenleben. Als Gerichtsgutachter wurde er sehr geschätzt. Seine vielseitigen Interessen erstreckten sich auch auf Kultur und Geistesleben. Dabei versuchte er, die öffentliche Meinung zu beeinflussen und trat ein für die Freigabe der Vernichtung sogenannten lebensunwerten Lebens. Er verfasste auch Arbeiten über die Willensfreiheit, über die Wechseljahre des Mannes, über den Traum und anderes. Die Psychoanalyse nannte er eine »kulturgeschichtlich interessante Verirrung« und Sigmund Freud einen »bösen Geist«. Seine eugenischen Arbeiten und Gedanken wurden in den 1940er Jahren zur Begründung der Euthanasie Geisteskranker herangezogen (Röhrich [1972] Hoche, Alfred). In seinen Lebenserinnerungen geht Hoche in nur wenigen Zeilen auf die Frage ein, ob ein Arzt einen Patienten töten darf, eine Frage, die sich ihm als jungen Assistenten bei einer verblutenden jungen Frau stellte: »Ich habe das Problem [...] später zusammen mit Binding in einer vielumschrienen (!) Schrift behandelt: [...] ich bin überzeugt, dass sich, allen selbstsicheren Inhabern der Moral zum Trotz, die höhere Auffassung durchsetzen wird: es gibt Umstände, unter denen für den Arzt das Töten kein Verbrechen bedeutet.« (Hoche [1934] Jahresringe.) Unter dem Pseudonym Alfred Erich hat er auch Dichtungen veröffentlicht.

189 Binding/Hoche 1920.

190 Jost (1895) Das Recht auf den Tod. Sociale Studie.

normativ aufgelockerten Umfeld[191] war es für die Nationalsozialisten nicht allzu schwer, mit Argumenten aus dieser Diskussion ihre rassenhygienische Ideologie zu untermauern und das Volk damit propagandistisch zu bombardieren. 1933 beschloss die neue nationalsozialistische Reichsregierung[192] das »Gesetz zur Verhütung erbkranken Nachwuchses« (Erbgesundheitsgesetz), das die Zwangssterilisation für Menschen legalisierte, ohne dass öffentlicher Protest bekannt wurde, ebenso wie auch in anderen Staaten, z. B. in den skandinavischen Ländern, Sterilisationsgesetze ohne öffentlichen Protest von den Parlamenten beschlossen wurden.[193] Es verschärfte den 1932 vom Reichsgesundheitsamt der Weimarer Republik nach mehrjähriger Diskussion vorgelegten Entwurf eines Sterilisationsgesetzes, indem es 1. eine Meldepflicht für Menschen mit 2. einer von fünf namentlich aufgeführten Diagnosen psychischer Krankheiten, deren Erblichkeit teilweise höchst fraglich war, und 3. die Zwangssterilisation einführte. Damit wurde die Erosion tradierter Grundsätze ärztlicher Ethik (Schweigepflicht, Nichtschadens-Gebot)[194] staatlich legitimiert. Die Freiwilligkeit der Sterilisation im republikanischen Entwurf war allerdings auch schon vor 1933 auf Kritik eines sozialistischen Sozialhygienikers, des Reichstagsabgeordneten Benno Chajes[195] gestoßen, der mit dem Hinweis auf andere Länder für bestimmte Fälle die Zwangssterilisation gefordert hatte. Diagnosen wie Schwachsinn und Alkoholismus öffneten ein Tor zu Willkür und Missbrauch. So wurden bei-

191 Hammon (2011) Karl Binding/Alfred E. Hoche: »Die Freigabe der Vernichtung lebensunwerten Lebens. Ihr Maß und Ihre Form«. Überlegungen zur zeitgenössischen Einordnung und historischen Bewertung. Sontheimer spricht von einer »Kultur der Widersprüche« (Sontheimer [1987] Die politische Kultur der Weimarer Republik, zit. in Frewer 2000, S. 34).

192 Mit dem nationalsozialistischen Ermächtigungsgesetz wurde die Gesetzgebungskompetenz weitgehend auf die dem Führerprinzip folgende Reichsregierung übertragen: von knapp 1000 nationalsozialistischen Gesetzen zwischen 1933 und 1945 wurden nur 8 vom Reichstag beschlossen.

193 Winau (2005) Biologismus in der Medizin seit dem 19. Jahrhundert. Von der Eugenik zur Präimplantationsdiagnostik, S. 6; Broberg/Roll-Hansen 2005.

194 Bruns (2009) Medizinethik im Nationalsozialismus. Entwicklungen und Protagonisten in Berlin (1939–1945).

195 Benno Chajes (1880–1938) war Arzt für Haut- und Geschlechtskrankheiten, während der Novemberrevolution 1918 Vorsitzender des Arbeiter- und Soldatenrates in Frankfurt, 1919 Delegierter auf dem ersten Reichsrätekongress. 1915–1920 war er Stadtverordneter in Berlin Schöneberg, 1928–1932 Mitglied des preußischen Landtages, seit 1919 ordentlicher Dozent und seit 1930 Honorarprofessor für Gewerbehygiene und soziale Hygiene an der technischen Hochschule in Berlin-Charlottenburg. 1931 übernahm er nach dem Tod von Alfred Grotjahn das Institut für Sozialhygiene und war seit 1932 außerordentlicher Professor an der Universität Berlin. Als Jude und Sozialist emigrierte er 1933 über die Schweiz und die Türkei nach Palästina, wo er sich am Aufbau sozial- und gewerbehygienischer Einrichtungen sowie des Krankenkassen- und Krankenhauswesens beteiligte. 1938 starb er auf einer Reise in die Schweiz. Benno Chajes. https://de.wikipedia.org/wiki/Benno_Chajes. Zugriff am 20.01.2024; Weder (2000) Sozialhygiene und pragmatische Gesundheitspolitik in der Weimarer Republik am Beispiel des Sozial- und Gewerbehygienikers Benno Chajes (1880–1938).

spielsweise während der Rheinlandbesetzung (1918–1930) von schwarzen französischen Besatzungssoldaten mit weißen deutschen Frauen gezeugte Kinder, die sog. Rheinland-Bastarde, ab 1937 wegen »leichten Schwachsinns« zwangssterilisiert.[196]

Die mit der biologischen Evolutionstheorie begründete Eugenik sowie die Erfolge der Bakteriologie hatten die soziale Dimension der Hygiene zu Gunsten biologischer Konzepte bereits zurückgedrängt. Der Nationalsozialismus betonte dann in seiner biologistischen Sichtweise der Rassenhygiene einen (antijüdischen) Rassismus und nutzte den Sozialdarwinismus für seine Abwertung von Menschen. Vor allem aber wurde die kollektivistische Idee des nationalsozialistischen »Volkskörpers« zur tödlichen Bedrohung. Denn die Ideen der Eugenik wurden als Rassenhygiene von den Nationalsozialisten zur Ideologie einer erbgesunden arischen Bevölkerung bis hin zur Zwangssterilisation von mehr als 360.000 psychisch Kranken[197] und schließlich auch aus ökonomischen Erwägungen[198] zur Ermordung (»Euthanasie«) von ca. 300.000 psychisch Kranken und Behinderten radikalisiert.[199] Auf diese Katastrophe reagierte unmittelbar nach Zusammenbruch der nationalsozialistischen Diktatur der Erlanger Psychiater und Psychiatrie-Historiker Werner Leibbrand und mahnte die »Menschenrechte der Geisteskranken« an,[200] und Alice Ricciardi von Platen, die als Mitglied der deutschen Beobachterkommission beim Nürnberger Ärzteprozess 1948 einen Bericht über »Die Tötung Geisteskranker in Deutschland«[201] publiziert hatte, schrieb 1993 im Rückblick:

> »Darwins Evolutionstheorie, verkürzt auf die ›Selektion des Stärkeren‹ und den ›Untergang des Schwachen in der Natur‹, prägte das Zweckdenken der Rassenhygieniker, die das Leben nur nach seinem biologischen und ›gemeinnützlichen‹ Wert beurteilt sehen wollten. Von ihren Schriften und Vorlesungen beeinflußt verstanden viele junge Ärzte sich nicht mehr als Betreuer des einzelnen Kranken, sondern als Hüter der Volksgesundheit und Schöpfer des idealen Menschen«.[202]

196 Tascher (2016) NS-Zwangssterilisationen: Handeln auf Befehl des Führers.

197 Bock (1986) Zwangssterilisation im Nationalsozialismus. Studien zur Rassenpolitik und Frauenpolitik, zit. in Blasius (1994) »Einfache Seelenstörung«. Geschichte der deutschen Psychiatrie 1800–1945, S. 151.

198 Klee (1983) »Euthanasie« im NS-Staat. Die »Vernichtung lebensunwerten Lebens«.

199 Faulstich (2000) Die Zahl der »Euthanasie«-Opfer; Hildebrand (2006) »Die Tötung Geisteskranker in Deutschland«. »Mahnmal zur Erinnerung an die Opfer nationalsozialistischer Euthanasieverbrechen« auf dem Gelände des Max-Delbrück-Centrums für Molekulare Medizin in Berlin.

200 Leibbrand (1946) Um die Menschenrechte der Geisteskranken. Gedenk- und Mahnworte der Ärzte der Heil- und Pflegeanstalt aus Anlaß deren 100jährigen Bestehens.

201 Platen-Hallermund 1948/2005.

202 Ricciardi von Platen (1993) Die Erzeugung des vollkommenen Menschen. 1939 wurde (erstmals!) das Pflichtfach »Ärztliche Rechts- und Standeskunde« in das Medizinstudium eingeführt, um den ärztlichen Nachwuchs mit der an kollektivistischen Prinzipien, am

Hintergrund dieses inhuman-verbrecherischen Vorgehens war die sozialdarwinistische (auf die Gesellschaft übertragene darwinistische Idee des Kampfes um Dasein) und gegen die christliche »Humanitätsduselei« gerichtete rassenhygienische Ideologie, ein Rückfall in vorchristlich-archaische Gesellschaftsverhältnisse, den Adolf Hitler aktiv betrieb:

> »Unsere Revolution ist nicht bloß eine politische und soziale, wir stehen vor einer ungeheuren Umwälzung der Moralbegriffe und der geistigen Orientierung des Menschen. Wir beenden einen Irrweg der Menschheit. Die Tafeln vom Berge Sinai haben ihre Gültigkeit verloren. Das Gewissen ist eine jüdische Erfindung.«[203]

Mit den Tafeln vom Berg Sinai bezeichnet Hitler den Dekalog. Wenn diese Quelle des Zitats von Historikern auch für fragwürdig gehalten wird, so gibt es doch Hitlers zur Ideologie radikalisierte Überzeugung wieder, die von Nationalsozialisten wie etwa Hans Frank, dem nationalsozialistischen Generalgouverneur des unter Reichsverwaltung gestellten Teils Ostpolens und Galiziens (Generalgouvernement), übernommen und in die ungeheuerliche Wirklichkeit der Ermordung von 3½ Millionen Juden umgesetzt wurde. Der Völkerrechtler Philippe Sands zitiert in seinem Buch »Rückkehr nach Lemberg« Hans Frank: »Der Nationalsozialismus hat das falsche Prinzip des Humanismus abgeschafft.«[204] Das Zitat stammt aus einer Rede Franks auf dem 11. Internationalen Kongress für Strafrecht und Gefängniswesen 1935 in Berlin. Geoffrey Bing, ein englischer Anwalt, war als Teilnehmer entsetzt »über den Anblick von ausländischen Beamten, Kriminologen und Reformern, die Franks ›monströse Vorschläge‹ bejubelten«[205]. 1941 äußerte Frank in Bezug auf die Wannsee-Konferenz zur »Endlösung der Judenfrage«: »Wir müssen die Juden vernichten, wo immer wir sie treffen und wo es irgend möglich ist.«[206] Dieser Satz steht im Diensttagebuch, in dessen 38 Bänden Frank seine Aktivitäten als Generalgouverneur detailliert aufzeichnen ließ; Sands fragte sich, ob Franks Sekretäre »sich jemals Gedanken darüber gemacht hatten, ob es klug sei, solche Äußerungen aufzuschreiben.« Dies ist allerdings zu bezweifeln, da diese Vernichtungsideologie offenbar weite Kreise zog. Denn an diesem grundlegenden Wandel moralischer Normen arbeiteten überzeugte Nationalsozialisten, wie eine Antwort des »Reichsgesundheitsführers« Leonardo Conti an den Göttinger Psychiatrieprofessor Gottfried Ewald belegt:

»Volkswohl« orientierten nationalsozialistischen Moral ideologisch zu indoktrinieren (Bruns 2009, S. 170f.).

203 Rauschning (2005) Gespräche mit Hitler, S. 210.

204 Sands (2016/2018) Rückkehr nach Lemberg. Über die Ursprünge von Genozid und Verbrechen gegen die Menschlichkeit. Eine persönliche Geschichte, S. 295.

205 Ebd. S. 296.

206 Ebd. S. 301.

> »[...] ich bin fest überzeugt, daß die Anschauungen des ganzen deutschen Volkes in diesen Dingen in einer Wandlung begriffen sind, und kann mir sehr wohl vorstellen, daß Dinge, die in einer Zeitspanne als verwerflich gelten, in der nächsten als das einzig Richtige erklärt werden. Das haben wir im Laufe der Geschichte ja unzählige Male erlebt. Als letztes Beispiel kann ich ganz ruhig auf das Sterilisierungsgesetz verweisen; hier ist der Prozeß der Umformung des Denkens heute doch schon recht weit vorgeschritten.«[207]

Dies ist nur eines von vielen Beispielen der allgemeinen nationalsozialistischen Verformung der Normativität, wie sie u. a. von Herlinde Pauer-Studer und David Velleman ebenso eingehend wie eindrucksvoll beschrieben wurden.[208]

Die Zitate verdeutlichen Hitlers biologistisch-totalitäre Ideologie als Ausdruck eines Zeitgeistes, den der Soziologe Lepenies als gegenaufklärerisch charakterisierte.[209] Eingebettet in diesen Zeitgeist verspottete Hitler den jüdisch-christlichen Humanismus als »Gefühlsduselei« und setzte dessen Beseitigung mit emotionalisierten Massen um. Der rationale Gehalt dieses Humanismus wurde dagegen in der Formulierung der Straftatbestände »Verbrechen gegen die Menschlichkeit« und »Genozid« im Nürnberger Kriegsverbrecherprozess festgeschrieben[210] und wird in den Menschenrechten zunehmend konkretisiert.

Ewald hatte seine Ablehnung der »Euthanasie« 1940 eingehend schriftlich begründet.[211] Aber auch bei ihm bemerkt der Psychiater Bernhard Pauleickhoff, »wie biologisch-tödlich-ideologisches Gedankengut selbst in einem Menschen wirkt, der zum Protest angetreten war.« Denn Ewald führte in seinem Brief auch aus:

> »Der eigene aus gesunden Motiven entspringende Wunsch des Kranken oder die Zustimmung der Angehörigen bei fehlender Fähigkeit zu eigener Stellungnahme erscheinen mir also die Vorbedingung zur Berechtigung der Tötung.«[212]

Die Nähe dieser Position zur heutigen Diskussion um den assistierten Suizid ist ebenso bemerkenswert wie deren kritische Bewertung durch Pauleickhoff im Jahre 1986.

Der Medizinhistoriker Rolf Winau hat 2005 die Frage formuliert, ob Humangenetiker für die ethischen Implikationen der Risiken ausreichend sensibilisiert sind, die durch methodische Entwicklungen, etwa neue Versorgungsfor-

---

207 Pauleickhoff (1986) Ideologie und Mord. Euthanasie bei »lebensunwerten« Menschen, S. 56.

208 Pauer-Studer/Velleman (2011) Distortions of Normativity; Pauer-Studer/Velleman (2017) »Weil ich nun mal ein Gerechtigkeitsfanatiker bin«. Der Fall des SS-Richters Konrad Morgen.

209 Lepenies (1989) Gefährliche Wahlverwandtschaften. Essays zur Wissenschaftsgeschichte, S. 69f.

210 Ebd.; Sands 2016/2018.

211 Pauleickhoff 1986, S. 56.

212 Ebd.

men entstehen? »Weht der lange Atem des Biologismus, der lange Atem der Eugenik, der positiven wie der negativen, auch in das 21. Jahrhundert hinein?«[213] So ermöglicht z. B. die Pränataldiagnostik mit fast 100 %iger Sicherheit die vorgeburtliche Diagnose eines Down-Syndroms (Trisomie) – und hat in Europa zu einem deutlichen Anstieg der Schwangerschaftsabbrüche der Foeten mit Down-Syndrom geführt.[214] Bereits die Absicht, einen Trisomie-Test durchzuführen und erst recht eine pränatale Trisomie-Diagnose stellt Schwangere vor die ungemein schwere Aufgabe, sich für oder gegen den Abbruch ihrer Schwangerschaft zu entscheiden. Ärztliche Aufgabe ist es heute, dabei der Schwangeren mit allen für diese schwerwiegende Entscheidung erforderlichen und gewünschten Informationen zu assistieren, eine Entscheidung, die aber nur allein sie selbst im Rahmen ihres Selbstbestimmungsrechtes zu treffen hat.

Zu dem Weg in die Katastrophe gehörte, dass die sozial negativen Folgen der rapiden Industrialisierung (»die soziale Frage«) im letzten Drittel des 19. Jahrhunderts zu einer Überfüllung psychiatrischer Anstalten führten; ein Ausweg wurde mit Verstärkung extramuraler und ambulanter Versorgung von »sozial geheilten«[215] chronisch psychisch Kranken gesucht und nach der Katastrophe des Ersten Weltkrieges mit sozialpsychiatrischen Diensten weiter aufgebaut (»Reformpsychiatrie«). In dieser »offenen Fürsorge« wurden die außerklinisch betreuten Patienten nicht nur beraten (besonders zu Eheschließung und Fortpflanzung),[216] sondern auch karteimäßig »erfasst und überwacht«;[217] diese Daten wurden später von den Nationalsozialisten missbraucht, um die Kranken der zwangsweisen Sterilisation zuzuführen. Dabei mag es zunächst unverständlich erscheinen, dass führende Vertreter dieser als Fortschritt wahrgenommenen sozialpsychiatrischen Reform wie Paul Nitsche[218] und Valentin Faltlhauser[219] als

213 Winau 2005, S. 6.

214 Pränataldiagnostik. https://de.wikipedia.org/wiki/Pr%C3%A4nataldiagnostik. Zugriff am 20.01.2024.

215 Bleuler (1905) Frühe Entlassungen.

216 Roemer/Kolb/Faltlhauser (1927) Die offene Fürsorge in der Psychiatrie und ihren Grenzgebieten. Ein Ratgeber für Ärzte, Sozialhygieniker, Nationalökonomen, Verwaltungsbeamte sowie Organe der öffentlichen und privaten Fürsorge.

217 Nitsche (1929) Allgemeine Therapie und Prophylaxe der Geisteskrankheiten, S. 99.

218 Paul Nitsche (1876–1948) ging 1904 als Erster Assistent mit Kraepelin von Heidelberg nach München und wurde 1910 mit der umfangreichen Publikation »Über chronisch-manische Zustände« vermutlich einer der Erstbeschreiber der adulten Aufmerksamkeitsdefizit-/Hyperaktivitätsstörung (ADHS) (Steinberg/Strauß [2022] Die Aufmerksamkeitsdefizit-/Hyperaktivitätsstörung [ADHS] bei Erwachsenen in den klinischen Beschreibungen und klassifikatorischen Reflexionen von Gustav Specht [1905] und Hermann Paul Nitsche [1910]). Nitsche wurde nach dem Ersten Weltkrieg Direktor der Heil- und Pflegeanstalten Leipzig-Dösen und Pirna-Sonnenstein, setzte sich für die offene, d. h. extramurale Behandlung psychisch Kranker ein, war »bei den Kranken außerordentlich beliebt«; ab 1933 wurde er extensiv vernetztes Mitglied von Vorständen psychiatrischer Organisationen,

Chefärzte unter dem nationalsozialistischen Regime zu Haupttätern der euphemistisch »Euthanasie« genannten Ermordung ihrer Patienten wurden. Nähere Betrachtung lässt dann jedoch erkennen, dass Entlastung der psychiatrischen Anstalten und Beratung zum freiwilligen Verzicht auf Fortpflanzung, also ökonomische und eugenische Erwägungen, diese Reform der 1920er Jahre wesentlich bestimmten; und es klingt bedauernd, wenn Paul Nitsche 1929 schreibt:

> »Nach der bei uns herrschenden Rechtsauffassung ist das individuelle Wohl, der individuelle Vorteil des einzelnen *heute noch so sehr* Richtpunkt aller Normsetzung, daß der Wille der Allgemeinheit als Voraussetzung so schwerer Eingriffe in die Sphäre des Individuums, wie sie ein Eheverbot oder eine Sterilisierung sind, einen weit größeren Grad von Sicherheit der erbbiologischen Vorhersage fordert, als es uns in der Mehrzahl der Fälle auf dem Gebiete der psychischen Anomalien zur Zeit noch erreichbar ist.« Bei den »durch angeborene erbliche Veranlagung bedingten Fällen von schwerer moralischer Minderwertigkeit, die geborenen Verbrecher und Antisozialen [...] wird man erst eingreifen können, wenn *die Zeit zu Zwangsmaßnahmen gekommen sein wird.*« Es »herrscht die Meinung vor, daß zur Ausübung eines gesetzlichen Zwanges auf diesem Gebiete die Zeit bei uns *noch nicht* gekommen ist.«[220]

Schon 4 Jahre später war diese Zeit gekommen, denn mit dem Erbgesundheitsgesetz legitimierten die Nationalsozialisten den Sterilisationszwang und die erbbiologischen Unsicherheiten schienen sich weitgehend aufgelöst zu haben. Weitere sechs Jahre später begannen sie, Europa mit einem mörderischen Eroberungskrieg zu überziehen und nahmen ihn zum Anlass,[221] die Patienten psychiatrischer Krankenhäuser zu töten, um Lazaretträume für verletzte Soldaten freizuräumen.[222]

Gutachter und medizinischer Leiter der Aktion T4; 1936 führte er die Hungerkost ein. Als beteiligter Arzt an Tötungen in diesen Anstalten wurde er nach dem Krieg 1948 zum Tode verurteilt und hingerichtet (Paul Nitsche. https://de.wikipedia.org/wiki/Paul_Nitsche. Zugriff am 06.08.2020). Damit hatte sich »seine auf das individuelle Patientenschicksal gerichtete Heils- und Humanitätsmoral« »als Eugenik« fortgesetzt, »wurde aus seiner therapeutischen eine prophylaktische, das gesamte Kollektiv der ›Deutscharier‹ schützende Bevölkerungs- und Gesundheitspolitik.« (Steinberg/Strauß 2022, S. 738.)

219 Siehe Ein opportunistischer Reformpsychiater, S. 111 ff.

220 Nitsche 1929, S. 118, 120, 124 (kursiv hervorgehoben von H. Helmchen).

221 Hitler datierte seinen geheimen »Gnadentod«-Erlass zurück auf den Kriegsbeginn am 01.09.1939, um dieses Verbrechen als Maßnahme zu exculpieren, die aus kriegsbedingter Notwendigkeit entstand.

222 Diese Maßnahme stand unter dem Kommando von Hitlers Begleitarzt Karl Brandt, der für die Unmenschlichkeit dieser »Aktion Brandt« im Nürnberger Ärzteprozess zum Tode verurteilt und 1948 hingerichtet wurde.

Eugenik nach dem Zweiten Weltkrieg

Nach dem Zweiten Weltkrieg geriet die Eugenik wegen ihrer Verbindung mit den nationalsozialistischen Verbrechen des Holocaust, der Zwangssterilisation und der »Euthanasie« genannten Ermordung psychisch Kranker in Misskredit. Die unmenschlichen Folgen der nationalsozialistischen Radikalisierung eugenisch begründeten staatlichen Handelns führten dazu, dass die Begriffe Eugenik und Rasse nach 1945 tabuisiert wurden und aus der Öffentlichkeit verschwanden. So können beispielsweise Erkenntnisse von Lionel S. Penrose[223] »als Wendepunkt des Wandels von der Eugenik zur Humangenetik angesehen werden. 1954 änderte er den Titel der *Annals of Eugenics* in *Annals of Human Genetics* und ebenso den Namen seiner Professur«.[224]

Auch andere distanzierten sich vom Begriff Eugenik; so benannte sich 1969 die Zeitschrift »Eugenics Quarterly« in »Social Biology« um; die British Eugenics Society wurde 1989 in Galton Institute umbenannt.

Aber nicht nur Namen wurden geändert, sondern auch inhaltlich gab es eindeutige Distanzierungen; so hat die amerikanische Gesellschaft für Humangenetik 1999 zu jeglichem Missbrauch der Eugenik Stellung genommen: »Efforts to implement programs that restrict reproductive freedom based on genetic information are scientifically and ethically unacceptable and should be challenged.«[225] Jegliche Einschränkung der Reproduktionsfähigkeit sei nur auf der Grundlage einer individuellen, informierten und freiwilligen Entscheidung akzeptabel.[226]

Der mit der nationalsozialistischen Version der Eugenik verbundene Rassenbegriff ist jedoch nicht so einfach zu beseitigen. Zwar hat die UNESCO 1950 in einem Statement führender Genetiker den Begriff Rasse[227] als obsolet bezeichnet und 1978 noch einmal bekräftigt,[228] dass sie sich

223 Lionel S. Penrose (1898–1972), Psychiater, Universalgelehrter, Humangenetiker und kein Freund der Eugenik, aber Galton Professor für Eugenik (1945–1963) und ab 1963 Professor für Humangenetik (1963–1965) am University College London belegte mit seiner Colchesterstudie (1938), dass nur geistig leicht behinderte Menschen einen erhöhten Anteil ähnlich behinderter Verwandte haben, nicht aber Menschen mit ausgeprägter Intelligenzminderung (Krimbas [2001] Eugenics in Europe, S. 4906).

224 Ebd.

225 Reilly 1999, S. 337.

226 Ebd.

227 Siehe Rasse, S. 92.

228 UNESCO (1950) The Race Question.

»von Rassismus als dem Glauben distanziert, menschliche Populationen unterschieden sich in genetisch bedingten Merkmalen von sozialem Wert, so dass bestimmte Gruppen gegenüber anderen höherwertig oder minderwertig seien«.[229]

Der Rassen-Begriff lebt jedoch fort formal in Gesetzen, z. B. in GG Art. 3, Abs. 3, Satz 1 als antirassistisches Diskriminierungsverbot und inhaltlich wohl auch in heute zunehmend gebrauchten Begriffen wie Ethnizität bzw. ethnischer Herkunft oder auch im »Culture«-Begriff, der im Zusammenhang mit Minderheiten (»Sub«- oder »Countercultures«) benutzt wird, aber auch die Gefahr einer Reifizierung des Rassenbegriffs impliziert.[230] Vor allem aber ist der Rassismus eine Ideologie, die trotz aller Bemühungen um Aufklärung weltweit mit schwerwiegenden Folgen aktiv ist; z. B. wehrt sich besonders in den USA die »Black Lives Matter«-Bewegung gegen rassistische Polizeigewalt.[231]

Eugenische Argumente wurden auch nach 1945 weiterhin vertreten. So wurde 1961 im Deutschen Bundestag das Erbgesundheitsgesetz als »unpolitisches und keinesfalls verbrecherisches Gesetz« verteidigt.[232] Schwedische Autoren hatten das Gesetz als modern gelobt, aber seinen rassistischen Kontext abgelehnt.[233] Selbst Gerichte hatten sich von eugenischen Vorstellungen nicht lösen können, wie einem Urteil des Göttinger Landgerichtes von 1953 zu entnehmen ist: »Ob die Vernichtung lebensunwerten Lebens absolut und a priori als unsittlich und gegen eine höhere Rechtsordnung verstoßend anzusehen ist, kann schon zweifelhaft sein«.[234]

Dort, wo noch eugenische Praxis geübt wird, geschieht dies allerdings in der Regel auf der Basis der Freiwilligkeit, die jedoch in einigen Ländern durch

229 Cremer (2009) »… und welcher Rasse gehören Sie an?« Zur Problematik des Begriffs Rasse in der Gesetzgebung, S. 10.

230 Heinz/Müller/Krach/Cabanis/Kluge (2017) The uncanny return of the race concept. Selbst wenn die Ziele einer ethnischen oder wie auch immer bezeichneten Gruppierung von Menschen unterstützenswert erscheinen, z. B. auf Rassen bezogene Untersuchungen »to quantify the extent of health injustices and disparities« (Kader/Chebli [2022] Disaggregation of Race and Ethnicity Group Data: Research-to-Practice Issues in Clinical Environments) oder eine spezifische Gesetzgebung zu Schutz und Förderung behinderter Menschen, so werden Menschen dadurch auch diskriminiert; solche Diskriminierung ist zwar zunächst nur beschreibend gemeint, kann aber letztlich auch zu Wertungen missbraucht werden.

231 Ross (2015) A Multi-Level Bayesian Analysis of Racial Bias in Police Shootings at the County-Level in the United States, 2011–2014. Black Lives Matter (BLM, englisch für »Schwarze Leben zählen«; Black Lives Matter. https://de.wikipedia.org/wiki/Black_Lives_Matter. Zugriff am 14. 11. 2022) ist eine transnationale Bewegung, die in den Vereinigten Staaten entstanden ist und sich gegen Gewalt gegen Schwarze bzw. People of Color einsetzt. Black Lives Matter organisiert regelmäßig Proteste gegen die Tötung Schwarzer durch Polizeibeamte und zu anderen Problemen wie Racial Profiling, Polizeigewalt und Rassismus.

232 Dörre (2021) Zwischen NS-»Euthanasie« und Reformaufbruch. Die psychiatrischen Fachgesellschaften im geteilten Deutschland, S. 500.

233 Broberg/Roll-Hansen 2005.

234 Dörre 2021, S. 109.

»sanften« Druck stimuliert wird; z. B. in Zypern werden Paare kirchlich nur getraut, wenn sie sich zuvor einem Gentest und einer genetischen Beratung unterzogen haben.[235]

Exkurs: Geburtenkontrolle im Anthropozän

Alle mit der Eugenik gemachten negativen Erfahrungen sollten berücksichtigt werden, wenn es um die Lösung eines zentralen Problems unseres vom Menschen gravierend beeinflussten Zeitalters, dem Anthropozän,[236] geht, nämlich den Umfang der Weltbevölkerung in ein nachhaltiges Verhältnis zur menschengemachten Veränderung unserer Erde zu bringen. Denn mit Verfünffachung der Weltbevölkerung in den letzten 100 Jahren[237] hat der Raubbau der natürlichen Ressourcen gefährlich zugenommen, so der – um nur einige gravierende Beispiele zu nennen – durch Menschen, Tiere zur Fleischproduktion und Industrie bedingte Anstieg lebensgefährdender Gase wie Methan und Kohlendioxid in der Atmosphäre mit der Folge des Klimawandels, dessen Katastrophen zu wachsender Migration führen; oder infolge extensiver Flächennutzung mittels großflächiger Rodungen für die Landwirtschaft, für Windenergieerzeugung, durch Plastikmüll verschmutzte Meere und Mobilität bedingte Abnahme der Biodiversität, die die Welternährung bedroht.

---

235 Reilly 1999, S. 337. Zypern ist ein Land mit hoher Prävalenz der β-Thalassaemia major, einer vererbten Bluterkrankung. Jede siebte auf Zypern lebende Person trägt die defekte Erbinformation, ohne selbst erkrankt zu sein. Weisen beide Elternteile den Gendefekt auf, beträgt das Risiko für ein Kind, an Thalassämie zu erkranken, 25 Prozent. Eine Behandlung der Erkrankung ist nur mit hohem Aufwand durch lebenslange wöchentliche Bluttransfusionen und die zusätzliche Einnahme von Medikamenten möglich. Ein Fünftel des Gesundheitshaushaltes des Landes wurde für die Beschaffung des notwendigen Medikamentes Desferal ausgegeben, das wie die Bluttransfusionen kostenlos an die betroffenen Patienten abgegeben wird. Seit 1983 ist ein Screening-Zertifikat, auf dem einem heiratswilligen Paar die Teilnahme am genetischen Screening und einer entsprechenden humangenetischen Beratung bestätigt wird, Voraussetzung für eine kirchliche Trauung. Sukzessive wurde die Aufklärung über Screeningprogramme und die Möglichkeit der pränatalen Diagnostik auch in zivile Eheschließungen integriert (Angastiniotis [2003] Die Prävention von Thalassämie auf Zypern).

236 Der grundlegende menschliche Einfluss auf das System Erde, der sich im Klimawandel und anderen Prozessen zeigt, führte zur Begründung einer neuen geologischen Epoche – des Anthropozäns. Den Begriff hat der niederländische Atmosphärenforscher Paul J. Crutzen zusammen mit dem US-amerikanischen Biologen Eugene F. Stoermer in die Diskussion eingebracht (Leopoldina: Europäische Antworten auf Klimawandel und Transformation, S. 14).

237 Bevölkerungsentwicklung. https://de.wikipedia.org/wiki/Bev%C3%B6lkerungsentwicklung. Zugriff am 14. 11. 2022.

Es geht um die Frage, ob die technische wie soziale Innovationskraft der Menschheit ausreicht, Wohlstand und Bildung für alle so zu vermehren, dass verantwortungsbewusste Frauen und Männer die Geburtenzahl freiwillig senken und die Ressourcennutzung einem in dieser Weise abnehmenden Bevölkerungswachstum anpassen können, was nach Befunden heutiger Demographen möglich erscheint; so weist der Demograph Paul Morland an mehreren Stellen seines Buches darauf hin, dass zwangsweise Familienplanung wie im Ein-Kind-China oder in den 1970er Jahren in Indien völlig unnötig waren, da steigender Bildungsgrad der Frauen viel stärker zur Abnahme der Fertilität (Zahl der Kinder pro Frau) führt;[238] die Frage lautet, ob ein ungebremster Raubbau an Ressourcen der bereits erkennbaren Verlangsamung des Bevölkerungsanstieges davonrennt. Es ist also auch eine Frage des Timings. Gelingt diese bildungsbedingte Freiwilligkeit nicht, wird das Risiko zunehmen, dass der Staat eine Geburtenkontrolle bis hin zu Zwangsmaßnahmen einführt, so wie es Indien 1976 mit einer rabiaten Zwangssterilisationskampagne[239] und trotz deren Scheiterns kurz danach ab 1979 China mit seiner Ein-Kind-Politik für fast 40 Jahre versucht hat, um den Umfang der Bevölkerung der Nahrungsmittelproduktion anzupassen.[240]

3 Die antipsychiatrische Bewegung

Schweigen und Wiederaufbau in der Nachkriegszeit

Nach den Verheerungen des Weltkrieges begann ein mühsamer Wiederaufbau des zerbombten Landes.

»›Trümmerfrauen‹ bargen die Ziegel der zerstörten Häuser und säuberten sie von Mörtelresten, so dass sie für den Wiederaufbau genutzt werden konnten. Der Restschutt wurde zu Bergen aufgetürmt, so wie der Teufelsberg im Berliner Grunewald. Dieser 120 m hohe Trümmerberg wurde von 1950 bis 1972 aus 26 Mio. Kubikmeter Trüm-

238 Morland (2019) Die Macht der Demografie und wie sie die moderne Welt erklärt.

239 Indira Gandhi verlor 1977 ihr Amt als Ministerpräsidentin Indiens auch, weil 1976 ihre Kampagne zur Geburtenkontrolle mit 4,3 Millionen Zwangssterilisationen innerhalb eines Jahres auf erbitterten Protest vor allem von Minderheiten wie der Moslems stieß, die befürchteten, ausgerottet zu werden und weil Kinder die einzige Altersversorgung der ärmsten Bevölkerungsgruppen waren (N.N. [1976] »Indira macht arme Männer impotent«).

240 Gründe der Lockerung ab 2015 dieser nicht eugenisch, sondern bevölkerungspolitisch begründeten Politik waren die drohende Überalterung sowie die Verdoppelung der Nahrungsmittelproduktion. Die Ein-Kind-Politik hatte in den knapp 40 Jahren ihrer praktischen Anwendung zu – in unbekanntem Umfange unfreiwilligen – 336 Millionen Abtreibungen und 196 Millionen Sterilisationen geführt (Alcorn [2013] Chinas new leaders cut off one-child policy at the root).

merschutt auf dem Gelände der 1937 erbauten Wehrtechnischen Fakultät aufgeschüttet.«[241]

Parallel dazu etablierten die Besatzungsmächte einen Umerziehungsprozess,[242] zu dem neben Entnazifizierungsverfahren und der Einführung demokratischer Verfahren auch die Nürnberger Prozesse[243] gehörten. Im Nürnberger Prozess gegen nationalsozialistische Ärzte wurden unsägliche Verbrechen aufgedeckt: grausame medizinische Experimente an KZ-Häftlingen wie auch die Zwangssterilisation und Ermordung psychisch Kranker (s. o. S. 47–54). Empörung der Weltöffentlichkeit über diese Untaten wirkte bis in die 1948 von der UN verabschiedete »Allgemeine Deklaration der Menschenrechte«[244] und führte international zur weitgehenden Ächtung der deutschen Psychiatrie, weil sie ihre Patienten nicht stärker geschützt habe bzw. als Mittäter angesehen wurde. Erst ab Anfang der 1950er Jahre wurden einige deutsche Psychiater zu Vorträgen bei internationalen Kongressen wieder zugelassen. Der deutschen Öffentlichkeit aber blieben diese Verbrechen weitgehend unbekannt, zum einen, weil der Bericht einer deutschen Beobachterkommission am Nürnberger Ärzteprozess unter Leitung des Psychoanalytikers Alexander Mitscherlich nicht in die Öffentlichkeit gelangte;[245] zum anderen wollte die deutsche Öffentlichkeit davon offenbar auch nichts wissen, aus Scham, aus indirekter Mitbeteiligung oder, um sich ganz dem Wiederaufbau ihrer zerstörten materiellen Existenzgrundlagen (Wohnung, Infrastruktur, Industrie) zu widmen. Es entstand das »Wirtschaftswunder«.

Die amerikanische Historikerin Edith Sheffer[246] schätzte, dass mehr als 4 Millionen Deutsche – mehr oder weniger deutlich und mehr oder weniger gewollt – als beteiligte Verwaltungsangestellte, Bahnpersonal, Polizisten, Soldaten, Pflegekräfte, Psychiater und u. a. m. in und im Umfeld von »mehr als 42.000 Lagern« (Konzentrationslager, Kriegsgefangenenlager, Zwangsarbeitslager etc.) im nationalsozialistisch beherrschten Europa von den nationalsozialistischen Verbrechen Kenntnis bekommen haben, dies aber nach dem Ende des Nationalsozialismus nicht erinnern wollten oder auch nicht reflektieren konnten.

241 Bezirksamt Berlin-Charlottenburg (2022) Teufelsberg.

242 Das Programm hieß »Reeducation« bei den Amerikanern, »Reconstruction« bei den Briten, »mission civilisatrice« bei den Franzosen und »antifaschistisch-demokratische Umgestaltung« in der Sowjetischen Besatzungszone (SBZ).

243 Weinke (2006) Die Nürnberger Prozesse.

244 UN (1948) Universal Declaration of Human Rights 1948.

245 Mitscherlich/Mielke (1947) Das Diktat der Menschenverachtung. Dieser Kommissionsbericht wurde 1948 unter dem Titel »Wissenschaft ohne Menschlichkeit« mit 10.000 Exemplaren publiziert, kam aber nicht in den Buchhandel. Erst 1960 erschien der Bericht in der Öffentlichkeit: Mitscherlich/Mielke (1960) Medizin ohne Menschlichkeit. Dokumente des Nürnberger Ärzteprozesses.

246 Sheffer 2018, S. 23.

Die Psychoanalytiker Alexander und Margarete Mitscherlich deuteten 1967 das Verschweigen als Verdrängung, als »Unfähigkeit zu trauern«, mit der sich die Deutschen gegen ihre eigenen Gefühle gewappnet hätten.[247] Hingegen sah der Philosoph Herrmann Lübbe 1983 dieses Verschweigen als absichtsvolle Folge einer stillschweigenden Übereinkunft, nach der die Deutschen sich das In-Ruhe-Gelassen-Werden mit einer Anpassung an die Demokratie erkauften.[248] 2003 kritisierte die Literaturwissenschaftlerin Aleida Assmann diese hypostasierte Übereinkunft als zwar aus pragmatischer Sicht alternativlos, jedoch habe »die flexible Anpassung an das neue System ohne die Notwendigkeit einer expliziten moralischen Umkehr« stattgefunden.[249] Der Medizinhistoriker Volker Roelke und Kollegen haben 2014 verschiedene Formen des Verschweigens und seinen internationalen Kontext aus Sicht der Opfer nationalsozialistischer Medizinverbrechen wie auch ärztlicher Standesorganisationen dargestellt und seine Folgen für die Ethik und das ärztliche Selbstverständnis beleuchtet.[250]

Heute droht erneut, dass Vergangenheit nicht mehr oder nur noch einseitig erinnert werden kann, wenn eine grassierende Cancel-»Culture« als freiheitsfeindliche Unkultur personenbezogene Erinnerungsobjekte (z. B. Straßennamen, Ehrenmitgliedschaften, Denkmale) auszulöschen sucht, statt mit entsprechenden Legenden den Nachgeborenen deutlich zu machen, dass zum einen ein und derselbe Mensch sowohl gute wie böse Taten vollbringen kann, und zum anderen, dass die ehrenden ebenso wie die aberkennenden Gremien in ihrem jeweiligen Zeitgeist befangen sind.[251]

Dieses spezifische Schweigen konnte auch oder gerade in der durch die nationalsozialistischen Untaten besonders betroffenen Psychiatrie zunächst nicht aufgebrochen werden.[252] So fand der Psychiater Gerhard Schmidt bis 1965 keinen Verlag, der seinen Bericht über das Hungersterben in der psychiatrischen Anstalt München Haar[253] publizieren wollte.[254]

---

247 Mitscherlich/Mitscherlich (1967/2004) Die Unfähigkeit zu trauern: Grundlagen kollektiven Verhaltens.

248 Lübbe (1983/2007) Vom Parteigenossen zum Bundesbürger. Über beschwiegene und historisierte Vergangenheiten.

249 Assmann (2013) Das neue Unbehagen an der Erinnerungskultur.

250 Roelcke/Topp/Lepicard (2014) Silence, Scapegoats, Self-Reflection: The Shadow of Nazi Medical Crimes on Medicine and Bioethics.

251 Helmchen (2023) Kollektives Gedächtnis im Wandel. Straßennamen in der Erinnerungskultur.

252 Pauleickhoff 1986, S. 117f.

253 2007 wurde diese mit gut 1000 Betten größte psychiatrische Klinik Deutschlands in kbo-Isar-Amper-Klinikum München-Ost umbenannt. Gerhard Schmidt, ein im Nationalsozialismus »Unbelasteter«, war 1945 als Klinikleiter eingesetzt worden, aber mit seinen Versuchen intern wie extern gescheitert, die Haarer Zeit vor 1945 aufzuarbeiten, und war bereits 1946 als Klinikleiter wieder abberufen worden. An die Aufarbeitung der Aktion T4 gingen das Klinikum und der Bezirk Oberbayern erst in den 90er Jahren schrittweise heran (Isar-

Hungersterben tötete psychisch kranke Anstaltspatienten, mindestens 70.000 in der Not während und nach dem Ersten Weltkrieg und noch mehr während und nach dem Zweiten Weltkrieg nicht nur aus Not, sondern vor allem infolge der nationalsozialistischen »Euthanasie«-Politik in Deutschland mittels einer von Valentin Faltlhauser[255] eingeführten fettlosen und kalorienreduzierten »E-Kost« (»Euthanasie-Kost«); sie wurde auch nach Beendigung des »Euthanasie«-Programms 1941 als »wilde« oder »dezentral regionalisierte« Tötung psychisch kranker Anstaltspatienten fortgeführt;[256] auch in anderen Ländern unter deutscher Besatzung kostete sie, so im Vichy-Frankreich, 30.000 psychisch Kranken das Leben.[257]

Wohl aber reagierten einige Psychiater auf die kollektivistische Ideologie und den biologistischen Reduktionismus des Nationalsozialismus; mit ihnen gewannen in der Nachkriegszeit wieder geisteswissenschaftliche Aspekte wie Lebensgeschichte und sozialer Kontext des Individuums Einfluss auf das psychiatrische Denken.[258] Diese Entwicklung konkretisierte sich u.a. in einer verstehenden anthropologischen Psychiatrie. Sie entstand um den Frankfurter Psychiater Jürg Zutt[259] sowie mit dem Heidelberger Psychiater Walter von Baeyer,[260] der 1955 im »Begriff der Begegnung«[261] den Blick auf das wesentliche therapeutische Moment der beziehungsstiftenden Begegnung mit dem kranken Individuum lenkte. Über den psychotherapeutisch engagierten Freiburger Psychiater Hanns Ruffin[262] und den anstaltserfahrenen Tübinger Psychiater Walter Schulte[263] breiteten sich diese Gedanken in den 1950er und 1960er Jahren

---

Amper-Klinikum München-Ost. https://de.wikipedia.org/wiki/Isar-Amper-Klinikum_M%C3%BCnchen-Ost. Zugriff am 20.01.2024).

254 Schmidt (1965) Selektion in der Heilanstalt 1939–1945.

255 Ein opportunistischer Reformpsychiater, S. 111ff.

256 Faulstich (1998) Hungersterben in der Psychiatrie 1914–1949. Mit einer Topographie der NS-Psychiatrie.

257 Bueltzinsloewen (2007) La Hécatombe des fous. La famine dans les hôpitaux psychiatriques français sous l'Occupation.

258 Solchen hier unterstellten Zusammenhang bezeichnet die Medizin-Historikerin Maike Rotzoll als noch zu erfüllendes Desiderat psychiatriegeschichtlicher Forschung (Rotzoll 2021).

259 Jürg Zutt (1893–1980), Inhaber des Lehrstuhls für Psychiatrie in Frankfurt/Main (1950–1967), s. Rotzoll 2021; Schönknecht (2006) Jürg Zutt (1893–1980); Schönknecht (1999) Die Bedeutung der verstehenden Anthropologie von Jürg Zutt (1893–1980) für Theorie und Praxis der Psychiatrie.

260 Walter von Baeyer (1904–1987), Inhaber des Lehrstuhls für Psychiatrie in Heidelberg (1955–1972).

261 Baeyer (1955) Der Begriff der Begegnung in der Psychiatrie.

262 Hanns Ruffin (1902–1979), Inhaber des Lehrstuhls für Psychiatrie in Freiburg (1951–1967).

263 Walter Schulte (1910–1972), Inhaber des Lehrstuhls für Psychiatrie in Tübingen (1960–1972); 1947–1954 leitender Oberarzt in der Anstalt Bethel, 1954–1960 Direktor der Psychiatrischen Anstalt Gütersloh.

vornehmlich im südwestdeutschen Raum sowie auch durch ein Netzwerk (»Rhein-Main-Kreis«) junger Psychiater aus diesen Kliniken aus.[264] Das gesellschaftliche Umfeld wurde zudem durch die 1968er Rebellion junger Menschen normativ aufgelockert. Assistenten psychiatrischer Anstalten trugen ihren Protest gegen die menschenunwürdigen Zustände in die Öffentlichkeit. Politisch wirkungsvolle öffentliche Resonanz dieser katastrophalen Zustände fand das Buch »Irrenhäuser – Kranke klagen an« von Frank Fischer, der 1969 entsetzt und empört seine Eindrücke als Hilfspfleger in psychiatrischen Anstalten beschrieb.[265] Schließlich motivierte die »brutale Wirklichkeit«[266] der durch die nationalsozialistischen Verbrechen und die Not der Nachkriegszeit verelendeten und vernachlässigten psychiatrischen Anstalten[267] junge Psychiater zu einer Reformbewegung, aus der der »Mannheimer Kreis« und 1970 die Deutsche Gesellschaft für Soziale Psychiatrie (DGSP) hervorgingen.[268] Sie maßen den sozialen Umständen, Bedingungen und Folgen psychischer Krankheit besondere Wichtigkeit zu.[269] Bereits 1947 hatte Walter von Baeyer aus seiner Erfahrung als Chefarzt der psychiatrischen Abteilung des großen Klinikums in Nürnberg (1945–1955) in einem Vortrag über »Sozialpsychiatrie« gesprochen.[270] Ihre Institutionalisierung wurde – auch unter dem Eindruck englischer, amerikanischer und französischer Erfahrungen, die sie auf Besichtigungsreisen gewinnen konnten – von seinen Schülern Heinz Häfner und Karl-Peter Kisker in den 1960er Jahren vorbereitet. 1965 publizierten sie zusammen mit Walter von Baeyer ein Memorandum mit Perspektiven zur Überwindung der Notlage;[271] ihre Forderungen wurden mit der Psychiatrie-Enquete des Deutschen Bundestages zur Psychiatrie-Reform in der Umgestaltung der psychiatrischen Versorgung weitgehend realisiert.

264 Söhner/Becker/Fangerau (2017) Die Rolle der anthropologischen Psychiatrie in der Vorbereitungszeit der Psychiatrie-Enquete und Psychiatriereform in der Bundesrepublik Deutschland.

265 Fischer (1969) Irrenhäuser – Kranke klagen an.

266 N.N. (1973) Psychiatrie. Brutale Wirklichkeit.

267 Kersting/Schmuhl (2004) Quellen zur Geschichte der Anstaltspsychiatrie in Westfalen.

268 Lehmkuhl (2008) Reformpsychiatrie in Zeiten antiautoritärer und antipsychiatrischer Bewegungen – ein Zeitzeugenbericht.

269 In dem allgemeinen, normativ aufgelockerten Kontext der 1968er Jahre radikalisierten sich einzelne Psychiater ideologisch, am deutlichsten in der katastrophalen Fehlentwicklung des Heidelberger Sozialistischen Patienten-Kollektivs (SPK): Huber/Bigady (1993) Über das Anfangen. Zur Vorgeschichte des Sozialistischen Patientenkollektiv (1970) und der Patientenfront (1973). Wie aus der Krankheit eine Waffe wurde; Häfner (2018) Das Sozialistische Patientenkollektiv an der Universität Heidelberg 1970–1971; Pross (2017): »Wir wollten ins Verderben rennen«. Die Geschichte des Sozialistischen Patientenkollektivs Heidelberg.

270 Kretz (2004) Psychiatrie im Umbruch.

271 Häfner/v. Baeyer/Kisker (1965) Dringliche Reformen in der psychiatrischen Krankenversorgung der Bundesrepublik Deutschland.

Der Bundestagsabgeordnete Walter Picard gründete die Aktion Psychisch Kranke (APK) und initiierte 1970 über sie mit Bundestagsabgeordneten aller Parteien eine Enquete zur Lage der Psychiatrischen Versorgung in der Bundesrepublik. Die aus rund 200 psychiatrierelevanten Experten gebildete Enquete-Kommission unter Vorsitz des ehemaligen Zutt'schen Oberarztes Caspar Kulenkampff legte 1975 der Bundesregierung detaillierte Vorschläge zur Neugestaltung der psychiatrischen Versorgung vor, die auf eine kommunale Verpflichtung zur dezentralen Versorgung psychisch Kranker in ihrer Wohngemeinde (»Sektor«) zielten. Die Vorschläge wurden von der Bundesregierung aufgegriffen und in Modellregionen mit unterschiedlichem Erfolg umgesetzt.[272]

Umfangreiche und vielfältige Defizite der Versorgung psychisch Kranker wurden festgestellt und führten zu differenzierten Empfehlungen, insbesondere zur Verkleinerung, Umstrukturierung oder Auflösung der großen psychiatrischen Krankenhäuser zugunsten kleinerer psychiatrischer Abteilungen in regionalen Allgemeinkrankenhäusern und vor allem zum Aufbau gemeindenaher Versorgungseinrichtungen (Beratungsdienste, Selbsthilfegruppen usw.) sowie zur Gleichstellung somatisch und psychisch Kranker.[273] Somit hatte der Protest gegen die menschenunwürdigen Zustände psychiatrischer Versorgungsanstalten und eine neue, anthropologisch begründete Sicht auf den psychisch Kranken zur sozialpsychiatrischen Reform der bundesdeutschen Psychiatrie geführt.[274]

In der sozialpsychiatrischen Praxis zeigte sich allerdings auch, dass wissenschaftlich unzureichend geprüfte Konzepte zu einseitigen oder chaotischen Verhältnissen in der Versorgung von Patienten führen konnten; darüber hinaus verstärkte die Wendung ins soziale Feld die Anfälligkeit für gesellschaftsverändernde Ideen, die sowohl weit über die Psychiatrie hinausgingen als auch in die Psychiatrie hineingetragen wurden.[275] Zu stärkerem Realitätsbezug konnte dann aber die parallele Entwicklung der Pharmakotherapie psychischer Erkrankungen beitragen.

272 Bundesregierung (1990) Stellungnahme der Bundesregierung zu dem Bericht »Empfehlungen der Expertenkommission der Bundesregierung zur Reform der Versorgung im psychiatrischen und psychotherapeutisch/psychosomatischen Bereich« auf der Grundlage des Modellprogramms »Psychiatrie« der Bundesregierung.

273 Deutscher Bundestag (2002/2022) Behindertengleichstellungsgesetz.

274 Die 1971 vom Deutschen Bundestag parteiübergreifend eingesetzte Enquete-Kommission zur Lage der Psychiatrie in der Bundesrepublik Deutschland hat ab 1971 mit 200 von der Bundesregierung berufenen Sachverständigen die psychiatrische und psychotherapeutisch/psychosomatische Versorgung der Bevölkerung untersucht und ihren Ergebnisbericht 1975 dem Bundestag übergeben (Deutscher Bundestag [1975] Bericht über die Lage der Psychiatrie der Bundesrepublik Deutschland: Zur psychiatrischen und psychotherapeutisch/psychosomatischen Versorgung der Bevölkerung).

275 Rechlin/Vliegen (1995) Die Psychiatrie in der Kritik. Die antipsychiatrische Szene und ihre Bedeutung für die klinische Psychiatrie heute.

Sozialpsychiatrie und Psychopharmakotherapie

Unterstützt wurde die Reform der psychiatrischen Versorgung durch neuartig wirkende Medikamente.[276] Wechselwirkungen mit wachsendem Wissen zu sozialen Determinanten psychischer Krankheiten spielten eine entscheidende Rolle. Die Entdeckung wirksamer Arzneimittel in den 1950er Jahren veränderte die Atmosphäre psychiatrischer Kliniken bedeutsam. Therapeutische Aufbruchsstimmung beherrschte junge Psychiater. Akute psychotische Erregungen konnten schnell unter Kontrolle gebracht werden, so dass viele Patienten relativ bald wieder entlassen bzw. längere Liegezeiten vermieden werden konnten. Ebenso wurde die Möglichkeit erkannt und genutzt, Rückfällen medikamentös vorzubeugen (Rezidivprophylaxe); damit konnten Krankenhausaufnahmen vermieden und ambulante Behandlungen fortgeführt werden. Somit konnten auch die sozialen Bezüge der Patienten differenzierter erkannt werden und für die Patienten eher erhalten bleiben.[277] Solch Nutzen für die Patienten wurde jedoch durch allmählich wahrgenommene unerwünschte Wirkungen der sog. Psychopharmaka überdeckt; unter »Nebenwirkungen« leidende Patienten ließen die Medikamente weg und begannen zu protestieren, verteufelten schließlich die psychopharmakologische Therapie als »chemische Knebel«.[278] Überschießende und emotionale wie auch emotionalisierende Reaktionen von Patienten fanden zum einen Resonanz bei weiteren Patienten, so dass sich Patientengruppen bildeten wie z. B. die »Irrenoffensive« in Berlin[279] und das sozialistische Patienten-Kollektiv (SPK) in Heidelberg (s. u.), die unter dem Einfluss theoretisierender und ideologischer Schriften zu Komponenten einer antipsychiatrischen Bewegung wurden; zum anderen stießen sie auf Ablehnung vieler Psychiater und ihrer Mitarbeiter, die vorzugsweise mit den schädlichen Folgen dieser Proteste zutun hatten; insbesondere mit Krankheitsrückfällen, die einerseits durch die unkontrollierte Beendigung einer wirksamen Therapie provoziert wurden,[280] andererseits aber auch dadurch, dass indizierte Medikationen abgelehnt wurden.

276 Ein ganz neues Forschungsgebiet entstand aus klinischen Zufallsbeobachtungen; die Wirkungsmechanismen neuer Medikamente eröffneten neue Wege der Hirnforschung; Psychopharmakotherapie, Neuropsychopharmakologie, bildgebende Verfahren machen nicht nur statisch die Hirngestalt, sondern auch dynamisch viele Hirnfunktionen in ihrer netzwerkartigen Komplexität sichtbar.

277 Helmchen (2018) Zur Rolle der Psychopharmakotherapie in der Entwicklung der Sozialpsychiatrie.

278 Lehmann (1990) Der chemische Knebel. Warum Psychiater Neuroleptika verabreichen.

279 Dräger (2019) Es geht auch anders! Psychiatrie überwinden. Von der Antipsychiatrie-Bewegung der 70er und 80er Jahre.

280 Henssler/Heinz/Brandt/Bschor (2019) Antidepressant Withdrawal and Rebound Phenomena. A systematic review; Brandt et al. (2020) Antipsychotic Withdrawal Symptoms: A Systematic Review and Meta-Analysis.

Psychiater haben inzwischen gelernt, diesen negativen Wirkungen der Psychopharmakotherapie zu begegnen, indem Patienten über Nutzen und Risiken der Medikation eingehend aufgeklärt werden, heute auch einschließlich von Vor- und Nachteilen eines Absetzens sowie stärkerer Berücksichtigung ihrer Wünsche oder auch durch eine gestufte und wiederholte Aufklärung; wichtig ist besonders in diesen Fällen auch die Einbeziehung von Angehörigen. Wenn der Psychiater rückfallgefährdeten Patienten erklärt, warum bei ihnen eine rezidiv-prophylaktische Langzeitmedikation unverzichtbar sei, wird er eine trotzdem erfolgende Ablehnung mit der Zusage kommentieren, dass er selbstverständlich bereit ist, den Patienten bei einem erneuten Rückfall, der wegen fehlender Medikation sehr wahrscheinlich sei, wieder in Behandlung zu nehmen; so konnten sich manche Patienten erst - aber doch immerhin - nach dem zweiten oder dritten Rückfall zur medikamentösen Rezidivprophylaxe entscheiden. Diese Akzeptanz des Selbstbestimmungsrechtes mag zwar das Vertrauen des Patienten fördern; dass aber solch therapeutischer Langmut, der das hohe Rückfallrisiko trotz vorhandener therapeutischer Möglichkeit nicht vermindert, auch schwerfällt, ist angesichts hoher sozialer und finanzieller Kosten eines Rückfalls wohl verständlich.

Vergleicht man das Fehlen jeglicher Hinweise auf die Einwilligung von Patienten in eine versuchsweise Anwendung des ersten Antipsychotikums Megaphen im Jahre 1953[281] mit der heute selbstverständlichen Aufklärung vor jeder Psychopharmakotherapie, dann wird ein Wandel der ärztlichen Einstellung zum Patienten deutlich, dessen gesellschaftlicher Kontext wenigstens angedeutet werden soll: 1966 ergab eine Analyse publizierter klinisch-wissenschaftlicher Untersuchungen, dass Versuchspersonen in der Erprobung neuer medikamentöser Verfahren in der Regel nicht, insbesondere nicht über Risiken der Versuchsbehandlung aufgeklärt worden waren.[282] Nicht zuletzt die Prominenz des Autors, Inhaber des weltweit ersten Lehrstuhles für Anästhesie an der Harvard Medical School, induzierte mit dieser Arbeit die bioethische Diskussion in den USA. Dabei spielte das juristische Konzept der Einwilligung nach Aufklärung, der »Informed consent«, eine entscheidende Rolle es wurde zunächst für die klinische Forschung entwickelt, dann aber auf jegliche Therapie übertragen und heute auf jede patientenbezogene ärztliche Handlung ausgedehnt.[283] Dass die damit verbundene, in Deutschland bereits im Jahre 1900[284] und erst recht seit

281 Balz (2009) 1953: Megaphen wird zur Wirkung gebracht. Die klinische Konstitution eines erfolgreichen Behandlungsfalls an der Psychiatrischen Universitätsklinik Heidelberg.

282 Beecher (1966) Ethics and Clinical Research.

283 Helmchen (2019a) Die Entwicklung des Konzepts der Einwilligung nach Aufklärung in der psychiatrischen Forschung.

284 Sowie vor allem die überaus weitreichenden Richtlinien des Reichsministers des Innern von 1931 »Richtlinien für neuartige Heilbehandlungen und die Vornahme wissenschaftlicher

dem Nürnberger Kodex von 1949 rechtlich geforderte Respektierung des Selbstbestimmungsrechtes des Patienten sich jedoch erst in diesem Jahrhundert in der ärztlichen Praxis durchzusetzen beginnt, zeigt, wie schwierig dieser Wandel von einer paternalistischen zu einer partizipativen Einstellung des Arztes ist, der den akut Kranken als hilfs- und unmittelbar behandlungsbedürftig erlebt, und erst mit der Erfahrung der zunehmenden Langwierigkeit (Chronizität) von Krankheiten auch den leidenden Kranken, seine Bewältigungsversuche, seine Einschränkungen und Fähigkeiten näher kennenlernt. Mit diesem Übergang von der erfolgreichen Akutmedizin zur Langzeitmedizin werden auch die rechtlichen Vorgaben für das ärztliche Handeln eingängiger und das Selbstbestimmungsrecht des Patienten stärker wahrgenommen.

Revolutionäre Antriebe der evolutionären Reform

Angetrieben wurde diese evolutionäre Verbesserung der psychiatrischen Versorgung und insbesondere der (Wieder-)Erkennung des Menschen im kranken Individuum auch durch revolutionär-chaotische Episoden.[285] Sie entstanden – in den 1960er Jahren eingebettet in die weltweite Rebellion junger Menschen gegen als erstarrt erlebte Gesellschaftsstrukturen – aus einer grundlegenden Kritik an der Institution Psychiatrie, die als Agent einer auf Sicherheit bedachten Gesellschaft interpretiert wurde. Ihre Aufgabe wurde vornehmlich von soziologischen Theoretikern darin gesehen, Menschen durch Unterbringung in Anstalten aus der Öffentlichkeit zu eliminieren, »wegzuschließen«,[286] Menschen, die durch ihr unkontrollierbares, als Krankheit definiertes Verhalten[287] stören oder ängstigen. Diese »Gemeinschaft der Ausgeschlossenen«[288] sei Rechtlosigkeit und Gewalt ausgesetzt. Die Einseitigkeit solcher ideologischen Interpretation tatsächlich elender Verhältnisse wurde zugespitzt in der Forderung, die Institution Psychiatrie zu negieren, sie zu zerstören und die Patienten »zu befreien«.[289] Als Orte,

---

Untersuchungen am Menschen«, die allerdings den Ärzten unbekannt blieben (Helmchen [2013] Ethik psychiatrischer Forschung, S. 16f.).

285 »In the light of the German reaction to Law 180 it is still an open question whether the German reform movement really needed Italy and Basaglia as radical counterparts in order to come to grips with its own reforms, and to ›frame‹ them as the better organized and better planned solution against the background of a ›social state‹« (Marazia/Fangerau/Becker/Söhner [2020] ›Visions of Another World‹: Franco Basaglia and German Reform, S. 241).

286 Foucault (1969) Wahnsinn und Gesellschaft. Eine Geschichte des Wahns im Zeitalter der Vernunft.

287 Szasz (1961) The myth of mental illness; Szasz (2013) Geisteskrankheit – ein moderner Mythos: Grundlagen einer Theorie des persönlichen Verhaltens.

288 Basaglia (1971) Die negierte Institution oder die Gemeinschaft der Ausgeschlossenen. Ein Experiment der psychiatrischen Klinik in Görz.

289 Siehe Ein revolutionärer Psychiater, S. 128f.

aus denen Beschreibungen besonders ausgeprägter aggressiv-chaotischer Umwälzungsversuche vorliegen, seien genannt Paris,[290] Genf,[291] Heidelberg,[292] Görz und Triest,[293] Berlin.[294]

Die als »totale Institution«[295] beschriebenen psychiatrischen Großkrankenhäuser mit mehr als 1000 Patienten[296] wurden abgebaut (»de-institutionalisiert«), »Weglaufhäuser« entstanden für Kranke, die aus Anstalten entliefen oder »befreit« wurden, geschlossene Anstaltstüren wurden geöffnet,[297] Ärzte und Pfleger zogen ihre weißen Kittel aus, um das hierarchische Gefälle zwischen Einschließenden und Eingeschlossenen zu verringern, Ideen und frühe Erfahrungen von »therapeutischer Gemeinschaft« in England und Frankreich breiteten sich aus.[298] Wenn auch mancherorts diese strukturellen Änderungen gelegentlich chaotisch verliefen und vor allem dann, wenn ihre ideologisch begründete Radikalität mit schädlichen Folgen für Patienten harsche Gegenreaktionen provozierten, so beeinflussten sie doch auch die Blickweise auf Menschen mit psychischen Störungen. Die Beziehung zwischen Patienten und Therapeuten veränderte sich. Patienten wurden zunehmend als Individuen erlebt, denen Verantwortlichkeit zugestanden und von ihnen auch wahrgenommen wurde.

Begleitet wurde dieser Prozess der De-Institutionalisierung durch ein öffentliches Interesse, das einerseits durch psychiatriekritische Stimmen, zunehmend auch von ehemaligen Patienten psychiatrischer Einrichtungen und ihren Angehörigen, und andererseits durch mediale Behandlung psychiatrischer Themen aktiviert wurde. Auch mehr oder weniger psychiatriekundige Intellektuelle trugen zur öffentlichen Auseinandersetzung bei, indem sie psychiatrische Grundpositionen theoretisch in Frage stellten und damit einen Meinungswandel beförderten. Manche Thesen waren jedoch so provokant formuliert oder wurden so aggressiv vorgetragen, dass viele Psychiater und ihre Mitarbeiter sich in den

290 Moussaoui (2002) Jean Delay, a biography.

291 Ferrero (2019) Inquiry of the Geneva 1980s' Psychiatry Crisis.

292 Pross 2017; Huber/Bigady 1993; Häfner 2018. Das Sozialistische Patienten-Kollektiv (SPK) in Heidelberg war eine Gruppierung von ca. 40 Patienten, die von Dr. Wolfgang Huber, einem Assistenten der Psychiatrischen Universitätsklinik, initiiert und geleitet wurde, sich radikal ideologisierte und ins Kriminelle abglitt, so dass sie durch ein Strafverfahren und ein rechtskräftiges Urteil gegen Wolfgang Huber beendet wurde.

293 Basaglia 1971.

294 Helmchen (2007) Geschichte der Psychiatrie an der Freien Universität Berlin.

295 Goffman (1961) Asylums.

296 Das Pilgrims State Hospital in New York hatte 13.000 Patienten, die größte deutsche Anstalt in Bedburg-Hau hatte 1939 mehr als 3500 Patienten (LVR-Klinik Bedburg-Hau [o.J.] Museum. Rundgang: Raum 1. 1933–1945).

297 Lang (2013) Innovative Psychiatrie mit offenen Türen. Deeskalation und Partizipation in der Akutpsychiatrie.

298 Jones (1952) Social Psychiatry: A Study of Therapeutic Communities; Jones (1982) Therapeutic Communities. Past, Present, and Future.

geschilderten Situationen nicht wiedererkannten und sich zunächst abwehrend verhielten. Der von manchen dieser Psychiatrie-Kritiker eingeforderte mitmenschliche Respekt gegenüber dem Kranken blieb gelegentlich gegenüber Mitarbeitern der Psychiatrie auf der Strecke.[299]

Diese Entwicklung und gerade auch ihre Fehler machen deutlich, dass die Verwirklichung als richtig angesehener Konzepte nachhaltiges Engagement aller in der Behandlung von Menschen mit psychischen Störungen beteiligter Personen erfordert – und sie auch überfordern kann. Das sind in erster Linie Psychiater, psychiatrisch ausgebildetes Pflegepersonal, Sozialarbeiter und weitere Berufsgruppen, dann aber ebenso die Menschen in den Gemeinden, in die die Menschen mit psychischen Krankheiten zurückkehren, Verwaltungsangehörige, Verwandte, Bekannte und Nachbarn, und keineswegs zuletzt Politiker »vor Ort« wie auch in der die Finanzierung sichernden Legislative sowie Journalisten, die die herrschende Meinung beeinflussen. Von der Aufgeschlossenheit all dieser Menschen in der Gemeinde hängt ab, ob und inwieweit die aktuellen Konzepte einer am Wohl und den Bedürfnissen des Individuums orientierten Psychiatrie die Lage der psychisch Kranken tatsächlich verbessern. »Moderne Psychiatrie ist Gemeindepsychiatrie«, wie Arno Deister auf dem DGPPN-Kongress 2015 bemerkte, d.h. psychiatrisches Handeln »vor Ort«, also da, wo psychisch Kranke leben.[300]

Der Nutzen psychiatrischen Handelns ist aber auch hier durch Risiken bedroht, beispielsweise indem einerseits ein akzeptables Verhältnis zwischen Fürsorge und Selbstbestimmung des Kranken misslingen kann oder durch das Risiko der Enttäuschung und Resignation, wenn richtige Konzepte versanden, weil keineswegs alle Menschen mitziehen, auch psychiatrisch Tätige angesichts anhaltender mühseliger und emotional belastender Auseinandersetzungen ermüden oder gleichgültig werden, oder andererseits Überengagement gegenüber einzelnen psychisch Kranken oder für psychisch Kranke schädlich wirken kann. Übersteigerte oder gar verabsolutierte partielle Konzepte psychischer Krankheit mögen zwar vorübergehend bis dahin weniger beachtete Aspekte in die öffentliche Aufmerksamkeit transportieren; je selektiver sie jedoch andere Aspekte vergessen machen und je dogmatischer sie werden, umso gefährlicher können sie in der Praxis für einzelne Kranke werden. Drei Beispiele aus der Praxis mögen dies illustrieren:

- Ein junger, sozialpsychiatrisch engagierter Assistent in der psychiatrischen Klinik lehnte die Übernahme eines Patienten mit einem akuten Delir aus der Chirurgie ab, da der »ja körperlich krank« sei; Aufgabe der Psychiatrie sei

299 Helmchen (2007) Geschichte der Psychiatrie an der Freien Universität Berlin, S. 116.
300 Finzen/Hofmann-Richter (1995) Was ist Sozialpsychiatrie. Eine Chronik.

hingegen, die schlechten sozialen Verhältnisse zu bekämpfen, die die psychischen Störungen verursachen.

- In den 1970er Jahren, zu Zeiten des Kultfilms »Family Life«, der eine psychische Störung als Reaktion auf eine krankmachende Umgebung darstellte, beeindruckte die inzwischen überholte These von der »schizophrenogenen Mutter«[301] der Psychoanalytikerin Frieda Fromm-Reichmann (1948) manche unerfahrenen Psychiater; sie machten Eltern, vorzugsweise von schizophren erkrankten Patienten, implizit Vorwürfe, an der Manifestation der Erkrankung Schuld zu tragen – was natürlich das emotionale Spannungsniveau innerhalb der Familie kontratherapeutisch erhöhte.
- Eine im Staatsexamen schizophren dekompensierte Studentin entwickelte einen postpsychotischen Residualzustand mit erheblicher Antriebsarmut, der von einer jungen Therapeutin nicht akzeptiert wurde. Intensiv drängte sie die Patientin in ein aktives Rehabilitationsprogramm, dem diese immer wieder auswich. Einige Wochen später suizidierte sich die Patientin außerhalb der Klinik. Möglicherweise hatte sie sich durch das Programm überfordert gefühlt.

Die in den 1970er und 80er Jahren zunächst gelegentlich schrille, provokante und skandalisierende psychiatriekritische Begleitung der Umgestaltung psychiatrischer Versorgung hat sich in den letzten Dekaden – wohl auch infolge einer deutlich verbesserten Versorgung – konstruktiv versachlicht; Erlebnisberichte und Kritik von Psychiatrie-Erfahrenen werden infolgedessen jetzt mehr als früher zur Kenntnis genommen und berücksichtigt. Sie sind wohl auch am öffentlichen Mentalitätswandel gegenüber psychisch Kranken (»von der Exklusion zur Inklusion«) und dem der psychiatrisch Tätigen (vom »Pater zum Partner«) beteiligt. Es wird sich zeigen, ob der insgesamt für viele psychisch Kranke dadurch erreichte Nutzen anhält und weiter verbessert werden kann, oder wieder eingeschränkt wird, wenn unter grundlegend anderen Bedingungen konträre gesellschaftliche Ideen zur Herrschaft kommen sollten und sich die Einstellung der Menschen zu Kranken mit psychischen Störungen wieder ändern sollte.

4 Die (Wieder-)Belebung der Menschenrechte

Entwicklung der Idee von Menschenrechten

»[...] der eigentliche Philanthropismus, der den Irren ihre Rechte vom Standpunkte der allgemeinen Menschenrechte vindicirte, war es, der es durchsetzte, dass die Gesellschaft

301 Fromm-Reichmann (1948) Notes on the development of treatment of schizophrenics by psychoanalytic psychotherapy.

in den Irren Menschen anerkannte, denen sie Schutz und Hülfe schuldig ist, dass sie immer mehr zum Gegenstande ernstlicher Fürsorge von Seiten des Staates und tieferer, zum Zwecke der Heilung angestellter Forschung der Wissenschaft wurden.«[302]

Die bis in die Antike zurückreichende Idee von Menschenrechten begann sich zu konkretisieren in der Epoche der Aufklärung, einer Zeit, in der die meisten Menschen von anderen Menschen und der Obrigkeit abhängig waren, am schlimmsten als Leibeigene oder gar als Sklaven. Beispielsweise wehrten sich noch in den 1830er Jahren einige dörfliche Gemeinden in Brandenburg und Schlesien wegen theologisch unterschiedlicher Auffassungen zum Abendmahl und aufgezwungener Agende gegen eine königliche Anweisung zur Union von Altlutheranern und Reformierten Protestanten; nachdem ihre Abwehr der staatlichen Vorgabe erfolglos blieb, emigrierte u.a. ein ganzes Dorf mit über zweihundert Personen 1838 nach Australien.[303] Aber auch jeder einzelne Mensch konnte die Abhängigkeit vom Landesherren zu spüren bekommen, wie etwa Friedrich Schiller, der als Student der Karlsschule seinen Landesherrn um Erlaubnis bitten musste, das Land vorübergehend verlassen zu dürfen.[304] 1782 floh der vom Herzog Karl Eugen mit Arrest und Schreibverbot belegte Jungarzt Schiller aus dem württembergischen Karlsruhe nach Mannheim, das damals zur Kurpfalz gehörte.[305]

Philosophische Denker trugen mit ihren Schriften Ideen von Freiheit und Gerechtigkeit ins Volk, das gegen die ungleiche Verteilung von Rechten, Abhängigkeiten und Lasten zu revoltieren begann. Konkret formuliert wurden Menschenrechte als unveräußerliche Grundrechte jedes Menschen gegen Ende des 18. Jahrhunderts, 1776 in den US-Staaten Virginia und Pennsylvania als »Bill of Rights« und in der Französischen Revolution 1789 als »Déclaration des Droits de l'Homme et du Citoyen«. Für jeden Menschen wurde Gleichheit vor dem Gesetz und Freiheit vom Staat gefordert. Seitdem werden diese Ideen vornehmlich über das Recht in gesellschaftsverändernde Wirklichkeit umgesetzt. Diese Entwicklung von der Idee zur Realität hat der italienische Jurist Norberto Bobbio in drei Phasen beschrieben:

1. »Die Rechte, die auf die Einschränkung der Staatsmacht abzielen und dem Individuum oder besonderen Gruppen eine Sphäre der Freiheit *vom* Staat (Religionsfreiheit, Redefreiheit, Versammlungsfreiheit) verschaffen.
2. In einem zweiten Schritt sind politische Rechte lanciert worden, in denen die Freiheit nicht mehr nur negativ als Nichtbehinderung, sondern auch positiv als Autonomie

302 Griesinger 1845, S. 342.
303 Klemzig. https://de.wikipedia.org/wiki/Klemzig. Zugriff am 13.11.2019.
304 Safranski (2004) Schiller oder Die Erfindung des Deutschen Idealismus.
305 Müller (2009) Friedrich Schiller.

definiert wurde. In der Konsequenz wurden die Mitglieder einer Gemeinschaft immer häufiger an der politischen Machtausübung beteiligt (Freiheit *im* Staat).

3. Schließlich wurden die sozialen Rechte proklamiert, in denen sich neue Bedürfnisse, auch Werte, ausdrücken, wie beispielsweise Wohlstand und nicht nur formelle Gleichheit. Hier könnte man von Freiheit *durch* oder mit Hilfe des Staates sprechen.«[306]

Dieser Prozess der Verrechtlichung der Menschenrechtsidee geriet immer wieder ins Stocken oder wurde gar beiseite gefegt, so durch die nationalsozialistische Verfolgung und Ermordung der Juden wie auch der Menschen mit psychischen Krankheiten.

Nicht zuletzt das Erschrecken über diese Untaten beeinflusste die »Allgemeine Erklärung der Menschenrechte«, die 1948 von den damals 58 Mitgliedsstaaten der UN mit 48 Ja-Stimmen und 8 Enthaltungen (der Sowjetunion und ihr verbundenen sozialistischen Ländern sowie Saudiarabiens) verabschiedet wurde.[307] Allerdings wurde damit das ursprüngliche Ziel einer rechtsverbindlichen Konvention nicht erreicht, da die inhaltlichen Differenzen zwischen den Staaten nicht überwunden werden konnten.

So hat es 20 Jahre heftiger Diskussionen bedurft, um von der unverbindlichen »Allgemeinen Erklärung der Menschenrechte«[308] zu völkerrechtlich verbindlichen UN-Verträgen wie dem Zivilpakt[309] und dem Sozialpakt[310] von 1966 zu kommen, und das auch nur um den Preis der Abschwächung einiger Punkte. Islamische Staaten haben die UN-Deklaration von 1948 wegen der ihrer Ansicht nach fehlenden Beachtung von Religion und Kultur nichtwestlicher Länder kritisiert. »1981 fasste der iranische Vertreter bei den Vereinten Nationen, Said Rajaie-Khorassani, die iranische Position zur Allgemeinen Erklärung der Menschenrechte zusammen, indem er sagte, sie sei ›eine säkulare Interpretation der judäo-christlichen Tradition, die von Muslimen nicht ohne Bruch des islamischen Rechts befolgt werden könne‹«.[311] 1990 hat die Organisation der Islam-

306 Bobbio (2007) Das Zeitalter der Menschenrechte. Ist Toleranz durchsetzbar? S. 16.

307 Vereinte Nationen (1948) Allgemeine Erklärung der Menschenrechte.

308 UN (1948) Allgemeine Erklärung der Menschenrechte (Resolution 217 A (III) vom 10. Dezember 1948).

309 UN (1966) Internationaler Pakt über bürgerliche und politische Rechte (Zivilpakt).

310 UN (1966) Internationaler Pakt über wirtschaftliche, soziale und kulturelle Rechte (Sozialpakt).

311 Deutsche Kurzfassung (von H Helmchen) des englischen Khorassani-Zitats »The Universal Declaration of Human Rights, which represented a secular understanding of the Judeo-Christian tradition, could not be implemented by Muslims and did not accord with the system of values recognized by the Islamic Republic of Iran; his country would therefore not hesitate to violate its provisions, since it had to choose between violating the divine law of the country and violating secular conventions«. (Littman (1999) Universal Human Rights and »Human Rights in Islam«).

konferenz eine Kairoer Erklärung der Menschenrechte im Islam[312] publiziert, nach der alle Menschenrechte nur insoweit gelten, als sie mit dem islamischen Gesetz, der Schariah, vereinbar sind. Dass diese Erklärung 2020 in Richtung der Menschenrechte verändert wurde, ist ein weiteres Indiz dafür, dass sich herrschende Ideen ändern.[313]

Die Ideen der Menschenrechte kämpfen neben anderen Ideen um Anerkennung und damit darum, wie weit sie den gegenwärtigen Zeitgeist prägen können. Als Ideen sind sie menschengemacht und können dementsprechend auch von Menschen unterschiedlich interpretiert, verändert oder vergessen werden. Wir wissen natürlich auch nicht, wie die oben skizzierten psychiatrischen Zielvorstellungen im Rückblick aus einer zukünftigen und stark veränderten Welt beurteilt werden, ob sie die psychiatrische Praxis nachhaltig verändert haben oder durch andere Zielvorstellungen beiseitegedrängt oder ersetzt wurden.

Aber mit der UN-Deklaration von 1948 war die Idee der Menschenrechte wieder in der Welt und entfaltete allmählich Wirkung.[314] Sie gewann in zahlreichen Ländern rechtliche Gestalt und Verbindlichkeit, indem sie z. B. in Deutschland das Grundgesetz prägte. In der Medizin begann sie ab den 1960er Jahren wirksam zu werden, indem das Selbstbestimmungsrecht des Patienten wahrgenommen und nun zunehmend respektiert wird.[315] Es findet Ausdruck in den Regeln des Konzepts der Einwilligung nach Aufklärung. Dieses juristische Konzept entwickelte sich seit Ende des 19. Jahrhunderts zunächst als behördliche Anweisung zum *Erfordernis der Freiwilligkeit* von Probanden in der medizinischen Forschung.[316] 1948 reagierte es mit dem Nürnberger Kodex auf unmenschliche medizinische Forschung im Nationalsozialismus, die im Nürnberger Ärzteprozess aufgedeckt wurde.[317] Im Kontext der schnellen Zunahme und Ausweitung der klinischen Forschung seit Mitte des 20. Jahrhunderts führte das Konzept zu intensiven Diskussionen im Weltärztebund (World Medical Association) und 1964 zur Deklaration von Helsinki.[318] 1966 machte der amerikanische Anästhesist Henry K. Beecher die moralische Fragwürdigkeit von publi-

312 Kairoer Erklärung der Menschenrechte im Islam. https://de.wikipedia.org/wiki/Kairoer_Erkl%C3%A4rung_der_Menschenrechte_im_Islam. Zugriff am 08. 01. 2024.

313 Bielefeldt (2022) Menschenrechte unter Vorbehalt. Ein weiteres Indiz für Wandelhaftigkeit von Ideen kann darin gesehen werden, dass z. B. das Recht auf Eigentum, das zu den 1789 proklamierten »unveräußerlichen« Menschenrechten gehörte, aus späteren Fassungen immer wieder einmal unter dem Einfluss des jeweils aktuellen Zeitgeistes verschwand.

314 Frewer/Kolb/Krása (2009) Medizin, Ethik und Menschenrechte. Geschichte – Grundlagen – Praxis.

315 Helmchen 2019a.

316 Vollmann/Winau (1996) The Prussian Regulation of 1900: Early Ethical Standards for Human Experimentation in Germany.

317 Mitscherlich/Mielke 1960, S. 272; Jütte (2017) Nürnberger Kodex: Die Folgen für die Prinzipien des ärztlichen Handelns.

318 Parsa-Parsi/Wiesing (2013) Deklaration von Helsinki: Weltweite Bedeutung.

zierten Ergebnissen medizinischer Forschung bekannt und induzierte damit die US-amerikanische Bioethikdiskussion.[319] Das Konzept erregte öffentliche Aufmerksamkeit und gewann seit 1972 in den USA als Konzept des *informed consent*[320] erhebliche Bedeutung in der klinischen Forschung[321] wie auch für die Explikation psychiatrischer Ethik (»The four principles approach«).[322] Völkerrechtlich verbindlich wurde es 1997 mit der Verabschiedung der Biomedizin-Konvention (»Übereinkommen zum Schutz der Menschenrechte und der Menschenwürde im Hinblick auf die Anwendung von Biologie und Medizin«) des Europarates.[323] Aber erst durch die Entwicklung klinischer Kriterien zur Erfassung der Selbstbestimmungsfähigkeit wurde das Konzept praktikabel. Denn die Gültigkeit einer Einwilligung hängt von der Selbstbestimmungsfähigkeit ab,[324] die besonders durch schwere psychische Störungen beeinträchtigt werden kann. Komplexer werdende Regulierungen zielen darauf, von der tradierten paternalistischen Entscheidung des Arztes *für* den Patienten über die vom Arzt *mit* dem Patienten gemeinsam (partizipativ) gefundene Entscheidung bis zur autonomen Entscheidung allein *durch* den Patienten zu gelangen, um im Respekt vor dem Selbstbestimmungsrecht die Möglichkeiten des Patienten zur eigenständigen Entscheidung zu stärken.[325] Damit wird der Blick von der informierten Einwilligung als einer technischen Pflichterfüllung (»empty ethics«),[326] die eben »nicht zu rechtlicher Formerfüllung verkommen« darf,[327] auf eine patientenorientierte Zielvorstellung gelenkt, wie sie einem aktuellen höchstrichterlichen Urteil aus England zu entnehmen ist:

> »The UK Supreme Court ruled that the standard for what physicians should inform patients about the risks, benefits, and alternatives of treatment will no longer be determined by what a responsible body of physicians deems important but rather by what a reasonable patient deems important«.[328]

---

319 Beecher 1966; Jones/Grady/Lederer (2016) »Ethics and Clinical Research« – The 50th Anniversary of Beecher's Bombshell.

320 Faden/Beauchamp/King (1986) A History and Theory of Informed Consent.

321 Levine (1986) Ethics and regulation of clinical research.

322 Beauchamp (1994) The four principles approach, S. 3–10.

323 Europarat (1997) Convention for the Protection of Human Rights and Dignity of the Human Being with Regard to the Application of Biology and Medicine: Convention on Human Rights and Biomedicine.

324 Zentrale Ethikkommission bei der Bundesärztekammer (1997) Stellungnahme »Zum Schutz nicht-einwilligungsfähiger Personen in der medizinischen Forschung«.

325 Marckmann (2011) Informed Consent und Arzt-Patient-Beziehung: Wie soll die Interaktion zwischen Ärzten und Patienten erfolgen?

326 Corrigan (2003) Empty ethics: the problem with informed consent.

327 Marckmann 2011.

328 Spatz/Krumholz/Moulton (2016) The new era of informed consent: Getting to a reasonable-patient standard through shared decision making.

Dementsprechend hat die Zentrale Ethikkommission bei der Bundesärztekammer in einer Stellungnahme Möglichkeiten der Entscheidungsassistenz erläutert und festgestellt, dass der

> »Assistent [...] nicht die Entscheidungen des Patienten durch seine eigenen Entscheidungen [ersetzt], sondern [...] ihm bei der Ausübung seines Selbstbestimmungsrechts [assistiert]«.[329]

Eine grundlegend weiterführende Menschenrechtsperspektive verabschiedete die Generalversammlung der Vereinten Nationen mit dem »Übereinkommen über die Rechte von Menschen mit Behinderungen« (Convention on the Rights of Persons with Disabilities [CRPD], die Behindertenrechtskonvention, UN-BRK) 2006, die 2008 völkerrechtlich in Kraft trat.[330]

> »Die Behindertenrechtskonvention konkretisiert die universellen Menschenrechte für Menschen mit Behinderungen. Kernprinzipien der UN-BRK sind Autonomie und Selbstbestimmung sowie Inklusion, das heißt das gleichberechtigte Miteinander von Menschen mit und ohne Behinderungen. Menschen mit Behinderungen sind nach der Konvention in allen Bereichen des Lebens mit dem Recht ausgestattet, von Anfang an dabei zu sein und aktiv teilhaben zu können. Die Umsetzung der Konvention ist Aufgabe der Vertragsstaaten in ihren jeweiligen Staatsgebieten.«[331]

Die BRK ist aber gegen ihre Instrumentalisierung nicht gefeit. Die Radikaliät ihrer Interpretation durch die UN Human Rights Commission erscheint ideologisch, da sie an der Realität vorbei zielt, wie die kontroverse Diskussion zur Interpretation des Artikels 12 der BRK zeigt. Artikel 12 besagt, dass (1) »Menschen mit Behinderungen das Recht haben, überall als Rechtssubjekt anerkannt zu werden« und dass (2) »Menschen mit Behinderungen in allen Lebensbereichen gleichberechtigt mit Anderen Rechts- und Handlungsfähigkeit genießen.«[332] 2014 hat ein Experten-Komitee der UN diesen Artikel so interpretiert, »dass alle Personen unabhängig von Behinderung und Entscheidungsfähigkeit von Natur aus rechtsfähig sind«,[333] d. h. das Recht haben, Rechtsgeschäfte zu tätigen. Noch strikter interpretiert der UN-Spezial-Berichterstatter für die Rechte von Behinderten den Artikel 12, dass »alle Formen von Ersatzentscheidungen durch die Konvention verboten sind, einschließlich jener, die auf der Feststellung psychischer Fähigkeiten beruht«.[334] Begründet wird diese Interpretation damit,

329 Zentrale Ethikkommission bei der Bundesärztekammer (2016) Stellungnahme »Entscheidungsfähigkeit und Entscheidungsassistenz in der Medizin«.

330 UN (2006) Convention on the Rights of Persons with Disabilities.

331 UN-BRK (2006) UN Behindertenrechtskonvention, S. 1.

332 Ebd.

333 UN-General Comment Nr. 1 (2014) »All persons, regardless of disability or decision-making skills, inherently possess legal capacity« (par. 25).

334 »As the UN-Special Rapporteur on the rights of persons with disabilities puts it, ›all forms of substitute decision-making are prohibited under the Convention, including those based on

dass Personen mit psychischen Krankheiten diskriminiert werden, wenn ihnen aufgrund einer Feststellung ihrer Entscheidungsunfähigkeit das Recht vorenthalten wird, eigene Behandlungsentscheidungen zu treffen.[335]

> »Wenn diese Annahme des Komitees akzeptiert wird, könnte dies dem Patienten schaden. Denn die Anerkennung der vollen Geschäftsfähigkeit (legal capacity) von Personen mit psychischen Erkrankungen würde sie jeden Rechts berauben, aus der Anerkennung einer psychischen Krankheit als einer Quelle der Verteidigung Nutzen zu ziehen«,[336] und sie wären »in jedem Fall für ihre eigenen Handlungen verantwortlich, selbst wenn diese in einem manischen Zustand oder einer wahnhaften Überzeugung begangen würden«.[337]

Eine gestörte Entscheidungsfindung kann u.a. bei schweren psychischen Krankheitszuständen Selbstbestimmung und Wohlbefinden einer Person in einer Weise beeinträchtigen, wie dieselbe Person sie im selbstbestimmungsfähigen Zustand nicht akzeptieren würde.[338] Zudem ist die Ablehnung des Konzeptes der Fähigkeit mit deutschem Recht nicht vereinbar. Denn »unter Rechtsfähigkeit versteht das Gesetz die Fähigkeit einer Person, Träger von Rechten und Pflichten zu sein«.[339]

Gegen die oben zitierte Interpretation werden nicht nur die genannten Nachteile für schwerkranke Menschen mit psychischen Krankheiten angeführt, sondern auch und vor allem wird auf die Kombination von Ersatz und Unterstützung (substitution and support) gesetzt. So soll ein »Kompetenzmodell« einen krankheitsbedingten Verlust der Entscheidungsfähigkeit nicht nur durch eine Vorausverfügung oder die Entscheidung eines legitimierten Betreuers ersetzen, sondern es soll sie unterstützen, indem sie die Entscheidungsfähigkeit stärkt sowie Vorausverfügungen und Ersatzentscheidungen verbessert.[340] Eine weitere Fassung des og. Berichts von 2017 scheint dieser Konzeption bereits Rechnung zu tragen, denn Par. 26 heißt nun:

---

the assessment of mental capacity skills‹ and par 26 ›States must abolish and prohibit all regimes of substituted decision-making.‹« (UN [2017a] Report of the Special Rapporteur on the rights of persons with disabilities.) (Deutsche Übersetzung von H. Helmchen)

335 Scholten/Gather/Vollmann (2021) Equality in the informed consent process: Competence to consent, substitute decision-making, and discrimination of persons with mental disorders.

336 Galderisi (2019) The UN Convention on the Rights of Persons with Disabilities: great opportunities and dangerous interpretations.

337 Ebd. S. 48.

338 Scholten/Gather (2018) Adverse consequences of article 12 of the UN Convention on the Rights of Persons with Disabilities for persons with mental disabilities and an alternative way forward.

339 Duden (2016) Rechtsfähigkeit, https://www.duden.de/rechtschreibung/Rechtsfaehigkeit#cite.

340 Scholten/Gather/Vollmann 2021.

»Par 26: States should repeal legal frameworks allowing substitute decision makers to provide consent on behalf of persons with disabilities and introduce supported decisionmaking, ensuring its availability for those who request it. Health service providers should seek the free and informed consent of the person concerned by all possible means.«[341]

Inzwischen hat die Idee der Menschenrechte die Legislative in vielen Ländern beeinflusst und ist damit normativ verbindlich geworden, z. B. im Grundgesetz, im Betreuungsrecht oder in der Berufsordnung für Ärzte.

»Regulative Ideen«[342] und die Realität psychischer Krankheit

Die BRK und die Reform nach der Psychiatrie-Enquete des Bundestages verbesserten nicht nur die psychiatrisch-institutionelle Versorgung, sondern auch die Einstellungen gegenüber psychisch Kranken begannen sich zu ändern: es wuchs und wächst eine Atmosphäre, in der die Selbstbestimmung von Menschen mit psychischer Krankheit ernst genommen wird, indem ihnen dabei assistiert wird,[343] entscheidungsrelevante Informationen über Ziele und Risiken, Vor- und Nachteile der ihnen empfohlenen therapeutischen oder diagnostischen Eingriffe zu verstehen und zu Entscheidungen zu kommen, die sie auch selbst verantworten können. Diese Zielvorstellung ist in der Praxis nicht immer leicht umzusetzen, wenn z. B. die Fähigkeiten des Patienten für eine eigenverantwortliche Entscheidung nicht ausreichen; dann muss versucht werden, eine vom Patienten und beratenden Psychiater gemeinsam zu tragende Entscheidung (partizipative Entscheidungsfindung, shared/supported decision-making) zu erreichen. Dabei soll der Arzt Vorstellungen des Patienten über Sinn und Ziel seines Lebens verstehen und dessen Wünsche berücksichtigen sowie seine Informationen dem Verständnisvermögen des Patienten anpassen; dieser wiederum tut gut daran, sich am evidenzbasierten Wissen (und der Erfahrung) des Arztes zu orientieren. Solche individuell orientierten Gespräche mit dem einzelnen Patienten kosten Zeit ebenso wie auch die spezifische Ausbildung zur Einstellungsänderung des psychiatrischen Personals, so wie es Ludwig Meyer bereits 1864 angestoßen hat[344] (s. a. S. 87 f.) und wie es heute durch die Metapher »die Segel anders setzen«

341 UN (2017b) Mental health and human rights. Report of the United Nations High Commissioner for Human Rights.

342 Eine »regulative Idee« ist ein in der Philosophie und den Sozialwissenschaften gebräuchlicher Begriff. Er bezeichnet eine Norm oder einen Wert, der eine wünschenswerte generelle Richtung für eine Entwicklung angibt, ohne ganz exakt definiert zu sein.

343 Zentrale Ethikkommission bei der Bundesärztekammer 2016.

344 Burkhart (1991) Ludwig Meyer (1827–1900) – Leben und Werk. Ein Vertreter der deutschen Psychiatrie auf ihrem Weg zur medizinisch-naturwissenschaftlichen Fachdisziplin, S. 57.

verdeutlicht wird. Zunehmend wollen psychisch Kranke sozial einbezogen (inkludiert) werden, selbst wenn sie nicht ganz frei von ihren sie selbst störenden Erlebnissen oder von Verhaltensauffälligkeiten sind, die ihre Umgebung belasten und zur Ausgrenzung (Stigmatisierung, Diskriminierung) führen können. Hierzu entwickeln sich sogenannte recovery-Modelle, die an Gesundheit und Bedürfnissen der Menschen mit psychischen Störungen orientiert sind.[345] Oder es engagieren sich Menschen, die selbst eine psychische Krise durchlebt haben und nun als psychiatrieerfahrene »Genesungsbegleiter« aktuell erkrankten Menschen dabei helfen, ihren Weg aus der Krise zu finden.[346]

Genesungsbegleitung entwickelt sich zu einem eigenen Beruf mit spezifischer Qualifikation, die z.B. durch sog. EX/IN-Trainer (»EXperienced/INvolvement) vermittelt wird. In Deutschland haben bereits mehr als 1000 psychiatrieerfahrene Menschen solche Qualifizierung durchlaufen und helfen hauptberuflich oder auch nebenberuflich aktuell psychisch erkrankten Menschen bei ihrem Weg aus der Krise.

Bereits 1806 hat Philippe Pinel beschrieben, dass der Oberpfleger Jean-Baptiste Pussin in Bicêtre, der Pariser Anstalt für Männer mit psychischer Krankheit, 35 Jahre zuvor selbst Patient dort war und gerne gesundete Patienten als Pfleger einstellte.[347]

Recovery als Zielvorstellung wurde vom Leiter der gemeindepsychiatrischen Rehabilitation in Boston 1993 wohl am zutreffendsten umschrieben als

> »a deeply personal, unique process of changing one's attitudes, values, feelings, goals, skills and/or roles. It is a way of living a satisfying, hopeful, and contributing life even with limitations caused by the illness. Recovery involves the development of new meaning and purpose in one's life as one grows beyond the catastrophic effects of mental illness.«[348]

1999 publizierte der Leiter des staatlichen Gesundheitsdienstes der USA (Surgeon General) einen allerersten Bericht zur psychischen Gesundheit. In ihm taucht der Begriff des Verbrauchers (»consumer«) auf. Er

> »heralded the beginning of a new era in psychiatry, an era in which radical reforms are to be made in how we understand and treat mental illnesses and, equally importantly, how we understand and treat individuals living with mental illnesses.«[349]

345 Amering/Schmolke (Hg.) (2012) Recovery. Das Ende der Unheilbarkeit; Slade (2009) Personal recovery and mental illness: a guide for mental health professionals; Ostrow/Adams (2012) Recovery in the USA: From politics to peer support.

346 Ackers (2021) EX-IN Deutschland. Eine Bilanz zehn Jahre nach der Gründung.

347 Davidson/Rakfeldt/Strauss 2010, S. 33.

348 Anthony (1993) Recovery from mental illness: The guiding vision of the mental health service system in the 1990s.

349 Davidson/Rakfeldt/Strauss 2010.

Auf der Basis dieses Berichts hat 2003 eine Kommission des amerikanischen Präsidenten »Recovery« definiert als »the process in which people are able to live, work, learn, and participate fully in their communities.«[350]

> »2005 hat die Weltgesellschaft für Psychiatrie (WPA) ein Programm beschlossen, das eine Psychiatrie *der* Person in ihrer Ganzheit fördert: eine Psychiatrie *durch* die Person (durch Psychiater und andere Professionelle, die sich selbst als ganze Personen zur Verfügung stellen und nicht nur als heilende Techniker), eine Psychiatrie *für* die Person (mit dem Ziel, ihr Lebensprojekt zu erreichen und nicht nur reines Krankheitsmanagement) und schließlich eine Psychiatrie *mit* der Person (eine respektvolle Zusammenarbeit mit der Person, die Hilfe sucht, statt eine einseitige Behandlung eines passiven Krankheitsträgers)«.[351]

2007 wurde diese Idee konkretisiert:

> »Social integration is defined as a process, unfolding over time, through which individuals who have been psychiatrically disabled increasingly develop and exercise their capacities for connectedness and citizenship. Connectedness denotes the construction and successful maintenance of reciprocal interpersonal relationships. Social, moral, and emotional competencies are required to sustain connectedness. Citizenship refers to the rights and privileges enjoyed by members of a democratic society and to the responsibilities these rights engender. The definition calls for full rights and responsibilities of citizenship. Conclusions: The new definition sets an ideal, but not unrealistic, standard for social integration in the context of psychiatric disability. High standards encourage mental health professionals and policy makers to rethink what is possible for mental health services and to raise expectations for connectedness and citizenship among persons once disabled by mental illness«.[352]

Schließlich wird die Richtung deutlich, wenn man vergleicht, dass noch vor 50 Jahren ein Mensch mit einer schizophrenen Erkrankung als Fall mit seiner Diagnosennummer »die 14« (die damalige Diagnosennummer für »Schizophrenie«) vorgestellt wurde, aber heute sich die »person-first«-Perspektive verbreitet, d.h.

> »it is […] a foundation of the recovery movement to view people with serious mental illnesses as people first and foremost, and only secondarily as people who have happened to develop a mental illness. The illness or diagnosis can no longer be viewed as subsuming the person.«[353]

Gleichwohl muss empirische Forschung zeigen, ob die Recovery-Bewegung tatsächlich zu einer Verbesserung der Lebenssituation von Menschen mit schweren

350 New Freedom Commission on Mental Health (2003) Achieving the Promise: Transforming Mental Health Care in America, S. 5.

351 Mezzich (2012) Institutionelles Programm einer Psychiatrie für die Person der WPA.

352 Ware/Hopper/Tugenberg/Dickey/Fisher (2007) Connectedness and citizenship: Redefining social integration.

353 Davidson/Rakfeldt/Strauss 2010, S. 5.

psychischen Krankheiten führt oder auch, inwieweit der Einsatz von Genesungsbegleitern über positive atmosphärische und subjektive Wirkungen hinaus nachhaltige therapeutische Wirkungen hat. So konnte etwa die aus persönlichen Eindrücken und kleineren Untersuchungen abgeleitete Annahme, dass Genesungsbegleitung die Wiederaufnahme-Häufigkeit von Schwerkranken nach Entlassung reduziert, in einer umfangreichen, kontrollierten Studie nicht bestätigt werden.[354] Da es überdies noch nicht üblich ist, dass die alltägliche Praxis der Behandlung von Menschen mit chronischen Psychosen auf Selbstermächtigung (Empowerment), Identität, Bedeutung und Resilienz fokussiert ist,[355] haben weltweit bekannte Psychiater konkrete Vorgehensweisen vorgeschlagen, die alle verfügbaren Behandlungsmodalitäten berücksichtigen, deren Wirksamkeit durch Forschungsergebnisse gestützt wird; sie sollen auf der Grundlage der klinischen Charakterisierung für den einzelnen Patienten eingesetzt werden und auf die Bedürfnisse des Patienten in Bezug auf Beschäftigung, Wohnen, Selbstversorgung, soziale Beziehungen und Bildung eingehen.[356]

Diese Entwicklung folgt der Zielvorstellung eines Weges, der vom Paternalismus zur partizipativen Entscheidungsfindung und schließlich zur Entscheidungs-Assistenz für den Patienten führt. Dieses Ziel findet Ausdruck in der Behindertenrechtskonvention der UN aus dem Jahre 2006, die die Respektierung von Menschenrechten auch für Menschen mit psychischer Krankheit fordert.[357]

Konkret bedeutet das, dem Patienten nicht nur einmal Informationen zu geben, die für seine Entscheidung relevant sind, sondern seine Aufklärung als Prozess zu verstehen, der ihn zu Rückfragen ermuntert und Vertrauen entstehen lässt. Oft geht es um die Suche von Gemeinsamkeiten in einander widersprechenden Zielen, so einerseits der Anerkennung des Selbstbestimmungsrechtes des Patienten, selbst wenn seine Selbstbestimmungsfähigkeit krankheitsbedingt eingeschränkt ist, und andererseits der Fürsorgepflicht des Arztes, Schaden vom Patienten fernzuhalten, selbst wenn er dazu Zwang anwenden muss. Dazu muss er die Fähigkeit des Patienten beurteilen, das Verhältnis von Nutzen zu Risiken einer Entscheidung realitätsgerecht einschätzen zu können, wenn der Patient etwa die Risiken bzw. unerwünschten Wirkungen einer Medikation oder einer Psychotherapie im Verhältnis zu ihrem möglichen Nutzen für sich selbst abwä-

354 Gillard et al. (2022) Peer support for discharge from inpatient mental health care versus care as usual in England (EN-RICH): a parallel, two-group, individually randomised controlled trial.

355 Stíobhairt/Staunton/Guerin (2023) Are principles of recovery-oriented practice evident in staff and service user perspectives on seclusion?

356 Maj et al. (2021) The clinical characterization of the patient with primary psychosis aimed at personalization of management.

357 Pollmächer/Meyer-Lindenberg (2022) Die Umsetzung der UN-BRK bei nicht selbstbestimmungsfähigen Patienten.

gen muss, oder wenn er sein eigenes Verhalten gegenüber der Sicht von anderen Menschen beurteilen soll, womit dann auch seine Verantwortlichkeit gegenüber anderen angesprochen ist.[358] Fehlwahrnehmungen begünstigen schwerwiegende Folgen, wie es etwa eine Klinikeinweisung sein kann. Zum Schutz des Patienten muss der Psychiater dann bei dessen unzureichender Selbstbestimmungsfähigkeit gelegentlich dafür sorgen, dass ein amtlich bestellter Betreuer sich um die Bereiche des Kranken (z. B. Sicherung seiner Finanzen oder Bestimmung des Aufenthaltsortes oder Entscheidungen zur Gesundheit) kümmert, in denen ihm Schaden droht. Psychiatrische Fachgesellschaften unternehmen in den letzten Jahren große Anstrengungen, die psychiatrisch Tätigen darin zu schulen, die verschiedenen Formen von Stigmatisierung (auch im eigenen Verhalten) wahrzunehmen, Gründe für Verhaltensweisen des Patienten zu erkennen, die zur Anwendung von Zwang nötigen, und nach menschenfreundlicheren Alternativen zu suchen.[359] De-eskalationsverfahren werden zunehmend trainiert.[360] Allerdings wird Zwang nicht sofort und vollständig verschwinden, wenn etwa Menschen nur durch eine Zwangseinweisung in eine psychiatrische Klinik davor bewahrt werden können, sich krankheitsbedingt selbst zu töten und dabei womöglich auch unbeteiligte andere Menschen zu verletzen (bei Sturz von einer Brücke oder von einem Hochhaus); Zwang ist gelegentlich auch nicht zu vermeiden, wenn das akute Risiko einer krankheitsbedingt aggressiven Handlung andere Menschen hochgradig gefährden kann.

Dabei geht es auch um die Schwierigkeit der Abwägung von Schweigepflicht gegen Offenbarungsbefugnis und Offenbarungspflicht, wie es der Fall Tarasoff in Kalifornien zeigt. Ein Psychotherapeut hatte die Absicht seines Patienten für sich behalten, eine Frau namens Tatjana Tarasoff zu töten, da sie die Zuneigung des Patienten zurückgewiesen hatte; er wurde von den Hinterbliebenen nach der ausgeführten Tat (erfolgreich) verklagt, dass sie über die drohende Gefahr hätten informiert werden müssen. Psychiatrisch-psychotherapeutische Kritik an dieser Offenbarungspflicht (»duty to warn«) führte 1976 im 2. Tarasoff-Urteil des obersten Gerichts von Kalifornien zur Pflicht, Maßnahmen zum Schutz des Gefährdeten durchzuführen (»duty to protect«), wenn vor dem Bruch der Schweigepflicht auch andere Maßnahmen als die Warnung des potenziellen Opfers möglich sind, so etwa eine geschlossene Unterbringung des gefährlichen Patienten.[361] Nur wenn alle anderen Alternativen ausgeschöpft sind, muss der

358 Ware/Hopper/Tugenberg/Dickey/Fisher 2007.

359 Deutsche Gesellschaft für Psychiatrie und Psychotherapie, Psychosomatik und Nervenheilkunde (DGPPN) (Task Force »Ethik in Psychiatrie und Psychotherapie«) et al. (2014) Achtung der Selbstbestimmung und Anwendung von Zwang bei der Behandlung von psychisch erkrankten Menschen. Eine ethische Stellungnahme der DGPPN.

360 Hirsch/Steinert (2019) Measures to Avoid Coercion in Psychiatry and Their Efficacy.

361 Appelbaum (1985) Tarasoff and the clinician: problems in fulfilling the duty to protect.

Psychiater die Offenbarungspflicht höher bewerten als die Schweigepflicht für seinen Patienten.[362] Allerdings setzt dies eine konkrete und akut drohende Gefahr voraus und nicht nur eine unspezifische Idee sowie eine Abwägung der gegebenen sonstigen therapeutischen Möglichkeiten.

Dabei ist die Anwendung von Zwang auch für einen Psychiater und seine Mitarbeiter ein Trauma, das sie gerne vermeiden möchten. Denn sie erleben es ebenfalls als starke Belastung, wenn sie Zwang anwenden müssen, sowohl wegen der direkten Anwendung von Gewalt als auch wegen des Wissens um deren traumatisierende Wirkung. Quälend erleben Psychiater und vor allem Angehörige die Situation, dass Menschen sich selbst gefährden, wenn ihre psychische Erkrankung sie zum sozialen Rückzug drängt, sie in Selbstisolierung verwahrlosen lässt, sie durch Mangelernährung zu körperlichen Krankheiten führt – und sie jedes Behandlungsangebot ablehnen; denn hier steht der Psychiater vor der Abwägung, Zwang zur vielleicht sogar lebensrettenden Behandlung bzw. Versorgung anwenden zu müssen, damit aber jegliche Möglichkeit für Vertrauensbildung zu verlieren. Versucht der Psychiater, den Kranken für eine Behandlung zu gewinnen, indem er ihn zuwartend, aber ohne sichtbaren Erfolg begleitet, muss er gelegentlich auch auf die Verzweiflung von Angehörigen eingehen, die ein aktiveres Vorgehen für notwendig halten und darauf drängen. Trotz solcher Schwierigkeiten der realen Praxis psychiatrischen Handelns ist seit den 1980er Jahren – wohl nicht zufällig parallel zum breiten Bekanntwerden der nationalsozialistischen Untaten – ein Prozess in Gang gekommen, der die professionell in der Psychiatrie arbeitenden Menschen zu einer neuen Sensibilität für die Bedürfnisse des individuellen Patienten mit psychischen Störungen führt.

So hat der juristische Kampf von Patienten um Einsicht in ihre vom Arzt über sie angelegte Krankengeschichte bis zu einer (bedingten) Einsichtsberechtigung über 30 Jahre gedauert.[363] Dabei wurden die Gewichte und Verhältnisse der dabei berührten und durchaus unterschiedlichen, aber jeweils berechtigten Interessen zueinander, z. B. ein Einsichtsrecht gegen das Recht auf Schutz Dritter, judikativ geklärt. Die Dauer dieses Klärungsprozesses mag zu einer evolutionären Einstellungsänderung und Anpassung an den grundlegend neuen normativen Kontext zur informationellen Selbstbestimmung beigetragen haben.

»Im Rückblick erscheint die Auseinandersetzung um ein Recht des Patienten zur Einsicht in ›seine‹ Krankenunterlagen als früher Beginn einer Epoche, die ab 1990 auch

362 Helmchen (2016) Psychiater zwischen Schweigepflicht und Offenbarungspflicht.
363 Ursprünglich waren die ärztlichen Aufzeichnungen über Patienten nur eine Gedächtnisstütze für den Arzt, während sie heute Bestandteil der pflichtgemäßen Dokumentation zu den Befunden des Patienten sind.

legislativ ein Recht des Publikums auf Einsicht in von öffentlichen Einrichtungen angelegte und verwaltete Datensammlungen anerkannt hat«.[364]

Dieser Einstellungswandel kann bildhaft etwa so gefasst werden:

Zielvorstellungen

Der lange Weg

vom *verwahrten* »armen Irren« und »unmündigen Kind«
über den *paternalistisch* behandelten Patienten
zum *selbstbestimmten* Menschen mit psychischer Krankheit,
dem bei seiner Suche nach machbaren Zielen *assistiert* wird

von der *verwahrenden* Irrenanstalt
über das *behandelnde* psychiatrische Krankenhaus
zum *unterstützenden* gemeindepsychiatrischen Zentrum
vom ausgeschlossenen »Ver-rückten« zum *teilhabenden* Mitmenschen

Einstellungsänderungen und sozialer Wandel

Diese Änderung braucht Zeit, um die Erfahrungen, die aus dem Blickwinkel früherer Auffassungen vom Patienten geprägt wurden, nun in einer neuen Perspektive zu sehen. Es braucht Zeit, um diese neue Perspektive einzuüben. Zudem ist diese Einstellungsänderung eingebettet in einen längerfristigen gesellschaftlichen Prozess tiefgreifender Veränderungen. Technische Perfektionierungen, nicht zuletzt infolge einer explosionsartigen Ausweitung und Intensivierung weltweiter Forschungsaktivitäten seit der Nachkriegszeit sowie Standardisierungen vieler alltäglicher Abläufe werden nicht nur als hilfreiche Erleichterung erfahren, sondern auch als bedrückende Einschränkung oder Überforderung. Immer mehr Menschen erleben die wachsenden Anforderungen ihrer jeweiligen Arbeitswelt, die Digitalisierung, die Folgen der Globalisierung, Veränderungen ihrer Mobilität, den Klimawandel. Viele fühlen sich dadurch direkt betroffen, sind verunsichert und stellen Fragen. Menschen nutzen die Zielvorstellung des Bundeskanzlers der 1970er Jahre Willy Brandt, »mehr Demokratie wagen«, und

364 Schmidt-Aßmann (2005) Free Access to Research Findings and Its Limitations. I, zit. in Helmchen 2007, S. 115.

die Entwicklung der für fast jeden Menschen erreichbaren Telekommunikation, um sich Meinungen zu bilden und auch auszudrücken. Nach anfänglicher Euphorie über die Möglichkeiten dieser neuen Technik beginnen seit Anfang des 21. Jahrhunderts allerdings ihre Risiken (Verlust des Privaten durch allumfassende Möglichkeit zur Kontrolle und Überwachung, Verbreitung von falschen Informationen als »fake news«) die Menschen zu beunruhigen. Öffentliche Proteste nehmen zu; Protest gegen die Risiken der Atomenergie (Atomwaffen, fehlende Endlager, Tschernobyl) führte über die Tsunami-bedingte Katastrophe des japanischen Atomkraftwerkes Fukushima 2011 zum überstürzten Atomausstieg in Deutschland; Proteste gegen die Umweltzerstörung durch Verbrennung von fossilen Energieträgern (Kohle, Öl, Gas), Rodung riesiger Waldgebiete (Amazonas), Verminderung der Biodiversität (»Bienensterben«) stärkten das Umweltbewusstsein, erhöhten den Druck auf die Politik und führten die Grünen als Partei des Umweltschutzes seit der Jahrtausendwende in Regierungsverantwortung, um Maßnahmen gegen den Klimawandel zu beschleunigen und zu verstärken. In dieser auch als bedrohlich erlebten Erschütterung des Lebensgefühls gewinnen die Menschenrechte als verfasstes Recht an Bedeutung.

Wenn die Einstellungsänderungen eines Zeitgenossen der letzten 100 Jahre den jeweiligen Wandel des Zeitgeistes widerspiegeln, dann zeigt sich, wie herrschende Ideen individuelle Überzeugungen oder zumindest individuelles (angepasstes) Verhalten zu bestimmen vermögen. Besonders deutlich wird dies, wenn sich die herrschenden Ideen abrupt und radikal ändern, so in Deutschland nach dem Ende des Zweiten Weltkrieges von der rassenhygienisch-kollektivistischen Ideologie der nationalsozialistischen Diktatur zur rechtsstaatlich-liberalen Demokratie, die an Grundrechten zur Freiheit des Individuums orientiert ist.

Die Generation nach der Katastrophe des Ersten Weltkrieges stolperte ohne relevante Vorerfahrungen in die noch viel größere Katastrophe der nationalsozialistischen Diktatur und des Zweiten Weltkrieges; die danach geborene Generation erlebte den Wiederaufbau eines zerbombten Landes im Unwissen über die verschwiegenen Verbrechen; aber in den 1960er Jahren fing sie an zu fragen und erhielt aufdeckende Antworten ab den 1980er Jahren; erst die folgende Generation begann, die nun bekannt werdenden nationalsozialistischen Verbrechen und die dahin führenden Mechanismen totalitärer Radikalisierung über Terror und Propaganda zu reflektieren. Anscheinend bedurfte es der emotionalen Distanz der Enkelgeneration, um Wissen oder gar Beteiligung geliebter Eltern und Großeltern an den Untaten ihrer Zeit kritisch ins Auge zu fassen. Eine Generation später, also in den 2020er Jahren, scheint die Erinnerung an jene schreckliche Zeit in Ritualen zu verblassen,[365] keine erschütternden Emotionen mehr zu provo-

365 Ossowski (2020) Zeugen sterben, Dinge erinnern. Eine Lange Nacht über die Habseligkeiten von Auschwitz. Sie macht mit ihrem Film die Möglichkeiten und auch die Unmöglichkeit

zieren, ja sogar verharmlost oder im Aufkommen einer tiefgreifenden Gesellschaftsveränderung vergessen zu werden – womit das Risiko steigt, dass die Menschen wieder populistischen Ideologen ins Verderben folgen könnten.

Es entwickelte sich zwar eine Kultur des Erinnerns. So beschrieb die Kulturwissenschaftlerin Aleida Assmann Beispiele einer aktivierenden Erinnerungskultur: sie datierte den Beginn öffentlicher Diskussionen mit der Wanderausstellung der Betonskulptur der »Grauen Busse« und interpretierte es als »unfertiges Denkmal«, das erst durch Begehen und Erinnerung der Besucher fertiggestellt wird. Es ist ein zweiteiliges Denkmal, das 2006 für die Opfer der Krankenmorde der nationalsozialistischen »Aktion T4« (sogenannte »Euthanasie«) im Zentrum für Psychiatrie Weißenau (der ehemaligen »Heilanstalt Weißenau«) in Ravensburg errichtet wurde[366]. Als weiteres Beispiel zeigte sie eine Anzeigetafel »Bus-stop«, auf der statt der Busse die Orte der über ganz Deutschland verteilten Lager und Ghettos angeklickt werden können.[367] Der Psychiater Frank Schneider hat als Präsident der psychiatrischen Fachgesellschaft (DGPPN) 2017 eine Wanderausstellung zur Erinnerung an die Krankenmorde mit biographischen Skizzen der Opfer und der Täter initiiert.[368]

Dieser Umgang mit der Vergangnheit blieb jedoch nicht unwidersprochen; dabei mögen fehlende Empathie ebenso wie mangelndes Vorstellungsvermögen eine Rolle spielen, denn die meisten heute lebenden Deutschen haben keine eigenen Kriegserfahrungen, und auch nur eine Minderheit hat eine Diktatur erlebt.

Ein Fazit solcher Erfahrungen ist: jedes politische System entwickelt sich und kann entgleisen, wenn eingebaute Kontrollen nicht mehr greifen, entweder infolge von Korruption, die zum Verlust staatlicher Autorität führt und im Chaos enden kann, oder aber infolge von ideologisierter »Gleichschaltung« (Totalitarisierung), die als Übermacht des Staates den Weg zur Diktatur markiert und meist im Blut von Revolution oder Krieg ertrinkt; vor allem dann, wenn die Mehrheit der Menschen durch die Korruption von Diktatoren verarmt und zum Aufstand gezwungen wird. Den Mittelweg zwischen solchen desaströsen Endpunkten von gesellschaftlichen Fehlentwicklungen einzuhalten, erfordert ständiges Bemühen. Jedoch kann dieses ständige Bemühen gegen Entgleisungen auch zu einer »Normalisierungsgesellschaft«[369] führen: Eine Kehrseite des

---

einer angemessenen Erinnerung deutlich, einer Erinnerung, die ihre objektivierend-rationalen und subjektivierend-empathischen Komponenten zusammenbringt.

366 Denkmal der grauen Busse. https://de.wikipedia.org/wiki/Denkmal_der_Grauen_Busse. Zugriff am 14.11.2022.

367 Assmann (2018) Der lange Schatten der Vergangenheit: Erinnerungskultur und Geschichtspolitik.

368 Schneider et al. (2014) Erfasst, verfolgt, vernichtet./registered, persecuted, annihilated. Kranke und behinderte Menschen im Nationalsozialismus/The Sick and the Disabled under National Socialism.

369 Broberg/Roll-Hansen 2005; Etzemüller 2002.

schwedischen Modells eines dritten Weges zwischen Kapitalismus und Sozialismus, eines »Volksheim« genannten Wohlfahrtsstaates barg das Risiko eines tendentiell totalitären Normalisierungsstaates; sichtbarstes Zeichen einer Fehlentwicklung war die schwedische Sterilisierungspraxis (s. o.).[370]

Aber in einer stabilen Wohlfahrtsgesellschaft kann das Bemühen auch nachlassen, weil es als nicht mehr erforderlich erscheint, seine Notwendigkeit nicht mehr erlebt wird. Die Illusion ewigen Friedens in Freiheit schien sich in Europa nach der langen Friedenszeit für drei Generationen, insbesondere nach der Euphorie der Wiedervereinigung Deutschlands, etabliert zu haben – bis der russische Überfall auf die Ukraine mit der Entgleisung in Tod und Verderben dem Muster des – inzwischen kaum noch erinnerten – Hitler'schen Überfalls auf die Tschechoslowakei im Jahre 1938 folgend eine erneute Zeitenwende markiert. Dieser unerwartete plötzliche Einbruch von historischem Ausmaß hat bisherige Gewissheiten weggespült.[371]

Damit steht die Psychiatrie vor der Aufgabe, die bisher gewonnene Einsicht für einen stützenden Umgang mit psychisch gestörten Menschen sowohl in die Praxis umzusetzen als auch gegen das Risiko zu verteidigen, dass die aus Notzeiten bekannte Vernachlässigung dieser Menschen wieder stärker werden könnte; sie könnten von Prioritätenlisten politischer Agenden verschwinden, obwohl die moralische, soziale und ökonomische Bedeutung dieses Drittels der Bevölkerung nicht unterschätzt werden

5 Rückblick und Ausblick

Wandel von Überzeugungen: Beispiel Psychiatrie

Ein solcher grundlegender Wandel der herrschenden Überzeugungen einer ganzen Gesellschaft spiegelt sich auch in ihren spezifischen Tätigkeitsbereichen, so in der Psychiatrie als einem Teilgebiet der Medizin. Nur wenige Hinweise sollen dies verdeutlichen:[372] Im Gefolge der Aufklärung wurden störende oder

370 Carlson 1990.

371 Im Tagesspiegel antwortete Josef Joffe, Mitherausgeber der »Zeit«, auf die Frage »wie viele alte Überzeugungen werden den Krieg nicht überleben?«: »Dass Verflechtung wie Nordstream den Frieden stärkt. Dass Deutschland Kohle- und Atomkraftwerke zumacht und sich so selber die russische Schlinge anlegt. Dass man von diesen Arabern kein Öl bezieht, sondern knapp die Hälfte unserer Importe von Russland. Dass man seit 1994 die Bundeswehr verkommen lässt, weil doch ewiger Friede herrscht. Dass man die Quellen nicht diversifiziert, weil Russland unsere Euros braucht. Dass R nach Stalin und Co. in die Völkerfamilie zurückkehren will.« (Joffe 2022)

372 Ausführlicher wird diese Entwicklung der psychiatrischen Versorgung dargestellt in Helmchen (2017) Das Janusgesicht der Psychiatrie. Nutzen und Risiken psychiatrischen

hilflose, also grob verhaltensauffällige Menschen nicht mehr als von bösen Geistern Besessene erlebt,[373] sondern allmählich als »geisteskranke« Irre, d. h. als psychisch kranke und des staatlichen Schutzes bedürftige Menschen angesehen. Im »Allgemeinen Preußischen Landrecht« von 1794 wird Versorgung von Menschen, die nicht für sich selbst sorgen können, als Pflicht des Staates festgeschrieben:

> »§.32. Diejenigen, welche wegen noch nicht erlangter Volljährigkeit, oder wegen eines Mangels an Seelenkräften, ihre Angelegenheiten nicht selbst gehörig wahrnehmen können (§. 25–31.), stehen unter der besondern Aufsicht und Vorsorge des Staats.«[374]

Zunehmend wurden hilfsbedürftige Kranke von einer sich gestört oder geängstigt fühlenden Umgebung, insbesondere von ihren überforderten Familien zur Aufnahme gebracht[375] – in Klöstern oder Schlössern, die nach der Französischen Revolution 1789 aufgelassen oder kommunalisiert wurden und sich zu Irrenanstalten entwickelten. Ärzte begannen sich um diese psychisch kranken »Irren« zu kümmern und wurden deshalb auch Irrenärzte genannt. Ihnen standen nur wenig wirksame Behandlungsmethoden zur Verfügung, vorwiegend pädagogische Maßnahmen, nicht selten konnten Gefährdungen nur mit Zwang abgewendet werden.

Um 1800 gewann die philanthropische Idee eines menschenfreundlichen Umganges mit den Kranken an Bedeutung. Sie wurde besonders deutlich 1800 vom Pariser Psychiater Philippe Pinel als »traitement morale«[376] konkretisiert

---

Handelns. Ein solcher Wandel betrifft die gesamte Gesellschaft, wie die parallele Entwicklung der Idee und Praxis der Euthanasie zeigt. Unter dem Titel »Euthanasie: Geistige Wuzeln im 19., Verbrechen im 20., Legalisierung im 21. Jahrhundert?« hat der Internist Werner Creutzfeldt diesen Wandel von der Warnung des erfahrenen Arztes Hufeland bis zur aktuellen Akzeptanz des assistierten Suizids dargestellt (Creutzfeldt, W. (2000). Euthanasie: Geistige Wurzeln im 19., Verbrechen im 20., Legalisierung im 21. Jahrhundert? Medizinische Klinik 95, 714–719). Hufeland hat (1796) in seinem berühmten Buch »Makrobiotik – Die Kunst das Leben zu verlängern« ausgeführt, dass der Arzt zum »gefährlichsten Menschen im Staate« wird, wenn er Rücksicht auf den Wunsch »eines sich den Tod wünschenden gepeinigten Kranken« nehmen würde (Hufeland, CW (1796) Makrobiotik oder die Kunst, sein Leben zu verlängern).

373 Und so wurde z. B. »eine übergroße, ungezählte Schar kranker Frauen ins Gefängnis oder auf den Scheiterhaufen gebracht« und als Hexen verbrannt (Pauleickhoff 1986).

374 Das Allgemeine Landrecht für die Preussischen Staaten (1794) Erster Theil, Erster Titel. Von Personen und deren Rechten überhaupt. §.32 Vormünder und Pflegebefohlene, S. 20.

375 Gründler (2013) Armut und Wahnsinn: ›arme Irre‹ und ihre Familien im Spannungsfeld von Psychiatrie und Armenfürsorge in Glasgow, 1875–1921.

376 Pinel (1800) Traité médico-philosophique sur l'aliénation mentale; deutsche Übersetzung; Pinel (1801) Philosophisch-medicinische Abhandlung über Geistesverwirrungen oder Manie. Schrenk, M. (1973) Traitement moral (Pinel). In Über den Umgang mit Geisteskranken: Die Entwicklung der psychiatrischen Therapie vom »moralischen Regime« in England und Frankreich zu den »psychischen Curmethoden« in Deutschland, M. Schrenk, ed. (Springer, Berlin – Heidelberg), S. 54–60.

sowie 1813 in England von Samuel Tuke als »moral management«[377] beschrieben und breitete sich schnell in ganz Europa aus; damit wurde versucht, den Patienten wohlwollend zu begegnen und sie mit psychologisch-pädagogischen Interventionen therapeutisch zu beeinflussen. Auch bemühten sich Irrenärzte, Zwangsmaßnahmen (Anketten, Zwangsjacken) zu reduzieren (»non-restraint«).

Gemälde zeigen, wie Pinel (1745–1826) in den Jahren der Französischen Revolution angekettete Patienten von ihren Ketten befreit, aber sie idealisierten diesen Wandel und machten ihn zu einem Mythos, der an der Wirklichkeit vorbeiging.[378] Pinel war weise genug, seinem Oberpfleger Jean-Baptiste Pussain zu folgen, der selbst Patient in der Irrenanstalt Bicêtre gewesen war und nicht nur als Erster die Ketten löste, sondern auch genesene Mitpatienten als Pfleger einstellte.[379]

Der Psychiater Klaus Dörner beschreibt die Legende wohl realitätsnäher:

> »Der gelähmte jakobinische Schreckensmann Couthon inspiziert das Bicêtre 1793, um unter den Irren nach verborgenen suspekten Volksfeinden zu suchen. Die Beleidigungen und Obszönitäten der Angeketteten sind ihm bald zuwider. Als Pinel ihn um die Erlaubnis bittet, sie loszulassen: ›Bürger, bist Du denn selbst ein Narr, daß Du solches Vieh loslassen willst?‹ Pinel insistiert: ›Bürger, ich bin überzeugt, daß diese Irren nur deswegen so unerträglich sind, weil sie der frischen Luft und der Freiheit beraubt sind.‹ Couthon zieht sich mit den Worten zurück: ›Mach mit ihnen, was Du willst, aber ich fürchte, Du wirst selbst das Opfer Deines Vorurteils werden!‹ Am selben Tag nahm Pinel 40 Irren die Ketten und den Wärtern die Ochsenziemer ab. An die Stelle der Ketten treten zumeist Zwangsjacken oder ähnliches; denn das Non-Restraint-System Conollys wird erst nach weiteren 60 Jahren aus England importiert«[380] –

und zwar durch den Psychiater Ludwig Meyer, der die Einstellung auch des Pflegepersonals drastisch zu ändern versuchte: »um alle Versuchung aus dem Wege zu schaffen, ließ ich sämmtliche Zwangsmittel (ca. 150 Zwangsjacken) verkaufen.«[381] Mit ihm zusammen propagierte der Psychiater Wilhelm Griesinger 1868: »Der Geist des Non-Restraint ist der Geist des Humanismus unseres Jahrhunderts«.[382]

Menschen mit psychischen Krankheiten wurden – der pädagogisch ausgerichteten Bildungsbeflissenheit des 19. Jahrhunderts entsprechend – eher als

377 Tuke (1813) Description of the Retreat, an Institution Near York, for Insane Persons of the Society of Friends.
378 Pichot (1991) Zum »Mythos Pinel«.
379 Davidson/Rakfeldt/Strauss 2010, S. 9.
380 Dörner (1969) Bürger und Irre. Zur Sozialgeschichte und Wissenschaftssoziologie der Psychiatrie, S. 179.
381 Burkhart 1991, S. 57.
382 Griesinger (1868) Zur Kenntnis der heutigen Psychiatrie in Deutschland. Eine Streitschrift gegen die Broschüre des Sanitäthsrats Dr. Laehr in Zehlendorf. Fortschritt? – Rückschritt! S. 9.

»unmündige« Kinder angesehen und »zur Besonnenheit und zum Gehorsam genöthigt«.

Im schon erwähnten Preußischen Landrecht von 1794 heißt es: »§.29. Rasende und Wahnsinnige werden, in Ansehung der von dem Unterschied des Alters abhangenden Rechte, den Kindern; Blödsinnige aber den Unmündigen gleich geachtet.«[383] Und im ersten deutschen psychiatrischen Lehrbuch, das Johann Christoph Reil 1803 publiziert hat, findet sich die Feststellung: »Geisteszerrüttete [...] sind Unmündige, müssen also genöthigt werden«.[384] Gleiches formulierte Friedrich Roller (1802–1878), Gründungsdirektor der damaligen Modellanstalt Ilmenau und Autor des 1831 einflussreichen Buches »Die Irrenanstalt nach allen ihren Beziehungen«, dessen erster Satz lautet: »Ein[!] Irre ist unmündig wie ein Kind«.[385] In England schrieb Samuel Tuke 1813: »There is much analogy between the judicious treatment of children, and that of insane persons«.[386] In seiner Beschreibung des Retreat, einer von seinem Großvater, dem Quäker William Tuke gegründeten kleinen privaten Anstalt für Menschen mit psychischer Krankheit, ist die Entwicklung des »moral management« dargestellt.[387]

Als »unmündige Kinder« sollten die Patienten mittels Belohnung und Bestrafung dazu gebracht werden, sich der strikten Ordnung der Anstalt anzupassen. Die äußere Ordnung sollte helfen, die innere Unordnung zu überwinden. Der Direktor der psychiatrischen Anstalt in Warstein, ab 1919 in Gütersloh, Hermann Simon, aktivierte die Patienten, indem er ihre gesunden Anteile durch Pflicht zur Teilnahme an gestuften Arbeitseinsätzen auf dem Klinikgelände ansprach, die dem jeweiligen Leistungsvermögen des Patienten angepasst wurden.[388] Er unterstützte die ambulanten Konzepte der »offenen Fürsorge«. Seine Maßnahmen, die gegen eine reine Verwahrung der Patienten gerichtet waren, veränderten die Atmosphäre der Anstalt so eindrücklich zum Positiven, dass sein Modell weltweite Beachtung fand.[389]

Ab Mitte des 19. Jahrhunderts begann die Evolutionstheorie die Gesellschaft zu beherrschen und auf ihrer Grundlage ab 1900 die Eugenik. In ihrer sozialdarwinistischen Verengung unterschied sie Menschen nach ihrem Wert und praktizierte negative Eugenik: »Schwache« bzw. »Minusvarianten«, vorwiegend die geistig Behinderten und psychisch Kranken, sollten durch Beratung, Schwangerschaftsabbruch und schließlich Sterilisation an der Fortpflanzung

383 Das Allgemeine Landrecht für die Preussischen Staaten 1794, S. 20.
384 Reil (1803) Rhapsodieen über die Anwendung der psychischen Curmethode bei Geisteszerrüttungen, S. 499.
385 Roller (1831) Die Irrenanstalt nach allen ihren Beziehungen, S. 1.
386 Tuke 1813, zit. in Davidson/Rakfeldt/Strauss 2010, S. 42.
387 Ebd.
388 Simon (1929) Aktivere Krankenbehandlung in der Irrenanstalt.
389 Helmchen 2017, S. 44, 58f.

gehindert werden; besonders in den 1930er Jahren wurde dies auch mit Zwang realisiert und schließlich mit Beginn des Zweiten Weltkrieges wurden so charakterisierte Menschen auf dem Boden der nationalsozialistisch forcierten Rassenhygiene als »geistig Tote«, als »Ballastexistenzen« mittels »Euthanasie« »auszumerzen« gesucht.[390]

Mit der Wiederbelebung eines humanen Weltbildes in der frühen Nachkriegszeit und dem Protest gegen die verelendeten psychiatrischen Krankenhäuser begann in den 1960er Jahren ein Reformprozess, der mit dem Ergebnis der Bundestags-Enquete von 1975 zur weitgehend erfolgreichen Reform der psychiatrischen Versorgung führte.[391] Nach einer Periode des (Ver-)Schweigens wurden ab den 1980er Jahren die allmählich bekannt werdenden nationalsozialistischen Verbrechen, insbesondere die eugenisch-präventive Zwangssterilisation und die euphemistisch »Euthanasie« genannte Tötung Hunderttausender psychisch Kranker zunehmend reflektiert. Man erkannte, dass Abwehrkräfte gegen diese Verbrechen vor allem durch zwei Faktoren geschwächt worden waren: zum einen durch eine fast ausschließlich naturwissenschaftlich orientierte Medizin, die die Krankheit zu bekämpfen suchte und dabei das Kranksein des Patienten aus dem Auge verlor, eine Medizin, die Kranke objektivierte, sich damit jedoch den Zugang zu subjektivem Erleben und Leiden verschloss;[392] zum anderen verdrängte auch die herrschende Ideologie der am »Volkskörper« orientierten kollektivistischen Eugenik das kranke Individuum aus dem Blickfeld des Arztes. Und nicht zuletzt denunzierte die nationalsozialistische »Umkehr aller Werte« das christliche Tötungsverbot als »Gefühlsduselei«.

Kritik an diesen Determinanten des ärztlichen Umgangs mit dem Patienten,[393] Sensibilisierung für ethische Fragen durch die seit den 1970er Jahren aufkommende bioethische Bewegung, Kritik von Patienten und ihren Angehörigen, zunehmende Bedeutung der Menschenrechte insbesondere durch die Umsetzung des »UN-Übereinkommens über die Rechte von Menschen mit Behinderungen« (UN-Convention on the Rights of Persons with Disabilities – CRPD) von

390 Ein konzeptueller Koordinator dieser eugenischen »Ausmerzungs-Politik« war der Schweizer Psychiater Ernst Rüdin (1874–1952), siehe Ein eugenischer Netzwerker, S. 101 ff.

391 Häfner (2015) Das Grauen hat ein Ende – Vorbereitung, Ausführung und Umsetzung der Enquete.

392 Pauleickhoff 1986.

393 In seinen Buch »Ideologie und Mord« begründet der Psychiater Bernhard Pauleickhoff mit ausführlichen Zitaten aus relevanten Texten zur nationalsozialistischen Tötung psychiatrischer Patienten, dass der entscheidende Grund für diesen Mord die rein naturwissenschaftlich-biologische Denkweise der Medizin war, die den Kranken nur leiblich sah und seine Personalität außer Betracht ließ; denn nur so konnte die Rede von »geistig Toten« aufkommen, die der erlebten Subjektivität der meisten Kranken mit schweren psychischen Störungen widersprach, aber das zentrale Argument der Täter war.

2006,[394] und nicht zuletzt wirksame Behandlungsverfahren führten dazu, den professionellen Blick auf den Patienten dafür zu weiten, das Selbstbestimmungsrecht des Patienten zu respektieren, ihn nicht nur in notwendige Entscheidungen einzubeziehen, sondern ihn mit den für seine Entscheidung erforderlichen Informationen zu versorgen und ihm bei seiner Entscheidung zu assistieren.[395] Hier ist ein grundlegender Perspektivwechsel im Gange:

> »Indeed, several authors have regarded the Convention as a »paradigm shift« [2], highlighting the importance of universal recognition of the dignity of persons with disabilities and supporting the change »from objects to subjects«. In this framework, one of the main purposes of the Convention is the transition from substitute decision-making to supported decision-making, with the intent of empowering persons with disabilities, acknowledging their disabilities without diminishing their worth and rights.«[396]

Exkurs: Ambivalenz der Anpassung – zwischen Überlebensnotwendigkeit und Opportunismus

In der Entwicklung gesellschaftlicher Veränderungen spielen Ideen eine erhebliche Rolle. Bei ihrer Entstehung, Verbreitung und ihren Folgen sind Prozesse der Anpassung von großer Bedeutung.

> »So können individuelle Überzeugungen zu gesellschaftlich herrschenden Ideen werden, wenn sie von charismatischen Individuen vorgetragen werden und Menschen enthusiasmieren. Ebenso geht es umgekehrt um die Frage, wie weit individuelle Überzeugungen sich dem Wandel des Zeitgeistes anpassen oder stabil bleiben – und dadurch auch widerständig werden können. Anpassung kann Zeichen von Lernfähigkeit sein, sich durch Argumente überzeugen zu lassen. Anpassung kann aber auch auf Opportunismus hinweisen, wenn man sich um des eigenen Vorteils willen (einschließlich des Wohlfühlens in einer irrenden Gruppe) an unerwünschte gesellschaftliche Veränderungen anpasst. Nicht selten sind beide Determinanten von Anpassung gemischt. Ebenso kann es positiv als charakterfest konnotiert werden, an der eigenen Überzeugung trotz eines dagegenstehenden Zeitgeistes festzuhalten; das gleiche Verhalten kann aber auch als Lernunfähigkeit oder Rigidität eines ›Betonkopfes‹ denunziert werden.«[397]

Eine Frage dabei ist, ob die negativ gesehene Anpassung an unerwünschte gesellschaftliche Veränderungen (»Opportunismus«) einen Hintergrund hat, der

394 Galderisi et al. (2018) United Nations convention on the rights of persons with disabilities needs to be interpreted on the basis of scientific evidence regarding psychiatry.

395 Zentrale Ethikkommission bei der Bundesärztekammer 2016; Spatz/Krumholz/Moulton 2016.

396 Galderisi preprint {International Library of Law, Ethics and the New Medicine}.

397 Helmchen (2024) Überzeugungen im Zeitenwandel.

zwar den Opportunismus nicht entschuldigt, aber vielleicht seine Verbreitung und Dauerhaftigkeit verständlicher machen könnte.

In seiner Entwicklung hat der Mensch Begriffe (Grundbegriffe, Kategorien) entwickelt, um zweckdienlich das ordnen zu können, was er von seiner Umwelt wahrnimmt. Kategorien werden als Ergebnis unbewusst intuitiver Klassenbildung aufgefasst. Sie ermöglichen eine sehr schnelle Zuordnung von Wahrnehmungen (Bedeutung des »ersten Eindrucks«) und ebenso unmittelbare Entscheidungen, die lebensrettend oder schädlich sein können.

Ein Negativ-Beispiel: Untersuchungen in den USA ergaben, dass die Wahrscheinlichkeit, von der Polizei erschossen zu werden, für unbewaffnete Schwarze mehr als dreimal höher als für unbewaffnete Weiße ist; dieser Befund wurde so interpretiert, dass darin das rassistische Stereotyp zum Ausdruck komme, Schwarze seien gefährlich.[398] Die Aktivierung dieses als Stereotyp fixierten Vor-Urteils in Situationen von Stress oder Angst hat auch eine körperliche Grundlage, wie in neurowissenschaftlichen Experimenten gezeigt werden konnte.[399]

Ein Positiv-Beispiel: In einem US-amerikanischen psychiatrischen Krankenhaus waren von 70 adoleszenten Patienten, die in 453 Gewaltakte verwickelt waren, 56 Weiße, neun Schwarze, drei Puertoricaner und zwei Hispanier. Aus den Krankenunterlagen waren keine Unterschiede in der Häufigkeit der Gewaltakte zwischen den weißen und den farbigen Patienten zu entnehmen. Wohl aber hatte das weiße Krankenhauspersonal die farbigen Patienten unmittelbar nach der Einweisung viermal so häufig wie die weißen Patienten körperlichen Beschränkungen unterworfen. Dieser offenbar »rassenabhängige« Unterschied der Häufigkeit von einschränkenden Zumutungen verschwand im Laufe von Wochen infolge des direkten personalen Kontaktes zwischen den »Rassen«.[400] Hier wird deutlich, dass nicht nur der unmittelbare Kontakt, sondern auch die Dauer des direkten Kontaktes mit dem Fremden Vor-Urteile zu reduzieren vermag.

Die Bedeutung fehlenden Kontaktes mit anderen Menschen für die Bildung von Vorurteilen über diese anderen Menschen wird in der Begründung des Rassenkonzeptes deutlich: Im 18. Jahrhundert versuchte man, wie der Philosoph Manfred Geier erläutert,[401] die Vielfalt der Natur zu ordnen. Durch ihre Systematik und Methodik gewannen Ordnungssysteme wie das »Systema Naturae« des Schweden Carl von Linné (1735) und die »Histoire Naturelle« des Franzosen Georges-Louis Leclerc comte de Buffon (1778) Bedeutung. Sie ordneten dabei auch die weltweite Vielfalt der Menschen, wie sie in den zahllosen Reiseberichten

398 Ross 2015.

399 Azevedo/Garfinkel/Critchley/Tsakiris (2017) Cardiac afferent activity modulates the expression of racial stereotypes.

400 Bond/DiCandia/MacKinnon (1988) Responses to violence in a psychiatric setting: The role of patient's race.

401 Geier (2022) Philosophie der Rassen. Der Fall Immanuel Kant.

der die Welt erobernden Europäer beschrieben und als höchste Entwicklung des Tierreiches angesehen wurden. So trennte eine Gruppe junger Göttinger Professoren in den 1770er Jahren Menschen vornehmlich nach der Hautfarbe in vier bzw. fünf »Varietäten« oder auch »Rassen«.[402] Ein grundlegender Dissens der Gruppe bestand jedoch darin, dass diese »Rassen« von einigen Professoren (Blumenbach und Soemmering) als Varietäten des einen Menschengeschlechts verstanden, von anderen Göttinger Professoren (Meiners) hingegen hierarchisch bewertet wurden, etwa die »hellen und schönen« kaukasischen gegenüber den »dunkelfarbigen und hässlichen« mongolischen Völkern. Während letztere Auffassung ausschließlich auf mehr oder weniger unreflektiert subjektiven Reiseberichten basierte und man daraus die »Rechtmäßigkeit des Neger-Handels« (Meiners 1790) ableitete, wurde erstere mit der unmittelbaren Anschauung im direkten Kontakt mit den Menschen anderer Kontinente empirisch begründet. Die daraus abgeleitete Empörung gegen den Sklavenhandel und die Forderung, alle Menschen in ihrer Eigenschaft als Menschen, als einander Gleiche zu sehen, mag eine der Triebkräfte der Französischen Revolution und ihrer Proklamation der Menschenrechte gewesen sein.

Auf den Zusammenhang von *Kategorien mit Vorurteilen und Stereotypien* sowie mit Ideologien kann hier nicht weiter eingegangen werden. Insgesamt jedoch sind sie alle Instrumente des menschlichen Denkens, die die Komplexität der erfahrbaren Welt reduzieren und dem materiellen wie sozialen Überleben dienen. Kategorien sind Modelle der Wirklichkeit, aber nicht die Wirklichkeit selbst.Für ihre Existenz erheblich ist ihre Tauglichkeit für das Überleben, nicht aber ihr Bezug zur Wirklichkeit. Sie sind mentale Konstruktionen, die sich mit der Veränderung der Welt, insbesondere der sozialen und kulturellen Umwelt wandeln. Sie scheinen jedoch auch evolutionär bedingte Dispositionen zu haben: aus sozialpsychologischen Experimenten und deren neurowissenschaftlich erfassten biologischen Konkordanzen[403] wurde geschlossen, dass

> »unsere Orientierung an Gruppen- und Mehrheitsmeinungen noch erheblich mehr als eine bloße Anpassungsleistung« sei. »Sie ist wahrscheinlich eine sehr tief verankerte basale Determinante menschlicher Orientierungsleistungen«.[404]

402 Bis heute wird der Begriff »Rasse« unterschiedlich definiert und vielfältig politisch ge- oder missbraucht, z. B. von deskripitiv als Populationsbegriff bis bewertend als Typenbegriff. Andreas Heinz (pers. Mitteilung vom 05. 02. 2023) versteht unter »Rassen« falsch dichotom kategorisierte Populationen: Heinz/Müller/Krach/Cabanis/Kluge 2014; s. a. Fischer/Hoßfeld/Krause/Richter (2019) Jenaer Erklärung: Das Konzept der Rasse ist das Ergebnis von Rassismus und nicht dessen Voraussetzung.

403 Trautmann-Lengsfeld/Herrmann (2013) EEG reveals an early influence of social conformity on visual processing in group pressure situations.

404 Precht/Welzer (2022) Die vierte Gewalt. Wie Mehrheitsmeinung gemacht wird, auch wenn sie keine ist.

Kategorien, Vorurteilen und Stereotypen liegen Mechanismen zugrunde, die mit der Entwicklung des Menschen verbunden sind, sowohl der evolutionären wie der individuellen Entwicklung. Sie erleichtern oder erschweren die Anpassung an neue Situationen. Anpassung kann sowohl einen Überlebensvorteil verschaffen (»survival of the fittest«, Überleben des Angepasstesten)[405] als auch in die Irre führen. Letzteres ist wahrscheinlich, wenn sich das eigene Denken unreflektiert oder auch bewusst der herrschenden Meinung anpasst (»aus Überzeugung mitmacht«). Anpassung kann Schaden stiften oder gar Verbrechen ermöglichen, wenn sie ohne Beachtung der Rechte anderer Menschen, insbesondere der Menschenrechte auf Leben und Würde, menschenfeindliche gesellschaftliche Entwicklungen durch »Mitmachen« unterstützt. Anpassung wird zum Opportunismus, wenn sie dem eigenen Vorteil dient. Dabei vermischen sich oft die Motive, etwa wenn beim Mitmachen aus Überzeugung negative Folgen der herrschenden Ideologie »in Kauf genommen werden müssen« und der eigene Vorteil »mitgenommen« wird. Solch gefährlicher Opportunismus findet sich beispielsweise in Biographien von Menschen, die in totalitär entgleisten Gesellschaften leben.[406] Anpassung kann aber auch als Opportunismus erscheinen, der sich einer neuen Situation anpasst, um die eigenen Überzeugungen zu schützen.

Ein Beispiel für eine allenfalls oberflächliche Form der Anpassung: Die Oberschwester der psychiatrischen Klinik des Kaiser-Wilhelm-Instituts für Hirnforschung in Berlin-Buch hatte 1933 einen Pfleger wegen seiner SA-Zugehörigkeit entlassen. Die darauf erfolgte Denunziation hat Oskar Vogt, Direktor des Instituts, mit folgendem Argument abgewehrt:

> »Die sehr tüchtige Oberschwester hat in ihrer bald zwanzigjährigen Ordenstätigkeit die vom (Diakonie-)Orden vorgeschriebene Überparteilichkeit stets als sehr wohltuend empfunden, was ja mit Rücksicht auf die wechselnden Systeme seit unserem Zusammenbruch (1918) wohl allgemeines Verständnis finden wird. Oberschwester Martha ist dann nach dem Umbruch (von 1933) zunächst in Gewissenskonflikte gekommen, von diesem bewährten Prinzip Abstand nehmen zu müssen, sie hat sich aber inzwischen vollständig in die heutigen politischen Verhältnisse eingelebt.«[407]

Einleben heißt hier nicht Akzeptanz, sondern bestand für die Oberschwester darin, weiterhin nach ihrer christlichen und antinationalsozialistischen Überzeugung zu handeln, aber offene Konfrontationen zu vermeiden.

Leitkategorien fassen weite Teile der Welt zusammen; sie weisen auf typische Denkstrukturen in einer Kultur hin (»Zeitgeist«). Je abstrakter (also je mehr verallgemeinert und je weniger konkret) eine Kategorie ist, desto realitätsferner bildet sie die Welt ab und desto mehr dient sie vor allem dem »Wir-Gefühl der

405 Siehe S. 24f.
406 Siehe Ein opportunistischer Reformpsychiater, S. 111ff.
407 Helmchen (2015) Ärztliches Gewissen und Zeitgeist, S. 343.

Beteiligten«[408] (z. B. Eugenik, Sozialismus, das Neue Deutschland, Kollektivismus »Gemeinnutz vor Eigennutz« – Karl Jaspers sprach 1931 von der kollektivistischen Praxis des Säkulums[409]). Vor allem aber vereinfachen sie die Verständigung innerhalb einer Kultur. Besonders wirksam sind jene Denkmuster, die auf unterbewusster Kenntnis des normativen Gerüsts der eigenen Gruppe beruhen, also der Gruppe, in der man aufgewachsen ist und durch die man geprägt wurde; es sind jene Vor-Urteile, die auf Erfahrung und Kenntnis der Verhaltensregeln der eigenen Gruppe und der Bedeutung bestimmten Verhaltens beruhen, wie sie etwa mit der »Goldenen Regel«[410] beschrieben sind: man kennt sich aus, weiß sich zu bewegen und gegenüber anderen Menschen zu verhalten, wird von der Emotion der Gruppe bewegt, ja gelegentlich sogar getragen. Allgemein sind mit Vor-Urteilen jene impliziten Erinnerungen an vorgängige Erfahrungen und früher getroffene oder übernommene Entscheidungen gemeint, ohne die wir nicht handlungsfähig wären und die zu unserer Identität und unserem Gewissen gehören.[411]

Vor-Urteile können jedoch die Kommunikation mit Angehörigen einer anderen Kultur erschweren. Letzteres geschieht vor allem dann, wenn die Anderen nur entsprechend der eigenen Denkstruktur bzw. Kategorien beurteilt werden. Deren komplexitätsreduzierender adaptiver Vorteil gerät zum Nachteil, wenn solche Urteile auf Einstellungen beruhen, die auf unvollständigen oder falschen Informationen gründen;[412] es sind dann Vor-Urteile, wie sie üblicherweise negativ gemeint sind. Verbindet sich die Kategorie mit einer übertriebenen, rigiden und wertenden Überzeugung, spricht man von einer Stereotypie. Ihre »Funktion besteht in einer Rechtfertigung (Rationalisierung) unseres Verhaltens in Verbindung mit dieser Kategorie«.[413]

Kategorien erscheinen oft als komplementäre Begriffspaare, als *Dichotomie* (z. B. Ich versus Welt, Kultur versus Natur; Dichotomie kann auch als epochale Aufeinanderfolge einander korrigierender Leitkategorien gesehen werden). Dichotome Kategorien können polarisieren. Deutlich wird dies in der Begegnung zwischen einander fremden Gruppen. Im unreflektierten Vergleich werden Vor-Urteile wirksam.

408 Aronson (1994) Sozialpsychologie. Menschliches Verhalten und gesellschaftlicher Einfluß.
409 Jaspers (1931) Die geistige Situation der Zeit.
410 Bergpredigt, Matthäus 7,12.
411 Helmchen (2021) Warum erinnern? Die eugenisch-präventive Zwangssterilisation im Wandel der Zeit.
412 Aronson 1994, S. 300.
413 Tajfel (1982) Gruppenkonflikt und Vorurteil. Entstehung und Funktion sozialer Stereotypen.

Als *relative Depravierung* wird eine Diskrepanz zwischen Erwartung und Realität oder auch als »Nichteintreten einer Erwartung«[414] bezeichnet. So kann der eigene Status im Vergleich zu anderen Mitgliedern der eigenen wie auch immer (z. B. ethnologisch als Rasse oder soziologisch als Klasse) definierten Gruppe als unbefriedigend oder ungerecht erlebt werden. Erfasst diese subjektiv erlebte Diskrepanz viele Mitglieder einer Gruppe im Vergleich mit einer anderen Gruppe, dann kann

> »das Bewusstsein eines gemeinsamen Gruppenschicksals, determiniert durch die Rasse« der Gruppenmitglieder dazu führen, »dass die Bestrebungen der Gruppenmitglieder weniger auf individuelle Ziele wie Erfolg ausgerichtet sind, sondern vielmehr auf die Entwicklung politischer Ideologien«.[415]

1939 schrieben Chapman und Volkmann:

> »Jede Veränderung des Anspruchsniveaus, die durch Veränderung des Bezugsrahmens hervorgerufen wird, kann enorme soziale Folgeerscheinungen auslösen. Die neue Beurteilung kann als Katalysator für größere soziale Veränderungen wirken, innerhalb derer ganze Gruppen ihre Zielvorstellungen und vielleicht auch ihren Status abrupt revidieren«.[416]

Die menschliche Fähigkeit zur schnellen Anpassung an unerwartete oder unbekannte Situationen mittels bereitliegender Entscheidungsschablonen (Kategorien, Vorurteile, Stereotypien) ist offenbar evolutionär bedingt, tief verwurzelt und ubiquitär. Damit wird die Penetranz wie auch die Ambivalenz dieser als Opportunismus erscheinenden Anpassungsleistung verständlicher. Solches Wissen sollte uns helfen, unsere Anpassungsleistungen zu reflektieren, ein opportunistisches Verhalten genauer zu prüfen und einen fremden Menschen nicht nur als Teil einer wie auch immer definierten anderen (als der meinigen) Gruppe zu sehen, wie etwa »die« Juden, die »Klassenfeinde«, »die« Flüchtlinge, »die« psychisch Kranken; es könnte helfen, von solchen Kennzeichnungen einer Gruppe, die meine Vor-Urteile aktivieren, die individuellen Eigenheiten eines Menschen zu trennen, also mein Gegenüber zunächst als Individuum, als Menschen in seiner jeweiligen Eigenart zu erleben.[417]

414 Ebd.
415 Geber (1972) Occupational aspirations and expectations of South African high school children. (Übersetzung aus dem Englischen von Helmchen)
416 Chapman/Volkmann (1939) A social determinant of the level of aspiration. (Übersetzung aus dem Englischen von Helmchen)
417 Helmchen 2021.

Denken und Handeln zwischen Ideologie und Menschlichkeit

Wechselwirkungen zwischen einzelnen Persönlichkeiten und dem Zeitgeist werden besonders deutlich, wenn letzterer sich wandelt, so vom Kaiserreich über die Weimarer Demokratie und die nationalsozialistische Diktatur bis zum Realsozialismus in der DDR und zum liberalen Wohlfahrtsstaat in der Bundesrepublik, von der eugenischen Katastrophe bis zum Wirksamwerden der Menschenrechte. Biographische Skizzen einiger Protagonisten herrschender Ideen dienen als Beispiele unterschiedlicher Inhalte und Akzente von Ideen, die den Zeitgeist mit immer gleichen Wirkungsmechanismen sowohl beeinflussten als auch sein Ausdruck waren.

Persönlichkeiten nehmen die Gedanken der Zeit auf, entwickeln sie weiter und reflektieren sie zurück in die Gesellschaft; so beginnen Ideen zu wachsen und schließlich zu herrschen. Aber die individuelle Ausprägung ähnlicher Grundideen ergibt ein vielfältiges Bild. Spätere kategoriale Zuordnungen erscheinen deshalb oft als einseitig oder unzutreffend. So setzte sich die Frauenrechtlerin, Pazifistin und Publizistin Helene Stöcker (1869–1943) um 1900 wie auch andere Sozialreformer für das Recht auf Abtreibung ein. Ihr Engagement dafür stand in engem Zusammenhang mit ihrem Einsatz für Eugenik und, wie sie es nannte, für die »Hebung der Rasse«.[418]

> »Stöcker unterstrich, wie wichtig Nietzsches Forderungen im Hinblick auf die Eugenik sei [!], auf die ›Höher-hinauf-Pflanzung, wie Nietzsche es formuliert hat. Das Gebot: ›Du sollst nicht töten‹, meinte Nietzsche, war eine Naivität, verglichen mit dem Ernst des Lebensverbotes ›Du sollst nicht zeugen‹ den ungeeigneten Menschen gegenüber.‹ Gleichwohl trennten die Pazifistin und entschiedene Gegnerin des Antisemitismus Welten von dem mörderischen Gedankengut der Nationalsozialisten,« vor denen sie 1933 über Schweden in die USA floh.[419]

418 Stöcker (1905) Das Werden der sexuellen Reform seit hundert Jahren.

419 Helene Stöcker. https://de.wikipedia.org/wiki/Helene_St%C3%B6cker. Zugriff am 06.05.2021.

6 Die eugenische Katastrophe

Im Gefolge der Evolutionstheorie entstand die Eugenik mit der Idee, einen gesünderen Menschen, ja einen »neuen Menschen« zu züchten (positive Eugenik). Degenerationstheoretiker und Sozialpolitiker sahen darin die Möglichkeit, den infolge des Schutzes der Schwachen, der Armen und Behinderten kontinuierlichen Anstieg der Soziallasten dadurch zu begrenzen, dass sie die Fortpflanzung dieser sozial bedürftigen Menschen zu begrenzen suchten. Erbtheoretiker wollten damit vor allem auch die Weitergabe krankheitsfördernden Erbgutes verhindern (negative Eugenik). Die Ideen wurden von den Nationalsozialisten mit ideologisch-radikaler Konsequenz umgesetzt. Sie betrafen in erster Linie Menschen mit psychischen Erkrankungen und sie erschütterten die Psychiatrie.

Ein gescheiterter Ikarier

Alfred Ploetz (1860–1940) gründete um 1879 in seiner Breslauer Schulzeit als begeisterter Leser der damals aktuellen Werke von Darwin und Haeckel mit Schulfreunden einen Geheimbund zur »Ertüchtigung der Rasse«.

> »Durch die Lektüre der Werke Darwins, Haeckels und anderer Biologen, bereits auf der Schule, sowie durch die […] Romane von Felix Dahn und anderer Verherrlicher des germanischen Altertums und Mittelalters wurde ich nachhaltend begeistert für die germanische Rasse (heute würden wir sagen: der nordischen Rasse) und beschloss, es zu meiner Lebensaufgabe zu machen, die germanische Rasse […] wieder zur Reinheit und Höhe des ersten Jahrtausends hinaufführen zu helfen. Ich gewann […] eine Anzahl meiner Freunde und Kameraden für diese Sache«.[420]

Ploetz studierte Nationalökonomie in Breslau, floh aber bald darauf vor den »Häschern des Sozialistengesetzes«[421] nach Zürich, wo er Medizin studierte und sich in sozialkritischen bzw. sozialistischen Kreisen um den Psychiater August Forel (»Zürcher Kreis«) bewegte; diesem gegenüber verpflichtete er sich »alkoholische Getränke für immer zu vermeiden«, nachdem dieser ihm die Opfer des Alkoholismus in der Klinik gezeigt hatte.[422] 1883 ging er nach Amerika, um dort seine Vorstellung einer sozialistischen Kommune (»Ikarien«) zu verwirklichen.[423] Nach deren Scheitern kehrte er ernüchtert zurück und schrieb an Gerhart Hauptmann, dass

420 Ploetz »Lebenserinnerungen«, zit. in Doeleke (1975) Alfred Ploetz (1860–1940). Sozialdarwinist und Gesellschaftsbiologe, S. 4f.

421 Tschörtner (2003) Die Sieben. Gerhart Hauptmann und die Ikarier, S. 71, zit. in Wikipedia: Alfred Ploetz. https://de.wikipedia.org/wiki/Alfred_Ploetz.

422 Doeleke 1975.

423 Timm (2017/2019) Ikarien.

> »mit dem heutigen durchschnittlichen Menschenmaterial der Zusammenhalt solcher Kolonien nicht aufrechtzuerhalten wäre. Streitsucht, Mangel an Hingabe und Einsicht, Faulheit und Untreue spielen eine zu große Rolle.«[424]

Die Qualität der Menschen müsse verbessert werden, »nicht die des einzelnen, sondern die der Rasse.«[425]

Ploetz promovierte 1890 in Medizin, heiratete im selben Jahr die Ärztin Pauline Rüdin, eine Schwester des schweizerischen Vererbungsforschers und Psychiaters Ernst Rüdin (s. u.), mit der er in einer Kommune für vier Jahre erneut in den USA lebte. Er wandte sich von seinen sozialistischen Idealen ab und vertrat nun die Ansicht, dass die Gesellschaft nach darwinistischen Grundsätzen organisiert werden müsse. Sein danach entwickeltes und mit der Ideologie der Rasse verbundenes eugenisches Konzept publizierte er 1895 unter dem Titel der Rassenhygiene.[426] Dieses Konzept verbreitete er mit Gründung des Archivs für Rassen- und Gesellschaftsbiologie (ARGB) 1904 und initiierte 1905 zudem die Gründung der Deutschen Gesellschaft für Rassenhygiene.

Er wandte die Darwin'sche Evolutionstheorie auf die Entwicklung der Gesellschaft an. In dieser sozialdarwinistischen Zugangsweise machte er seine Überzeugung als Dilemma deutlich, dass der mit Darwins Lehre beschriebene Kampf ums Dasein durch die humanistische Gleichheitsidee des Sozialismus ausgehebelt werde, weil letztere die »Schwachen und Minderwertigen« schütze; dies aber verschlechtere die Gesundheit und Leistungsfähigkeit des Volkes bzw. der Rasse. In seinem Konzept der Rassenhygiene flossen um 1900 herrschende Ideen der Eugenik, der Rasse und der Degeneration zusammen, Ideen, die heute als unzutreffende Konstrukte bzw. als Ideologien erkannt sind. Allerdings schien auch seine jugendliche sozialistisch-kollektivistische Ideologie nicht ganz vergessen, wenn er forderte:

> »Die Rassenhygiene, das Bestreben, die Gattung gesund zu erhalten und zu vervollkommnen, muss also das herrschende Prinzip bleiben, und die Individual-Hygiene sammt ihren socialen und politischen Ausläufern muss sich unterordnen,«[427]

womit der Staat tief in das Privatleben der Menschen eingreift.

Ploetz war mit dem Biologen Ernst Haeckel befreundet, wurde 1906 Mitglied in dessen Monistenbund[428] und 1910 Vorstandsmitglied in der Deutschen Ge-

424 Doeleke 1975, S. 13.

425 Winau 2005, S. 2.

426 Ploetz 1895.

427 Ebd. S. 13.

428 Der Monistenbund wurde 1906 in Jena durch Ernst Haeckel* als freidenkerische Gruppe gegründet und hatte bis zum Ersten Weltkrieg über seine bedeutenden intellektuellen Mitglieder (u.a. den Nobelpreisträger Wilhelm Ostwald, den Sozialisten Rudolf Goldscheid, den Psychiater Auguste Forel, den Arzt Wilhelm Schallmayer u.v.a.m.) erheblichen Einfluss auf den Zeitgeist. Der Bund suchte »nach einer neuen, auf naturwissenschaftlicher

sellschaft für Soziologie, 1930 zum Dr. h. c. der Münchener Universität promoviert, als Pazifist 1936 für den Friedensnobelpreis vorgeschlagen,[429] im gleichen Jahr von Hitler zum Professor ernannt und 1937 zum Mitglied der Deutschen Akademie der Naturforscher Leopoldina gewählt. Allmählich entwickelte er die Ansicht vom Vorrang der »nordischen Rasse« und favorisierte die weltweite Dominanz der arischen Rasse, Vorstellungen, die die nationalsozialistische Rassenlehre beeinflussten. Ebenso wandelten sich seine Äußerungen zum Judentum von einer teilweise positiven zu einer antisemitischen Einstellung gegen einen als reinrassig angesehenen Typus des Juden.[430] So veränderte sich auch seine zunächst ablehnende Meinung gegen die Nationalsozialisten als »Knebler der freien Wissenschaft« zu der Ansicht, dass sie »Vollbringer eines Teiles seiner Ideen und Ziele« seien.[431]

Obwohl Ploetz sein Konzept von Rassenhygiene als »Utopie« bezeichnete, über deren »komisches und grausames Äusseres« der Leser nicht zu erschrecken brauche, denn es handele sich um einen »einseitigen, durchaus nicht allein berechtigten Standpunkt«, der die Divergenzen zwischen darwinistischen und tradierten sozialen Idealen veranschaulichen solle, »liegt eine direkte Verbindung zwischen diesem Konzept und der Ideologie des Nationalsozialismus nahe«,[432] so wenn er schreibt:

> »Wer sich dann in dem ökonomischen Kampf als schwach erweist und sich nicht erhalten kann, verfällt der Armuth mit ihren ausjätenden Schrecken. Armen-Unter-

---

Grundlage ruhenden einheitlichen Weltanschauung« und vertrat »neben der Propagierung der Erkenntnisse der modernen Naturwissenschaften (und hier insbesondere die Descendenztheorie) auf der Grundlage eines materialistischen Monismus (Verbindung von Natur und Geist) sozialreformerische, ökonomische und bildungspolitische Anliegen (wie z. B. Bodenreform, Mütterschutz, massive Förderung der Volksbildung, Abstinenzlerbewegung). Neben neolamarckistischen und neomalthusianischen Positionen wurden auch sozialdarwinistische Positionen in Fragen der Vererbungslehre (Genetik) und der Eugenik vertreten. Ein Schwerpunkt war der Kampf gegen kirchlichen und ideologischen Dogmatismus. Spätere Autoren sahen in ihm sowohl eine »protofaschistische Organisation« wie auch einen »Kulturblock der Linken« (Helene Stöcker). (Monistenbund. https://de-academic.com/dic.nsf/dewiki/971619. Zugriff am 04.05.2022.)

* Bereits 1904 war Haeckel auf dem internationalen Freidenker-Kongress in Rom zum »Gegenpapst« ausgerufen worden.

429 Für seine pazifistische Stellungnahme gegen den Krieg wegen dessen eugenisch kontraselektorischer Wirkung, den »schlimmsten Rassenfeind«, dem die Besten zum Opfer fallen, wurde Alfred Ploetz 1936 für den Friedensnobelpreis vorgeschlagen. Statt Ploetz erhielt den Friedensnobelpreis 1937 dann aber der im KZ Sachsenhausen einsitzende Publizist Carl von Ossietzky; Hitler sah dies als Affront und verbot weiteren deutschen Preisträgern die Annahme ihrer Nobelpreise.

430 Schäfer (2005) Vermessen – gezeichnet – verlacht. Judenbilder in populären Zeitschriften 1918–1933, S. 181.

431 Doeleke 1975, S. 102.

432 Weber (1993) Ernst Rüdin – Eine kritische Biographie., S. 46.

> stützung darf nur minimal sein und nur an Leute verabfolgt werden, die keinen Einfluss mehr auf die Brutpflege haben. Solche und andere ›humane Gefühlsduseleien‹ wie Pflege der Kranken, der Blinden, Taubstummen, überhaupt aller Schwachen, hindern oder verzögern nur die Wirksamkeit der natürlichen Zuchtwahl. Besonders für Dinge wie Krankheits- und Arbeitslosenversicherung, wie die Hülfe des Arztes, hauptsächlich des Geburtshelfers, wird der strenge Rassenhygieniker nur ein missbilligendes Achselzucken haben. Der Kampf um's Dasein muss in seiner vollen Schärfe erhalten bleiben, wenn wir uns rasch vervollkommnen sollen, das bleibt sein Dictum.«[433]

Wenn sich Ploetz hier auch vom »strengen« Rassenhygieniker distanziert, indem er ihn in die dritte Person setzt, und es auch

> »historisch sinnvoll erscheint, zwischen konzeptueller Urheberschaft und politischer Umsetzung zu differenzieren,« so »stellte sein Denken dennoch eine der wesentlichen ideengeschichtlichen Voraussetzungen für die späteren Diskussionen um die Zwangssterilisation und die Krankentötung sowie für die nationalsozialistische Bevölkerungspolitik allgemein dar.«[434]

Als »die tragende Idee des dritten Reiches« wurde seine Konzeption in einer Laudation zu seinem 80. Geburtstag kurz vor seinem Tode angesehen.[435]

Ploetz' frühe utopische Erwartungen und Forderungen wurden 40 Jahre später von den Nationalsozialisten radikal in eine furchtbare Wirklichkeit umgesetzt.

Ein eugenischer Netzwerker

Ernst Rüdin (1874–1952) beendete 1898 sein Medizinstudium mit dem Staatsexamen. In dieser Zeit bat er in einem Brief an Auguste Forel, den gerade emeritierten Direktor der psychiatrischen Universitätsklinik »Burghölzli« in Zürich, um Hinweise auf weitere Lehrer, die ihn mit einer guten Ausbildung seinem Ziele näher bringen könnten; er fühle *»einen tiefen Drang, Krankheit und Unglück an der Wurzel auszurotten«*.[436] Als Arzt, Abstinenzler und »Socialist« wolle er Krankheiten durch Vorbeugung verhindern, d. h. als Arzt gegen hereditäre Dispositionen und als Sozialist gegen krankheitsbegünstigende soziale Faktoren tätig werden. Er erwähnte, dass er u. a. unter dem Einfluss von Auguste Forel, Emil Kraepelin und seinem Schwager Alfred Ploetz[437]

433 Ploetz 1895, S. 146f.

434 Weber 1993, S. 45f.

435 Pfeil (1940) Erinnerungen an Alfred Ploetz. S. 67f., zit. in Doeleke (1975), S. 103.

436 Rüdin (1898/1968) Brief an Forel.

437 Ploetz hatte Rüdins acht Jahre ältere Schwester Pauline 1890 geheiratet. Seine biologistischen Ideen von Rasse, Darwinismus, Eugenik und Vererbung flossen zur Rassenhygiene zusammen und prägten die Weltanschauung des jungen Rüdin ebenso wie sozialistische

»große Lust verspüre, in der Erforschung der Krankheitsursachen und in ihrer prophylaktischen Abwehr weiter und weiter zu gehen. Der Beruf eines Arztes, der nur dem Augenblicke lebt, der zu restaurieren sucht, was eben gerade schon kaputt ist, ohne sich darüber klar zu sein, was getan werden sollte, um überhaupt Krankheiten, und speziell Irresein zu vermeiden, würde mir, des bin ich sicher, in keiner Weise zusagen.«[438]

Und 50 Jahre später erinnert sich ein Teilnehmer seines St. Gallener Freundeskreises an den 16-jährigen Gymnasiasten als Gründer der Abstinenzler-Vereinigung »Humanitas« und skizziert ihn als »ein bisschen rücksichtslos, revolutionär und willensstark, ein kleiner Duce.«[439] In Auseinandersetzungen zur Reduktion des Alkoholkonsums mit »allen Kreisen« St. Gallens wurden

»zwei typische Wesensmerkmale Rüdins nachweisbar: seine an Sturheit grenzende Unbeirrbarkeit über die Richtigkeit eines einmal gefaßten Beschlusses sowie sein Anspruch auf eine möglichst perfekte und umfassende Durchführung der geplanten Veränderungen. Später wiederholte sich diese Grundeinstellung in der Überzeugung, mittels der Methoden der Rassenhygiene in das Leben seiner Mitmenschen eingreifen zu müssen.«[440]

So wird bereits bei dem Schüler Rüdin eine Radikalität deutlich, die seinen weiteren Weg bestimmte. Konsequent absolvierte er eine psychiatrische Ausbildung an der Zürcher psychiatrischen Universitätsklinik »Burghölzli« unter Eugen Bleuler.[441] Ab 1900 lernte er (auch als Versuchsperson) bei Emil Kraepelin in Heidelberg dessen experimentelle Untersuchungen zur Alkoholwirkung auf das geistige Leistungsvermögen kennen. 1903 publizierte er eine Arbeit,[442] in der er »die Prinzipien der Abstinenzbewegung im Sinne Forels mit den ihm von Ploetz bekannten Zielen der Rassenhygiene verband« und »die sein rassenhygienisches Konzept mit allen Elementen seiner späteren einschlägigen Ansichten und Forderungen enthielt – einschließlich der Zwangssterilisation«.[443] Ab 1907 arbeitete er an der Münchener Universitätsklinik für Psychiatrie erneut unter Kraepelin,[444] wo er Daten zur Vererbung psychischer Krankheiten systematisch sammelte. 1911 fasste Rüdin seine theoretischen Erkenntnisse zusammen und formulierte sein weiteres genetisches Arbeitsprogramm: systematische Famili-

Ideen zum Vorrang der Gemeinschaft gegenüber dem Individuum, um eugenische Maßnahmen auch durchzusetzen.

438 Rüdin 1898, zit. in Weber 1993, S. 30.

439 Weber 1993, S. 27.

440 Ebd. S. 28.

441 Eugen Bleuler (1857–1939) wurde 1898 gegen den Willen der Fakultät Nachfolger von Auguste Forel als Direktor am Burghölzli und ordentlicher Professor für Psychiatrie an der Universität Zürich.

442 Rüdin (1903) Alkohol im Lebensprozess der Rasse.

443 Weber 1993, S. 55f.

444 Emil Kraepelin wechselte 1904 als Direktor der Psychiatrischen Universitätsklinik von Heidelberg nach München.

enforschung mit möglichst standardisierten Erhebungs- und Dokumentationsmethoden sowie Analyse der Daten mittels der von Weinberg entwickelten mathematischen Methoden zur Populationsgenetik[445] Endzweck dieser »empirischen Erbprognose« sei die »generative Prognosebestimmung für einen gegebenen Probanden«.[446] Darauf aufbauend sammelte Rüdin Patientendaten und publizierte 1916 sein bekanntes Werk zur Vererbung der Schizophrenie.[447] Darin belegte er mit den beschriebenen Methoden eine nach Verwandtschaftsgrad gestufte familiäre Häufung von Schizophrenie und meinte, damit eine erbliche Disposition zur Schizophrenie nachgewiesen zu haben. Danach und mit zahlreichen Schülern[448] galt er in den 1920er Jahren als international führender Forscher auf dem Gebiet psychiatrischer Genetik. Gegen Ende des Jahrhunderts wurde die wissenschaftliche Gültigkeit seiner Schizophrenie-Studie jedoch infrage gestellt, da die ihr zugrundeliegende Stichprobe nach diagnostisch unklaren Kriterien zusammengestellt worden sei und auch nach damals bereits bekannten Methoden keinen Anspruch auf Repräsentativität habe erheben können.[449] Mit gerade diesem Anspruch aber habe er der nationalsozialistischen Erbgesundheitspolitik eine – wenn auch nicht tragfähige – wissenschaftliche Begründung geliefert.

Angesichts der zentralen Bedeutung Rüdins für die Durchsetzung der nationalsozialistischen Erbgesundheitspolitik mit Zwangssterilisation und darüber hinaus bis zur Ermordung der psychisch Kranken ist der affektiv getönte Verriss dieses wissenschaftlichen Hauptwerkes des »Nazi-Führers« Rüdin durch den Psychiater Uwe Hendrik Peters[450] zwar nachvollziehbar, aber er überzieht und ist wissenschaftlich keineswegs immer überzeugend. Immerhin hat Rüdin seine Kranken- und Familiendaten überaus umfangreich erhoben, sorgfältig doku-

445 Rüdin (1911) Einige Wege und Ziele der Familienforschung mit Rücksicht auf die Psychiatrie. Das von dem deutschen Arzt Wilhelm Weinberg und dem amerikanischen Mathematiker Godfrey Harold Hardy entwickelte mathematische Modell wurde 1908 als Hardy-Weinberg-Gesetz bekannt und zur Grundlage der Populationsgenetik.

446 Rüdin 1911, S. 560, zit. in Weber 1993, S. 106.

447 Rüdin 1916.

448 U.a. mit Schülern wie dem international hoch anerkannten Briten Eliot Slater und dem Schweden Erik Essen-Möller.

449 Peters (1996) Ernst Rüdin – ein Schweizer Psychiater als »Führer« der Nazipsychiatrie – die »Endlösung« als Ziel.

450 Uwe Hendrik Peters (1930–2023) wurde 1969 ordentlicher Professor an der Johannes-Gutenberg-Universität Mainz und war von 1979 bis 1996 Direktor der Nervenklinik an der Universität Köln. Von 1991 bis 1994 amtierte er als Präsident und Vizepräsident der Deutschen Gesellschaft für Psychiatrie, Psychotherapie und Nervenheilkunde. Peters war Adjunct Professor for German Literature an der Cornell University in Ithaca, New York. (Uwe Henrik Peters. https://de.wikipedia.org/wiki/Uwe_Henrik_Peters. Zugriff am 04.04. 2024.)

mentiert,[451] daraus nach den (damals anerkannten) Kriterien[452] die Dementia praecox[453] diagnostiziert, sie nach der Methode von Weinberg analysiert und die Ergebnisse sehr vorsichtig als »einen ersten ganz bescheidenen Anfang« eingeführt, der »von einer nennenswerten oder gar abschließenden Erkenntnis noch weit entfernt« ist.[454] Mit dem Umfang und der Differenziertheit seiner genealogischen Erhebungen an einer (wenn auch nicht für die Gesamtheit der schizophren Kranken in der Bevölkerung, sondern nur für eine bayrische Anstaltsbevölkerung) »repräsentativen« Stichprobe sowie der von ihm entwickelten »empirischen Erbprognose« hat er zahlreiche Schüler angezogen, die seine Methoden anwandten und verbreiteten.[455]

So wie bei anderen wissenschaftlich tätigen Eugenikern und Rassenhygienikern auch fällt aber die Diskrepanz auf zwischen der selbstkritisch zurückhaltenden Einschätzung der Vorläufigkeit und begrenzten Reichweite eigener wissenschaftlicher Befunde und den ungebremst eugenischen Schlussfolgerungen: Rüdin blieb »trotz der von ihm selbst festgestellten zahlreichen Einschränkungen und Unwägbarkeiten seines wissenschaftlichen Kenntnisstandes bei den bekannten rassenhygienischen Forderungen, die er fast unbeeindruckt von seinen eigenen theoretischen Überlegungen vortrug.«[456]

Bemerkenswerterweise sah Rüdin sich – trotz klinischer Funktionen, aber konsistent mit seinem Jugendbrief (1898) an Auguste Forel – nicht so sehr als klinischen Psychiater,[457] sondern viel mehr als epidemiologischen Forscher auf dem Gebiet der Psychiatrie.

Peters gibt Äußerungen wieder, dass »Rüdin sich für psychisch Kranke … und deren individuelles Schicksal in keiner Weise interessiert« hat[458] und der Schweizer Ministerialrat Max Ruth, der Rüdin aus der gemeinsamen Schulzeit und der Abstinenzler-Vereinigung »Humanitas« kannte, hielt ihn 1945 »für eine eher gefühlskalte Natur. Einer von denen, die zwar stets sofort Menschheitsprobleme wälzen, denen aber der einzelne Mensch eher schnuppe ist.«[459]

451 Rüdin 1916, Vorwort.
452 Diese Kriterien waren von Kraepelin und Stransky für die Dementia praecox definiert worden.
453 Der Name der von Eugen Bleuler aufgrund einer anderen Konzeption 1911 als Schizophrenie bezeichneten Dementia praecox hat sich allgemein durchgesetzt. Den Begriff der Dementia präcox hat Morel mit der 2. Auflage seines Traité des maladies mentales. 2 Bände. Paris 1852–1853, 1860 eingeführt und damit einen Bezug zur mentalen Degeneration hergestellt. Wikipedia – https://de.wikipedia.org/wiki/B%C3%A9n%C3%A9dict_Augustin_Morel.
454 Rüdin 1916, Vorwort.
455 Roelcke 2018.
456 Weber 1993, S. 128.
457 Ebd. S. 284.
458 Peters 1996, S. 332.
459 Weber 1993, S. 284.

Nicht als Arzt, sondern als konzeptueller Koordinator setzte er seine eugenische »Ausmerzungs«-Politik konsequent um, indem er seine mit den Leitungsfunktionen aller wesentlichen psychiatrischen Fachinstitutionen verbundenen Machtmöglichkeiten (seine »Netzwerke«[460]) und seine öffentliche Sichtbarkeit für die nationalsozialistische Rassenhygiene einsetzte und mit seinem Renommee deren Begründung glaubwürdig erscheinen ließ. So ging er seinen Weg »weiter und weiter« bis in das Umfeld der Ermordung psychisch Kranker.

Daten dieses Weges hat der Psychiatriehistoriker Volker Roelcke zusammengestellt:

> »Rüdin wurde 1931 zum Direktor der Deutschen Forschungsanstalt (DFA), dem heutigen Max-Planck-Institut für Psychiatrie berufen. Von 1932 bis 1936 war er Präsident der International Federation of Eugenic Organizations; 1935 wurde er zum Vorsitzenden der Gesellschaft Deutscher Neurologen und Psychiater (GDNP) gewählt. Bereits ab 1933 kollaborierte Rüdin mit den Nationalsozialisten, unter anderem wurde er Kommissar des Reichsinnenministeriums für Rassenhygiene und Rassenpolitik und 1934 Richter am Erbobergesundheitsgericht, wirkte an der Formulierung des 1933 verabschiedeten Gesetzes zur Verhütung erbkranken Nachwuchses mit, unterstützte entsprechende reichsweite Datenerhebungen, stand in Kontakt mit den Koordinatoren der Patientenmorde ab 1939 (z. B. Paul Nitsche), war über die ›Aktion T4‹ informiert, behinderte kollegiale Proteste (z. B. von Hans Roemer), und förderte die Forschung mit Gehirnen von getöteten Kindern in Heidelberg.«[461]

1945 wurde er aller seiner Ämter sowie auch seiner Schweizer Staatsbürgerschaft enthoben. 1952 starb er.

Ein eugenischer Sozialhygieniker

Alfred Grotjahn (1869–1931) stammte aus einer Arztfamilie und untertitelte seine Autobiographie »Erlebtes und Erstrebtes« mit »Erinnerungen eines sozialistischen Arztes«.[462] Darin beschreibt er, dass die Lektüre gesellschaftskritischer Literatur (Émile Zola, Gerhart Hauptmann, Bertha von Suttner, Edward Bellamy) ihn fragen ließ »Warum muss es Arme und Reiche, warum Entbehrende und Übersättigte geben?«[463] Er entwickelte ein Interesse für Nationalökonomie und Journalistik, beugte sich jedoch dem Wunsche des Vaters und studierte von 1890–1896 Medizin; dabei entstand sein Lebensziel

460 Schmuhl 2016.
461 Roelcke (2012) Ernst Rüdin – renommierter Wissenschaftler, radikaler Rassenhygieniker.
462 Grotjahn (1932) Erlebtes und Erstrebtes. Erinnerungen eines sozialistischen Arztes.
463 Ebd. S. 45.

»medizinische Dinge in sozialwissenschaftlicher Beleuchtung darzustellen, und zwar nicht nur nebenher, sondern systematisch und zu dem ausgesprochenen Zwecke, schließlich zu einer Theorie der sozialen Pathologie und der sozialen Hygiene zu gelangen.«[464]

Zudem gewann er Anschluss an einen Kreis sozialistischer Studenten, studierte die Schriften von Karl Marx, Friedrich Engels, Karl Kautsky und Franz Mehring und nahm »Fühlung mit der Arbeiterbewegung«[465] auf. Noch während seines Medizinstudiums hörte er Vorlesungen der »Kathedersozialisten« Ferdinand Tönnies[466] und Gustav Schmoller[467] und vertiefte sich in die entsprechende Fachliteratur.

»Der Kathedersozialismus war eine Richtung der deutschen Volkswirtschaftslehre, die im Gegensatz zum Liberalismus das Eingreifen des Staates in das soziale Leben forderte, um die Klassengegensätze zu vermindern und den sozialen Aufstieg des Proletariats zu fordern. Bei den Kathedersozialisten handelte es sich keineswegs um eigentliche Sozialisten, sondern um Sozialreformer, die häufig den marxistischen Sozialismus sogar bekämpften«.[468]

1896 ließ er sich in Berlin in eigener Praxis nieder und arbeitete gleichzeitig als Assistent in der Mendel'schen Privatklinik für Nervenkranke, um sich finanziell abzusichern. Die Nervenheilkunde fesselte ihn von allen ärztlichen Disziplinen am meisten, vielleicht weil er »die Nerven- und Geisteskrankheiten als im wesentlichen hereditär und nicht sozial bedingt« ansah[469] und ihre Träger als »leistungsunfähige«, »minderwertige« »Minusvarianten« eine besondere Rolle für seine eugenischen Vorstellungen spielen mochten. Denn sie waren die sozialpathologisch weitaus wichtigste Gruppe, die ihre »überragende soziale Bedeutung«[470] in ihren Abortivformen gewinnt.

Die Arbeit mit Patienten suchte er zu begrenzen, um Zeit dafür zu gewinnen, seine Theorie der Sozialhygiene wissenschaftlich zu entwickeln. Auf dem Wege dahin publizierte er als späterer Abstinenzler 1898 sein erstes Buch »Der Alkoholismus nach Wesen, Wirkung und Verbreitung«[471] mit Erfolg; damit begann

464 Ebd. S. 72.
465 Ebd. S. 57.
466 Ferdinand Tönnies. https://de.wikipedia.org/wiki/Ferdinand_T%C3%B6nnies. Zugriff am 18.05.2023.
467 Gustav Friedrich von Schmoller (1838–1917) war ein deutscher Ökonom und Sozialwissenschaftler. Er gilt als Hauptvertreter der jüngeren Historischen Schule der Nationalökonomie (Gustav von Schmoller. https://de.wikipedia.org/wiki/Gustav_von_Schmoller_(%C3%96konom). Zugriff am 18.11.2023).
468 Dieckhöfer/Kaspari (1986) Die Tätigkeit des Sozialhygienikers und Eugenikers Alfred Grotjahn (1869–1931) als Reichstagsabgeordneter der SPD 1921–1924, S. 313.
469 Grotjahn 1912b, S. 637, zit. in Tutzke (1979) Alfred Grotjahn, S. 35.
470 Grotjahn 1912b, S. 600, 601, zit. in Tutzke 1979, S. 35.
471 Grotjahn (1898) Der Alkoholismus nach Wesen, Wirkung und Verbreitung.

eine umfangreiche literarische Aktivität.[472] Bereits 1904[473] formulierte er seine sozialhygienischen Kernthesen:

1. Die soziale Hygiene als *deskriptive* Wissenschaft ist die Lehre von den *Bedingungen*, denen die Verallgemeinerung hygienischer Kultur unter der Gesamtheit von örtlich, zeitlich und gesellschaftlich zusammengehörigen Individuen und deren Nachkommen *unterliegt*.
2. Die soziale Hygiene als *normative* Wissenschaft ist die Lehre von den *Maßnahmen*, die die Verallgemeinerung hygienischer Kultur unter der Gesamtheit von örtlich, zeitlich und gesellschaftlich zusammengehörigen Individuen und deren Nachkommen *bezwecken*.[474]

Diese Definitionen konkretisierte er in seinem Werk »Soziale Pathologie«:[475]

1. die sozialen Verhältnisse schaffen oder begünstigen die Krankheitsanlage
2. die sozialen Verhältnisse sind die Träger der Krankheitsbedingungen
3. die sozialen Verhältnisse vermitteln die Krankheitserregung
4. die sozialen Verhältnisse beeinflussen den Krankheitsverlauf

Mit diesem Hauptwerk begründete Grotjahn 1912 die Sozialhygiene als medizinische Spezialdisziplin. Es gewann Bedeutung, indem es die neuen Perspektiven des Sozialen systematisch ordnete und den Forschungsbedarf mit einer Fülle von konkreten Fragen verdeutlichte.

1915 gab er seine Praxis auf, da er nun seinen Lebensunterhalt als angestellter Leiter der Abteilung Sozialhygiene im Medizinalamt der Stadt Berlin verdienen konnte. Neben dieser praktischen sozialhygienischen Arbeit war er auch politisch aktiv, so als zeitweiliges SPD-Mitglied und Reichstagsabgeordneter von 1921–1924. Er verfasste den gesundheitspolitischen Abschnitt des Görlitzer (Augsburger) Programms der SPD von 1921/22. Darin sah er die Sozialisierung des gesamten Gesundheitswesens vor.[476] Seine darüberhinausgehenden Vorschläge

472 U.a. Grotjahn (1908) Krankenhauswesen und Heilstättenbewegung im Lichte der sozialen Hygiene; Grotjahn (1914) Geburtenrückgang und Geburtenregelung im Lichte der individuellen und sozialen Hygiene; Grotjahn 1926.

473 Unmittelbar nach diesem Vortrag erschien erstmals der Begriff »Soziale Psychiatrie« als Titel einer Arbeit des Psychiaters Ilberg (1904), der in den 1930er Jahren die Fortpflanzungsbegrenzung von psychisch Kranken vorsichtig unterstützte, aber 1942 in einer Rezension die Vernichtung psychisch Kranker als »großes Unrecht« öffentlich kritisierte (Heidel/Lienert [1989] Georg Ilberg [1862–1942] Leben und ärztlich-humanistisches Vermächtnis).

474 Grotjahn (1904b) Was ist und wozu betreiben wir soziale Hygiene? (Kursiv im Zitat durch H. Helmchen.)

475 Grotjahn 1912b.

476 Grotjahn in Dieckhöfer/Kaspari 1986, S. 326.

zum Alkoholismusproblem, zur Impffrage[477] und zur Bekämpfung des Geburtenrückganges sowie weitere bevölkerungspolitisch-eugenische Forderungen anderer SPD-Mitglieder[478] stellte er hingegen zurück, da sie für eine Parteidiskussion noch nicht reif seien und die Annahme seines gesundheitspolitischen Programmvorschlages womöglich gefährdet hätten.[479] Darin kommt eine ebenso bedächtig-evolutionistische wie pragmatisch-realistische Einstellung zur politischen Praxis zum Ausdruck.[480] Zudem begründete er seine Zurückhaltung mit dem wissenschaftlichen Status der Eugenik:

477 Grotjahn hatte eine empirisch orientierte Haltung zur Pockenschutzimpfung: »Falls sich nach genauer statistischer Prüfung erweisen sollte, daß die Pockenschutzimpfung nicht als wesentliche Ursache des Rückgangs der Pocken anzusehen sei, forderte Grotjahn die Einführung einer Gewissensklausel, die es den Eltern erlauben sollte, ihre Kinder vom Impfzwang zu befreien. Eine etwaige unnötige Beibehaltung des Impfzwangs hielt er für eine unzeitgemäße Zwangsmaßnahme polizeistaatlichen Charakters. Sollte sich ein Aufrechterhalten der Zwangsimpfung als notwendig erweisen, so verlangte Grotjahn zumindest die Haftpflicht des Staates bei nachgewiesenem Impfschaden. Letzteres konnte er auf der Sitzung des Preußischen Landesgesundheitsrates vom 10.10.1925 durchsetzen« (ebd. S. 319; s.o. S. 39).

478 Der SPD-Abgeordnete Knack schlug unter der Überschrift »Erzeugung des gesunden Menschen« folgende Passage für das Programm vor: »Heranbildung eines an Körper und Geist gesunden Nachwuchses durch planmäßige, nach gesundheitlichen Grundsätzen geleitete Geburtenregelung … Schaffung staatlicher Beratungsstellen für Wohlzeugung (Eugenik), Ausschaltung körperlich oder geistig minderwertiger Personen von der Fortpflanzung unter tunlichster Vermeidung gesetzlicher Zwangsmaßnahmen.« (Dieckhöfer/Kaspari 1986, S. 324f.) Knack schlug auch vor: »Die gesundheitliche Bevölkerungspolitik wird eins der großen Erziehungsprobleme der kommenden Zeit sein, denn mit Hilfe staatlichen Zwanges wird nur in einer Minderheit von Fällen das Ziel erreicht werden können. Dieser Zwang wird angewendet werden müssen gegenüber geistig und moralisch minderwertige(n) Personen, die einer aufklärenden Bildung nicht zugänglich sind« (Labisch [1980] Neue Quellen zum gesundheitspolitischen Programm der MSPD 1920/22, S. 242).

479 Das von Grotjahn für den Parteitag in Görlitz 1921 verfasste gesundheitspolitische Programm der SPD wurde erst 1922 auf dem Augsburger Parteitag verabschiedet, tauchte aber im Heidelberger Programm von 1925 nicht mehr auf (Dieckhöfer/Kaspari 1986, S. 326).

480 »Grotjahn hatte nie einen Hehl daraus gemacht, daß seine gesundheitspolitischen Ziele ihm höher standen als irgendeine Parteiraison« (ebd. S. 328); bereits 1902 schrieb er: »Keineswegs darf die Hygiene, wenn sie zur sozialen Hygiene wird, von politischen Erörterungen abstrahieren. Vorbedingung ist nur, daß sie ›voraussetzungslos‹, d. h., in diesem Falle ohne Rücksicht auf die Interessen einer Partei an die Probleme herantritt […] Politik heißt doch nicht Parteipolitik […] Es läßt sich sehr wohl eine soziale Hygiene denken, die in eminent politischer Weise mit den Konservativen die Sonntagsruhe und die Gründung von Milchzentralen, mit dem Zentrum das Verbot der Fabrikarbeit verheirateter Frauen, mit den Nationalliberalen den Ausbau der Versicherungsgesetzgebung und die Erhöhung des Saccharinzolls, mit den Freisinnigen die Aufgabe der Kornzölle, mit den Nationalsozialisten* die Besteuerung unbebauter städtischer Grundstücke und mit den Sozialdemokraten den Achtstundentag fordert, ohne daß sie sich damit bei einer der genannten Parteien besonders engagierte. Beispielsweise stehe ich auf diesem absonderlichen Standpunkte« (Grotjahn [1902] Wandlungen in der Volksernährung und die Agrarzolle, S. 26).
* Nationaler Sozialismus bezeichnet seit etwa 1890 entstandene ideologische Strömungen und politische Parteien in Europa, die Elemente des Nationalismus und des Sozialismus

»Wenn nun schon die *quantitative* Fortpflanzungshygiene auf einer so schwankenden wissenschaftlichen Grundlage steht, daß sie zu einer parteipolitischen Ausmünzung noch nicht reif ist, um wie viel mehr ist das der Fall bei der *qualitativen*, der Eugenik.«[481]

Seine Berufung in den Lehrkörper der Berliner Medizinischen Fakultät scheiterte jahrelang am Hygieniker Max Rubner, der ausschließlich physiologisch arbeitete und »einer zusätzlichen sozialwissenschaftlichen Untermauerung der Hygiene keinerlei Verständnis entgegenzubringen« vermochte.[482] Schließlich wurde Grotjahn vom sozialdemokratischen Kultusminister der Weimarer Republik Konrad Haenisch »1920 gegen den Wunsch der Medizinischen Fakultät der Berliner Universität zum ersten Lehrstuhlinhaber für Sozialhygiene berufen.«[483]

Gegen Ende der 1920er Jahre war Grotjahn als Begründer der Sozialhygiene in der Öffentlichkeit ebenso anerkannt wie in der Fakultät, die ihn 1927 gegen nur zwei Stimmen zu ihrem Dekan wählte.[484] Stolz äußerte er darüber, dass es ihm gelungen war, sein bevölkerungspolitisches Konzept einer (u. a. durch eine »Elternschaftsversicherung«) gesetzlich abgesicherten finanziellen Geburtenförderung durchzusetzen; hingegen scheinen seine eugenischen Forderungen nach einer Fortpflanzungsverhinderung bei »Schwachen« und insbesondere von chronisch behinderten Menschen mit geistigen und psychischen Störungen kein großes Echo in der SPD gefunden zu haben;[485] diese Forderungen hatte er u. a. so formuliert:

»[...] muß der menschliche Artprozeß durch die Eugenik in einem Grade der ärztlichen und hygienischen Überwachung unterstellt werden, daß die Erzeugung und Fortpflanzung von konstitutionell körperlich oder geistig minderwertigen Individuen zuverlässig verhindert wird«.[486]

Darin aber sah Grotjahn die einzige Möglichkeit, sich

»des Vorwurfes entledigen zu können, dass die Sozialhygiene die körperlich schwachen und leistungsunfähigen Glieder der Gesellschaft nicht nur vor einem wünschenswerten

---

auf verschiedene Weise miteinander verbanden und verbinden (Nationaler Sozialismus. https://de.wikipedia.org/wiki/Nationaler_Sozialismus. Zugriff am 20.01.2024).

481 Grotjahn in Labisch 1980, S. 239.

482 Tutzke 1979, S. 27.

483 Alfred Grotjahn. https://de.wikipedia.org/wiki/Alfred_Grotjahn. Zugriff am 06.09.2021.

484 Tutzke 1979, S. 27.

485 Gesundheitspolitik wurde in der SPD eher randständig betrachtet: 16 Zeilen in 55 Seiten des Gesamtprogramms (Bernstein [1922] Das Görlitzer Programm der sozialdemokratischen Partei Deutschlands, S. 57) und Grotjahn warnte, dass das »Hereintragen sexueller Fragen erfahrungsgemäß die Genossen nicht auf die Richtlinien« (seines gesundheitspolitischen Programms) »einigen, sondern sie entzweien und Meinungsverschiedenheiten auf diesem Gebiete, die glücklicherweise noch schlummern, ans Tageslicht und zu unerquicklichen Erörterungen empordrängen lassen würden.« (Labisch 1980, S. 239.)

486 Grotjahn 1912b, S. 685.

frühzeitigen Ende bewahre, sondern sie vielmehr bis zur Fortpflanzung konserviere und dadurch die Minderwertigkeit auf dem Wege der Vererbung künstlich erhalte.«[487]

Er schließt sein Buch »Soziale Pathologie« mit dem Satz:

»Nur wenn Orthodiätetik,[488] soziale Hygiene[489] und Eugenik gleichmäßig in Theorie und Praxis gepflegt werden, dürfen wir hoffen, der Krankheiten einst völlig Herr zu werden.«[490]

In »Erinnerungen an Alfred Grotjahn«[491] wird er 1963 als »einer der originellsten Köpfe des deutschen Geisteslebens«, »eine eigenartige fesselnde Persönlichkeit«, »ein Seher, ein Introvertierter« bezeichnet; in seinem Seminar erörterte er »in Bescheidenheit und mit Wohlwollen, aber doch mit Bestimmtheit und großer Klarheit« Probleme der Sozialhygiene. Zur Beschreibung seines Biographen, nach der er sich »Dank seiner Befähigung zur Menschenbehandlung [...] bei seinen Patienten großer Beliebtheit« erfreute, scheinen Grotjahns heute empathielos wirkenden, jedoch damals weit verbreiteten eugenischen Formulierungen nicht zu passen.[492]

Ein halbes Jahrhundert später – nach dem Untergang des Nationalsozialismus und der Etablierung des »realen« Sozialismus – wird Grotjahn zwar als »prominentester Sozialhygieniker der Weimarer Zeit«[493] und in der biographischen Darstellung des DDR-Medizinhistorikers Dietrich Tutzke als Begründer der Sozialhygiene gewürdigt,aber auch als revisionistischer Sozialist »eigenwilliger Prägung«[494] kritisch betrachtet. Denn in seiner Ablehnung der Marx'schen Idee des revolutionären Klassenkampfes zugunsten einer evolutionären Entwicklung komme Grotjahns bürgerliche Einstellung zum Ausdruck, durch die er sich wie viele ärztliche Zeitgenossen allzu sehr vom Sozialdarwinismus habe beeindrucken lassen. So fühlte Grotjahn sich verpflichtet, »die hygienische Zweckidee bis in ihre letzten Konsequenzen zu verfolgen.«[495] Er sah in der Entwicklung einer »rationellen Beeinflussung des menschlichen Artprozesses« die beste Voraussetzung für einen Ausgleich »zwischen dem durch die Hygiene bedingten Schutz minderwertiger Elemente einerseits und der Vermeidung der Vererbung der Minderwertigkeit auf die Nachkommen andererseits.«[496]

487 Tutzke 1979, S. 29.
488 Bewusst gesunder Lebensstil.
489 Beseitigung krankheitsfördernder sozialer Umstände.
490 Grotjahn 1912b, S. 685.
491 George (Korach) (1963) Erinnerungen an Alfred Grotjahn.
492 Tutzke 1979, S. 22.
493 Roth (1984) Schein-Alternativen im Gesundheitswesen: Alfred Grotjahn (1869–1931) – Integrationsfigur etablierter Sozialmedizin und nationalsozialistischer »Rassenhygiene«.
494 Grotjahn 1932, S. 44.
495 Tutzke 1979, S. 30.
496 Grotjahn (1912a) Die Aufgaben der sozialen Hygiene, S. 2320, zit. in Tutzke 1979, S. 30.

Dass sein bevölkerungspolitisch gegen den Geburtenrückgang gerichtetes quantitatives Aufzuchtprogramm (positive Eugenik) und besonders seine Vorstellungen zur Fortpflanzungskontrolle (negative Eugenik) von der nationalsozialistischen Gesundheitspolitik als Vorlagen genutzt wurden, fand in einer DDR-Laudatio zu Grotjahns 100. Geburtstag keinerlei Erwähnung[497] oder ließ seine »eugenischen Gedankengänge« in realsozialistischer Sicht allenfalls als »unverständlich« und »befremdlich«[498] erscheinen. Sie seien »das Ergebnis ideologischer Abhängigkeit eines bürgerlichen Wissenschaftlers vom Zeitgeist«.[499]

Dieses realsozialistische Herunterspielen der Eugenik stieß jedoch auf heftige Kritik, indem Grotjahn etwa in einer linksextremen Sicht als »virtueller Massenmörder« bezeichnet wurde.[500] Denn für Grotjahn war die nach seinem Tod 1931 vom Nationalsozialismus mit tödlicher Konsequenz realisierte Eugenik integraler Bestandteil der Sozialhygiene:

> »Der eugenische Gesichtspunkt muß letzten Endes auch für die sozialhygienischen Bestrebungen als der übergeordnete maßgebend sein [...] Sozialhygiene kann und darf nicht ohne die engste Verbindung mit praktischer Eugenik betrieben werden«.[501]

So hat Grotjahn den eugenischen Zeitgeist in die Sozialhygiene integriert und durch griffige Formulierungen zum Ausdruck gebracht wie auch durch seine vielfältigen Funktionen und seine Position als Universitätslehrer beeinflusst. Somit wird er zu Recht als verantwortlicher Repräsentant der Eugenik angesehen.

Ein opportunistischer Reformpsychiater

Valentin Faltlhauser (1876–1961) erkannte unter dem Einfluss seines Chefs, des Erlanger Anstaltsdirektors Gustav Kolb (1870–1938), das Reformpotenzial der »offenen Fürsorge« für die ambulante Ergänzung und damit kostendämpfende Modernisierung des deutschen Anstaltssystems. Kolb hatte das Konzept der »offenen Fürsorge« 1919 eingeführt, um die »geschlossene Fürsorge« in der Anstalt systematisch mit ambulanter Nachsorge zu ergänzen.[502] Es basierte auf extramuraler Betreuung und dem Aufbau eines sozialen Unterstützernetzwerkes für chronisch psychisch kranke Menschen. Dafür engagierte sich eindrücklich Faltlhauser, den Kolb als sittliches Vorbild des Fürsorgearztes beschrieb, wegen

497 Winter (1970) Alfred Grotjahn – seine Bedeutung für unsere Zeit, S. 521.
498 Tutzke 1979, S. 37.
499 Ebd. S. 37.
500 Roth 1984, S. 52.
501 Grotjahn 1926, S. 97f.
502 Kolb G (1919) Reform der Irrenfürsorge.

»jener Lauterkeit der Gesinnung, jener Gerechtigkeit des Urteils und jenem Idealismus«, der es ermögliche, »die persönlichen Opfer zu bringen, die der Fürsorgedienst dem Fürsorgearzt« auferlege.[503] Auch seine Mitarbeiter in der schwäbischen Heil- und Pflegeanstalt Kaufbeuren-Irsee, die er ab 1929 als Direktor leitete, schätzten ihn als charismatischen und klugen Chef.[504] So sagten Zeugen vor dem Gericht aus: »Dr. F. war als Arzt an sich gut zu den Kranken und besorgt um sie«, seine Einstellung wird als »die des besorgten, verständnisvollen und gütigen Mannes« beschrieben, der von den Schülern der angegliederten Hilfsschule »stets mit Jubel begrüßt« wurde.[505]

Noch Anfang der 1930er Jahre lehnte er den »Gnadentod« für angeblich »lebensunwertes« Leben ausdrücklich ab, so 1932:

> »Diese geschlossene Fürsorge wird notwendig sein, [...] es müßte denn sein, daß die Gemütsmenschen Recht bekommen, die am liebsten alle Kranken totschlügen, nur weil sie für die Gesunden eine nutzlose Last darstellen, die sich die Kulturauffassung wilder Völkerstämme zu eigen machen«.[506]

1935 mahnte er aufgrund seiner Erfahrungen mit dem Sterilisationsgesetz die »Übereifrigen«, sich zu beschränken, »um nicht in jedem Erbkranken einen Idioten, einen Deklassierten zu sehen, den man am besten überhaupt beseitige [...] Es sehe jeder zu, daß ihn nicht selbst das Schicksal treffe«.[507]

Der eugenischen Fortpflanzungsverhinderung hingegen öffnete er sich: »daß wir [...] danach streben müssen, das Krankhafte möglichst dadurch auszuschalten, daß wir seine Entstehung möglichst verhindern«.[508]

Nach 1934 wandte er sich zunehmend der Rassenhygiene zu, um – wie sein Biograph Ulrich Pötzl vermutete – sein durch Sparmaßnahmen bedrohtes Reformkonzept zu retten; zudem war er ab 1934 durch sein Konzept der »offenen Fürsorge«, der Behandlung und Betreuung psychisch Kranker im sozialen Feld außerhalb der Klinik mehr mit der nationalsozialistischen Eugenik konfrontiert als ausschließlich somatotherapeutisch tätige Psychiater in der Klinik. Vor dem Augsburger Schwurgericht gab er 1949 auch noch ein biographisch begründetes Motiv an:

> »Zu meiner positiven Einstellung zur Euthanasiefrage haben mich eigentlich auch persönliche Verhältnisse gebracht. Das 1. und das 4. Kind meiner Tochter waren geistig

503 Ley (2006) Psychiatriekritik durch Psychiater. Sozialreformerische und professionspolitische Ziele des Erlanger Anstaltsdirektors Gustav Kolb (1870–1938), S. 213.

504 Persönliche Gespräche am 11.07.2013.

505 Pötzl (1995) Sozialpsychiatrie, Erbbiologie und Lebensvernichtung. Valentin Faltlhauser, Direktor der Heil- und Pflegeanstalt Kaufbeuren-Irsee in der Zeit des Nationalsozialismus, S. 261.

506 Ebd. S. 255.

507 Ebd.

508 Ebd.

defekt – das 4. Kind ist an einer Entzündung des Rückenmarks zugrunde gegangen. Das 1. Kind ist mit 7 Jahren in einer Anstalt an einer Lungenentzündung verstorben. Als mein Vater in meinem jetzigen Alter war, musste ich ihn wegen einer Erkrankung der Gefässe des Gehirns in die Anstalt Eglfing verbringen, wo er 1923 verstorben ist. Dies hat mich in meiner Auffassung bestärkt.«[509]

»Die innere Auseinandersetzung mit der ›Euthanasie‹ ist jedenfalls parallel zur Radikalisierung der nationalsozialistischen Bevölkerungspolitik und zur Einschränkung des Lebensraumes der Psychiatriepatienten so weit gediehen, daß Faltlhauser einwilligt, als im Sommer 1940 seine offizielle Mitarbeit an der ›Aktion T4‹ gewünscht wird.«[510]

So kollaborierte er aktiv mit dem NS-Regime nicht nur als Gutachter im Erbgesundheitsgericht, sondern schließlich auch als direkter Täter. Allein in der von ihm eingerichteten »Kinderfachabteilung« wurden 221 Kinder und Jugendliche getötet. Faltlhausers Entwicklung zeigt

»Zusammenhänge zwischen dem psychiatrischen Modernisierungswillen der Zeit, den ideologischen Angeboten der NS-Bevölkerungspolitik und entsprechenden Gelegenheiten für die Mediziner zur beruflichen Profilierung unter dem NS-Regime«.[511]

Einer der ihm nachfolgenden Klinikdirektoren, Michael von Cranach, führt folgende Gründe für diesen Einstellungswandel an:

»Die nationalsozialistische Idee der Vernichtung der Unproduktiven, vorauseilender Gehorsam in einer extrem hierarchisch organisierten Welt und die damit verbundene Ausschaltung und Übertragung des Gewissens auf die obersten hierarchischen Instanzen, Karrieredenken, finanzielle Anreize, der Wunsch zum innersten Kreis der ›Reformer‹ zu gehören – dies sind nur einige Aspekte, die im Bedingungsgefüge seiner Täterschaft eine Rolle gespielt haben mögen.«[512]

»Eine Lösung der anscheinenden Dissonanz von Empathie und Vernichten ergibt sich« nach Meinung des Biographen Pötzl »erst, wenn man […] Faltlhauser als Vertreter eines psychiatrischen Gesamtkonzeptes begreift, der aus einer Zuwendung zu allen Patienten heraus die Heilung der Heilbaren und die Tötung der Unheilbaren einleitet.«[513]

Dieses nationalsozialistische Konzept der Verschränkung von Heilen und Vernichten wurde 1941 von Carl Schneider, dem Heidelberger Lehrstuhlinhaber für Psychiatrie, schriftlich fixiert.[514]

509 Faltlhauser, zit. in Schulze (2019) »Auch der ›Gnadentod‹ ist Mord«. Der Augsburger Strafprozess über die NS-»Euthanasie«-Verbrechen in Kaufbeuren und Irsee, S. 68.

510 Pötzl 1995, S. 255.

511 Breuer (2020) Faltlhauser, Valentin.

512 Cranach (2010) Mitwissen und Kooperation. Die Haltung der Anstaltspsychiatrie, S. 84. Faltlhauser war auch für den Tod des 14 Jahre alten Ernst Lossa (1929–1944) verantwortlich, der am 9. August 1944 nach der Injektion von Morphium-Skopolamin in der Anstalt verstarb und dessen Schicksal unter dem Titel »Nebel im August« 2016 verfilmt wurde.

513 Pötzl 1995, S. 263.

514 Schmuhl 2016, S. 367.

7 Die sozialistische Verblendung

Gerechtigkeit und Solidarität als Kernbestandteile sozialistischer Ideen führen dazu, das Gemeinwohl höher als das Individualwohl zu bewerten;[515] gesundheitspolitisch kann die Sicherung des Gemeinwohls zu Lasten des Individualwohls gehen. So entstanden Sterilisationsgesetze zum Nachteil psychisch Kranker und Behinderter.

Ein sozialistisch-eugenisches Nobelpreisträger-Paar

Gunnar Myrdal (1898–1987) fiel bereits früh durch einen überlegenen Geist auf und studierte unter dem Einfluss seines Gymnasiallehrers extensiv die französischen und englischen utopischen Sozialisten der Aufklärung. Er entwickelte die Überzeugung, dass Probleme rational zu lösen sind, d.h. dass politische Argumente umfassend und genau auf Fakten beruhen müssen, um praktische Ziele zu erreichen; unermüdlich kritisierte er später die Subjektivität ökonomischer Theorien und forderte, Meinungen von Einstellungen klar zu trennen. Auch entstand sein Glauben an eine egalitäre Sozialpolitik sehr früh.[516] Einem Jurastudium schloss er ein Studium der Volkswirtschaftslehre, Soziologie und Finanzwirtschaft an und promovierte 1927 mit einer Kritik an der Arbeitswertlehre von Karl Marx. 1933 bis 1950 war er Professor für Wirtschaftspolitik und Finanzwissenschaften an der Handelshochschule Stockholm. 1947 wurde er Handelsminister und war zugleich bis 1957 als erster Leiter der UNO-Wirtschafts-Kommission für Europa tätig. Ab 1960 hatte er bis zu seiner Emeritierung 1967 an der Universität Stockholm den Lehrstuhl für Internationale Wirtschaftspolitik inne. 1974 erhielt er den Nobelpreis für Wirtschaftswissenschaften.[517] Er befürwortete staatliche Interventionen, um öffentliche Wohlfahrt zu erhalten. Myrdal war als überzeugter Sozialist zusammen mit seiner Frau (Heirat 1924) seit 1932 Mitglied der Sozialdemokratischen Arbeiterpartei, die er im schwedischen Reichstag vertrat.

515 Gemeinwohlorientierung wurde in der Zeit der Weimarer Republik intensiv diskutiert, z. B. sowohl gesundheitspolitisch, etwa in der von Emil Abderhalden herausgegebenen Zeitschrift »Ethik« (Frewer 2000) oder wirtschaftspolitisch, so in von Moellendorffs sozialkonservativem Konzept (»Konservativer Sozialismus«) einer gemeinwirtschaftlichen Ordnung mit einem am Gemeinwohl orientierten demokratisch-kollektivistischen Gesellschaftsmodell (Moellendorff [1932] Konservativer Sozialismus) und wurde im Nationalsozialismus radikalisiert: »Gemeinnutz geht vor Eigennutz«.

516 Carlson 1990, S. 35, 40.

517 Etzemüller 2015; Gunnar Myrdal. https://de.wikipedia.org/wiki/Gunnar_Myrdal. Zugriff am 19.01.2023.

Seine Frau Alva Myrdal (1902–1986)[518] stammte aus einem Elternhaus mit starken Sympathien für die sozialdemokratische Politik. Sie studierte Philosophie, Psychologie und Sozialwissenschaften in Stockholm, Uppsala, London, Leipzig und Genf. 1936–1948 leitete sie das von ihr gegründete Sozialpädagogische Seminar in Stockholm. Zu dieser Zeit war sie schon weit über die Landesgrenzen als Sozialreformerin bekannt geworden. Auch vertrat Alva ihr Land bei internationalen Konferenzen: u. a. als leitende Angestellte der UNESCO und 1956 als Botschafterin in Indien und Ceylon. 1961 wurde sie ins schwedische Außenministerium berufen und ab 1962 als Abgeordnete in das schwedische Parlament gewählt. 1982 erhielt sie den Friedensnobelpreis für ihre Initiativen zur Abrüstung von Atomwaffen, insbesondere für atomwaffenfreie Zonen in Europa.[519]

Alva Myrdal schien die aggressivere und stärkere in der ungewöhnlichen Ehe mit Gunnar zu sein, deren Erfahrungen womöglich nicht ohne Einfluss auf ihre familienpolitischen Ideen waren; sie beeinflusste die Ausrichtung seiner Arbeit, insbesondere ermutigte sie ihn zu multidisziplinärer Sozialforschung.[520] Sie selbst interessierte sich zunehmend für Sozialpsychologie und Erziehung, studierte psychoanalytische Literatur zur kindlichen Entwicklung. In einem kleinen Freundeskreis, der sich wöchentlich traf, diskutierten sie wirtschaftliche und sozialpolitische Themen oft bis in die Nacht. Besonders Alvas Diskussionsbeiträge wurden später als sehr klar und originell erinnert.[521] 1929 gab ein Rockefeller-Stipendium den Myrdals die Möglichkeit, in Chicago demographisch-soziologische Studien zu Familienfunktionen kennenzulernen, die sich während der Weltwirtschaftskrise veränderten. Die Weltwirtschaftskrise mit ihren wirtschaftlichen Zusammenbrüchen, wachsender Arbeitslosigkeit und Armut beschäftigte die Myrdals intensiv. Mit weiterer finanzieller Unterstützung durch die Rockefeller Foundation untersuchte Gunnar in Genf Zusammenhänge zwischen Bevölkerungsbewegungen und anderen industrialisierungsbedingten sozialen und wirtschaftlichen Veränderungen. Zurück in Stockholm diskutierten beide in verschiedenen Gruppen regelmäßig politische Konsequenzen ihrer theoretischen Ergebnisse »bis in die frühen Morgenstunden«.[522] Dabei spielten Architekten und Designer, die vom Deutschen Werkbund[523] beeinflusst waren, eine besondere Rolle. Auf der Stockholmer Architekturausstellung 1930 stellten sie

518 Alva Myrdal. https://de.wikipedia.org/wiki/Alva_Myrdal. Zugriff am 18.01.2023.

519 Nobelpreis 1982 für Alva Myrdal. https://www.nobelprize.org/prizes/peace/1982/myrdal/facts/. Zugriff am 25.03.2024.

520 Myrdal/Myrdal (1934) Kris i befolkningsfrågan (Crisis in the population question); Carlson 1990, S. 36.

521 Ebd. S. 37.

522 Ebd. S. 47.

523 Diese Reformbewegung suchte mit einem moralisch fundierten Qualitätsbegriff eine neue Warenästhetik (»Form folgt Funktion« → »neue Sachlichkeit«) zu etablieren (Deutscher Werkbund. https://de.wikipedia.org/wiki/Deutscher_Werkbund. Zugriff am 14.11.2022).

eine komplett funktionalistisch durchgeplante Stadt als Vision einer neuen demokratischen Gesellschaft und Kultur vor. Gunnar wollte Arbeitslosigkeit und Überfüllung völlig unzureichender Wohnungen der städtischen Arbeiter als Ursache des Geburtenrückganges mit einem staatlich finanzierten Hausbau für arme Familien beseitigen. Da aber die Mehrheit trotz ausreichenden Einkommens ebenfalls in völlig unzureichenden Wohnungen lebte, weil sie trotz Kindern ihren Lebensstandard halten wollten, sollten sowohl deren Wohnungsgewohnheiten (»dwelling habits«) verändert werden als auch zur Vermeidung der »living standard penalty«[524] die Kosten der Kinderaufzucht vom Staat übernommen werden. Alva sah ebenfalls die Wohnungsfrage als zentrales Problem: sie schlug vor, Kinder in Gemeinschaftshäusern (»collective houses«) durch entsprechend ausgebildetes Personal gemeinsam zu sozialisieren und damit den Müttern, die ihre auf dem Lande gewohnte Handarbeit verloren hatten, Tätigkeiten außer Haus zu ermöglichen. Sie glaubte, dass nur eine kollektive Vorschulerziehung der Kinder sozial und psychologisch adäquat sei. Hinter diesen Forderungen nach »sozialer Erziehung« und »gemeinsamer Organisation« stand eine visionäre Ideologie, nämlich die Überzeugung, dass das neue Zeitalter auf konstruktiver Kooperation aufgebaut werden sollte; darin lag wohl auch ein Protest gegen den ungezügelten Individualismus des bürgerlichen Zeitalters.[525] Mit der Urbanisierung habe sich die ländliche Familie aufgelöst und Wohlfahrt, Sicherheit und Erziehung seien zu Aufgaben des Staates geworden. Alva war überzeugt, dass diese neue Sichtweise zu einer wissenschaftlich begründeten Sozialpolitik, einer zentral geplanten Wirtschaft und einer Nivellierung des Reichtums führt.[526]

In ihrem Buch »Crisis in the Population Question« forderten Gunnar und Alva Myrdal 1934 radikale Reformen der gesamten Gesellschaft. Unermüdlich trugen sie die sozialistischen Thesen ihres Buches in die Öffentlichkeit: »the population question is here transformed into the most effective argument for a thorough and radical socialist remodeling of society.«[527]–Auf Versammlungen der sozialdemokratischen Partei vertrat Gunnar Myrdal die These, dass »the population question can only be solved through such vast social reforms that they mean a total transformation of society.«[528]

Sie stießen sowohl auf eher konservative Kritik als auch auf teilweise begeisterte Unterstützung von linken Sozialdemokraten. Ab Ende der 1930er Jahre begann diese visionäre Ideologie die sozialdemokratische Regierungspolitik zu beeinflussen. Grundlage war die Überzeugung, dass die gesamte Gesellschaft wie eine Familie handeln müsse, zu der jeder beiträgt, in der aber auch jeder nach

524 Carlson 1990, S. 87.
525 Ebd. S. 62.
526 Ebd. Kapitel 3 und 4.
527 Myrdal/Myrdal 1934, S. 117, zit. in Carlson 1990, S. 89.
528 Ebd. S. 109.

dem anderen schaut.[529] Das darin liegende Risiko einer kollektivistischen »Normalisierungsgesellschaft« führte zwar zu einem autoritären Zug in der Praxis dieses sozialdemokratischen Konzeptes,[530] aber nicht wie im nationalsozialistischen Deutschland mit der Ideologie des »Volkskörpers« in die Diktatur.[531] Jedoch kam ihre gemeinschafts- und qualitätsorientierte Familienpolitik offenbar nicht ohne eine eugenische Komponente aus. Diese wurde darin deutlich, dass einerseits nicht nur die sinkende Geburtenrate durch die genannten Anreize wieder gehoben werden sollte, sondern andererseits »Minderwertige« davon nicht nur nicht profitieren, sondern gehindert werden sollten, sich fortzupflanzen, zumal ihre Kinderzahl überdurchschnittlich hoch sei. Im Rahmen ihrer Vorstellungen zur staatlichen Planung der gesellschaftlichen Wohlfahrt beschrieben sie die Zwangssterilisation als notwendige Option einer qualitätsorientierten Politik. Die Fortpflanzung einer genetisch minderwertigen Bevölkerungsschicht, zu der sie psychisch Kranke, genetisch Defekte und Menschen mit schlechtem oder kriminellem Charakter zählten, war ihnen unerwünscht. Da der Staat genetisch geschädigte Kinder unterstützen sollte, habe er auch das Recht zur Zwangssterilisation, allerdings nur in Fällen erkennbar schwerer Krankheit[532] und nur bei Menschen, die zu einer vernünftigen Entscheidung nicht in der Lage seien.[533]

Beide Myrdals beeinflussten als führende Intellektuelle ihres Landes erheblich die Gestaltung des schwedischen Wohlfahrtsstaates.[534] Sie begründeten den schwedischen Mittelweg bzw. »Dritten Weg zwischen Kapitalismus und Sozialismus«, der unter der Metapher des Volksheims (»folkhemmet«) bekannt wurde.

> »In a fundamental way, their application of intellectual muscle and political and institutional skills altered the course of their society.« »Not the social trends they decried, nor the policies they sought, nor the results they achieved were the immutable workings of history. Rather, they used the power of ideas to redirect Sweden in radically new ways.

529 Folkhemmet. https://de.wikipedia.org/wiki/Folkhemmet. Zugriff am 24.11.2023.

530 Etzemüller 2002.

531 Götz 2001.

532 Bereits 1924 hatte Karl Bonhoeffer darauf hingewiesen, dass für die Weitergabe erblicher Krankheitsdispositionen vor allem die Menschen von Bedeutung sind, die nur eine leichte Symptomatik ausprägen, nicht aber jene mit eindeutiger schwerer Symptomatk (Bonhoeffer [1924] Zur Unfruchtbarmachung der geistig Minderwertigen).

533 Carlson 1990, S. 91.

534 Ebd. S. XII, allerdings mit Verzögerung, da ihre Ideen zunächst auf erheblichen Widerstand des tradierten Lebens stießen; erst nachdem ihre Ideen über die akademische Ausbildung der nächsten Generation in die gesellschaftlichen Institutionen eindrangen, wurde der schwedische Wohlfahrtsstaat ab den 1970er Jahren Realität.

In their pursuit of social revolution they forclosed other notions and possibilities and so served as progenitors of the postfamily welfare state.«[535]

Ein sozialistisch-eugenischer Sozialreformer

Julius Tandler (1869–1936) trug als Arzt, Lehrstuhlinhaber für Anatomie und Dekan der Medizinischen Fakultät der Universität Wien zum Weltruf der Wiener medizinischen Schule bei; 1925 wurde er zum Mitglied der Leopoldina, Deutsche Akademie der Naturforscher gewählt. Vor allem aber wurde er bekannt durch seine intensive gesundheits- und sozialpolitische Aktivität im »roten Wien« der 1920er Jahre. Als sozialdemokratischer Stadtrat für Gesundheitsfürsorge schuf er u.a. Mütterberatungsstellen, »Volkskindergärten« (mit längeren Öffnungszeiten), Schulzahnkliniken, ließ Volksbäder und Sportstätten errichten sowie die städtischen Gartenanlagen erweitern. Diese Maßnahmen basierten auf seiner Auffassung von der Aufgabe des Arztes, die er vor allem in der Prävention und damit besonders bei Kindern und Jugendlichen sah. Er setzte sich durch Aufklärung in der Eheberatung für die freiwillige Sterilisation im Sinne einer »positiven Eugenik« ein. Auf Protest stieß, dass er in seinen Fürsorgemaßnahmen auch auf Bevormundung und Kontrolle setzte. Aus jüdischer Familie stammend, folgte er 1933 Einladungen zu Vorlesungen in China und – nach seiner Zwangsemeritierung 1934 – in die Sowjetunion, wo er 1936 in Moskau am Herzversagen starb.[536]

8 Die wissenschaftliche Verblendung

Mittels naturwissenschaftlicher Methodik (Objektivierung, Quantifizierung) wollen medizinische Forscher Ursachen von Krankheiten und Ansatzpunkte für Behandlungen im Körper des kranken Menschen finden. Große Erfolge haben diesen Erkenntnisweg zur herrschenden Methode der medizinischen Forschung gemacht. Bestimmt er allein auch die klinische Praxis, indem der Arzt außer Acht lässt, dass der Mensch mehr als sein Körper ist, d.h. indem er psychologische und soziologische Erkenntnisse beiseitedrängt, kann dem Patienten vermeidbarer Schaden entstehen. Solche Fehlentwicklung entsteht dann, wenn kritische Aufmerksamkeit des kollegialen Umfeldes fehlt oder schweigt. Wird sie öffentlich, kann die Empörung die Forderung nach mehr Menschlichkeit über das Ziel

535 Ebd.

536 Schwarz 2017; Julius Tandler. https://de.wikipedia.org/wiki/Julius_Tandler. Zugriff am 17.04.2022.

hinausschießen lassen, aber auch die normative Kontrolle klinischen Handelns verstärken.

Ein verteufelter Psychiater[537]

Ewen Cameron (1901–1967) wurde in Schottland geboren, studierte Medizin in Glasgow und London, erhielt seine psychiatrische Ausbildung in den damals berühmten psychiatrischen Universitätskliniken in Baltimore (Adolf Meyer) und am Burghölzli in Zürich (Eugen Bleuler). Ab 1929 organisierte er von der psychiatrischen Anstalt Brandon in der kanadischen Provinz Manitoba aus ein Netz von zehn psychiatrischen Kliniken, aus denen später gemeindepsychiatrische Zentren hervorgingen. Gleichzeitig beschäftigte er sich auch mit der Messung von Verhaltensänderungen und schrieb ein Lehrbuch über experimentelle Psychiatrie.[538] 1936 wurde er Forschungsdirektor der Neuroendocrine Research Foundation am Worcester State Hospital in Massachusetts und bald darauf Professor für Psychiatrie und Neurologie an der Albany Medical School. 1943 wechselte er an die McGill University in Montreal. Als Direktor der Psychiatrischen Abteilung des Universitätsklinikums Royal Victoria Hospital führte er das »open door-System« ein und gründete 1946 mit dem Allan Memorial Institute die weltweit erste psychiatrische Tagesklinik.[539] Dieses Institut entwickelte er zu einem weltbekannten psychiatrischen Ausbildungs- und Forschungs-Zentrum, indem er diverse Forschungsgruppen mit dem Ziel etablierte,

> »the unresting determination of its members to break through the old limits, to pass beyond the already known to wider and wider fields of knowledge; the regard for the dignity and work of every human being who turns to the Institute in his hour of need«.[540]

In den 1950er Jahren wurde er zum ersten Lehrstuhlinhaber für Psychiatrie an der McGill Universität berufen und in viele ehrenvolle Leitungsfunktionen gewählt, u. a. 1952/53 zum Präsidenten der American Psychiatric Association und 1961 zum Gründungspräsidenten des Weltpsychiatrieverbandes (World Psychiatric Association, WPA). Seine Arbeit wurde durch Preise und Ehrenmitgliedschaften gewürdigt, so wurde er u. a. 1966 in Montreal für seinen »überragenden Beitrag zur psychischen Gesundheit der Kanadier« geehrt.[541] Sein Name gehörte

537 Für dieses Kapitel wurden weitgehend Abschnitte übernommen aus Helmchen (2022) Ewen D. Cameron: Wechselwirkungen zwischen einem forschenden Psychiater und seinen professionellen wie auch gesellschaftlichen Kontexten.

538 Cameron (1935) Objective and Experimental Psychiatry.

539 Cameron (1947) The day hospital; an experimental form of hospitalization for psychiatric patients.

540 Cleghorn/Silverman (1967), D. Ewen Cameron, S. 985.

541 Ebd.

in diesen Jahren zu den »drei oder vier großen Namen in der Welt«. »Niemand hätte negiert, dass Cameron ein großer Mann sei«.[542]

Cameron beeindruckte als ein therapeutisch wie wissenschaftlich ungemein engagierter, kenntnisreicher, vielseitig anregender Psychiater, der seine Gedanken klar und flüssig ausdrücken sowie Mitarbeiter begeistern konnte.[543] Einige beschrieben ihn als eine unabhängige, kreative, zielgerichtete, gut organisierte Persönlichkeit mit außerordentlichen administrativen Fähigkeiten, die entschieden und mutig verfolgte, wovon auch immer sie überzeugt war.[544] »It was apparent that he was vitally concerned with the well-being of men, regardless of national barriers, race, or religion«;[545] »he hated mental illness [...] he could not not treat [...] had a furor therapeuticus«.[546] Cameron arbeitete hart, beobachtete genau, und die Befunde, die er bei seinen Patienten erhob, diktierte er präzise und detailliert unmittelbar danach in Gegenwart seiner Mitarbeiter.[547] Er war ein Mann mit Wärme und Strenge[548] und großer Ausstrahlung: bei seinen Visiten wurde hinter ihm getuschelt »There but for the grace of God goes God«.[549] Aber er war auch ein Getriebener, ungeduldig, suchte Abkürzungen, versuchte den psychotherapeutischen Prozess zu beschleunigen; er griff neue Ansätze schnell auf, ging aber eher in die Breite als in die Tiefe, so dass seine Forschungsergebnisse als oberflächlich angesehen wurden und nicht überzeugten.[550] Im August 1964 wechselte er als Forschungsprofessor der Medical School zurück nach Albany/USA. Beim Bergsteigen mit seinem Sohn starb er 1967.

Warum aber verließ er das von ihm in über 20 Jahren aufgebaute psychiatrische Zentrum der McGill Universität »fluchtartig«, fast »vertrieben«, still und ohne dass seine Leistung gewürdigt wurde? Selbst der ausführlichen und kritischen Charakteristik Camerons durch seinen Nachfolger Robert Cleghorn sind keine eindeutigen Gründe für diesen Ortswechsel zu entnehmen.[551] Es finden sich allenfalls Vermutungen[552] und verhaltene kritische Bemerkungen zu seinen Be-

542 Ban (1996) »They Used to Call It Psychiatry«. Interview of Thomas Ban: The Donald Ewen Cameron-Story.
543 Cleghorn/Silverman 1967.
544 Ban 1996; Cleghorn (1964) Pitfalls in Thinking Big-Megalomania.
545 Cleghorn (1990) The McGill Experience of Robert A. Cleghorn, MD. Recollections of D. Ewen Cameron, S. 56.
546 Collins (1988) In the Sleep Room. The Story of the CIA Brainwashing Experiments in Canada, S. 238.
547 Ban 1996. S. 603.
548 Cleghorn 1990.
549 Lemov (2011) Brainwashing's Avatar: The Curious Career of Dr. Ewen Cameron, S. 78.
550 Cleghorn 1990.
551 Ebd.
552 Weinstein (1988) A Father, a Son and the CIA.

handlungsmethoden, insbesondere dem »depatterning«, das Sir Aubry Lewis 1957 privatim als »barbarisch« charakterisierte.[553]

Cameron versuchte ab 1952 bei Patienten mit bis dahin erfolglos behandelten Zwangs- oder Wahngedanken alle Erinnerungen an die krankhaften Denkinhalte mittels hochfrequenter Elektrokrampfbehandlung (EKT) zu löschen (»depatterning«) oder sie zumindest mit psychisch erregenden Substanzen wie LSD und Abschottung gegen Sinneseindrücke (»sensorische Deprivation«) aufzulösen. Damit sollte eine Hirnfunktionsstörung mit vorübergehender Desorientiertheit und Gedächtnisstörungen als das wirksame Prinzip zur Auflösung psychischer Störungsmuster[554] oder ein »Nicht-haben-Können« psychotischen Erlebens[555] hervorgerufen werden. Bei den auf diese Weise suggestibel gemachten Patienten sollte das (»leere«) Gedächtnis mit sozial verträglichen Überzeugungen wieder aufgebaut werden;[556] dazu setzte er die Patienten kurzen Aussagen aus, die sie selbst während psychotherapeutischer Gespräche gemacht hatten. Die Patienten konnten den in andauernder monotoner Wiederholung als »Endlosschleife« vom Tonband für Stunden oder Tage unter medikamentös induziertem Dämmerschlaf und in Kombination mit sensorischer Deprivation angebotenen Formeln nicht entgehen; Cameron intensivierte diese Wirkungen noch, indem er die bereits 1920 mit dem Barbiturat Somnifen eingeführte »Schlafkur«[557] und die sensorische Deprivation mit erregenden Substanzen wie LSD hinzufügte, das bereits als psycholytische Unterstützung von Psychotherapie bekannt war.[558] Cameron beschreibt detailliert seine Technik als »psychic driving«, um damit den Widerstand der Patienten zu überwinden, bisher unzugängliches Material freizulegen und ein »dynamisches Implantat« aufzubauen, aber auch, wie unwohl sich Patienten unter diesem Procedere fühlten oder gar aus der Behandlung flüchteten.[559] Cameron war zu diesem Therapieverfahren durch die neurophysiologische Hypothese des Psychologen Donald Hebb angeregt worden, wonach Lernvorgängen neuronale Netze zugrunde liegen, die sich durch häufige Wiederholung eines Reizes bilden.[560]

Zum *psychiatrischen Kontext:* Mit dieser aus bekannten Behandlungsverfahren zusammengesetzten Intensivbehandlung sah Cameron sich als Inventor einer – uns heute ziemlich absurd erscheinenden – neuartigen Psychotherapie,

553 Cleghorn 1990, S. 72.
554 Delmas-Marsalet (1946) Électro-Choc et thérapeutiques nouvelles en neuro-psychiatrie.
555 Von Baeyer (1951) Die moderne psychiatrische Schockbehandlung.
556 Cameron/Lohrenz/Handcock (1962) The depatterning treatment of schizophrenia.
557 Klaesi 1922.
558 Abramson (1967) The use of LSD in psychotherapy and alcoholism; Leuner (1994) Lehrbuch der Katathym-imaginativen Psychotherapie.
559 Cameron (1956) Psychic driving.
560 Hebb (1949) The organization of behavior; a neuropsychological theory.

einer »automatisierten Psychotherapie«.[561] Dies fand in einem *klinisch-psychiatrischen Umfeld* statt, in dem die Komponenten des Depatterning auch von anderen Psychiatern eingesetzt wurden.[562]

Der *wissenschaftlich-psychiatrische Kontext* nach dem Zweiten Weltkrieg war bestimmt durch eine therapeutische Aufbruchsstimmung: die antipsychotische Wirksamkeit der sogenannten »Schockbehandlungsverfahren« wie auch neue Arzneimittel ab den 1950er Jahren erwiesen sich als spezifisch wirksam gegen psychotische Erkrankungen. Diese Verfahren wurden mit therapeutischer Zielsetzung angewandt, die spezifischen Erfahrungen mit ihren neuartigen Wirkungen wie auch unerwünschten Wirkungen wurden zunächst kasuistisch beobachtet, beschrieben, empirisch modifiziert und schließlich auch wissenschaftlich kontrolliert zum Erkenntnisgewinn eingesetzt. Zwischen therapeutischer und erkenntnissuchender (forschender, experimenteller) Intervention wurde oft nicht getrennt; es war (noch) nicht üblich, die Patienten über den Versuchscharakter der Behandlung aufzuklären und danach ihre Einwilligung einzuholen. Erst die kritische Reflexion dieser wissenschaftlich innovativen Praxis führte im letzten Drittel des letzten Jahrhunderts zu ihrer normativen Einhegung, indem Wissenschaftler und die Legislative Standards ethischer Zulässigkeit entwickelten und Ethikkommissionen zur Beratung und Kontrolle klinischer Forschung institutionalisiert wurden.[563]

Die Feststellung, dass Camerons Forschungsprojekte heute von jeder Ethikkommission abgelehnt worden wären,[564] bestätigt, dass die heutigen Normen klinischer Forschung zu seiner Zeit eben noch nicht sehr entwickelt waren und noch weniger in der Forschungspraxis berücksichtigt wurden. Deutlich ist damit aber ebenfalls, dass das jahrtausendealte hippokratische Gebot, jegliche den Patienten möglicherweise schädigende Intervention zu vermeiden (»nil nocere«), Cameron zumindest zu expliziten Nutzen-Risiko-Erwägungen hätte veranlassen müssen – wie dies der französische Arzt Claude Bernard bereits 1865 gefordert hatte.[565] Stattdessen hat er eine in ihrer Intensität unübliche und damit neuartige Behandlungsmethode trotz ihrer potenziellen Schädlichkeit (Gedächtnisstörungen, psychische Traumatisierung) angewandt, ohne die zu seiner Zeit geltenden ethischen Normen zu beachten – obwohl sie ihm als forschenden und leitenden Psychiater einer weltweit führenden Institution[566] bekannt sein mussten. Öffentliche Kritik und Ablehnung erfuhr Cameron – wenn überhaupt –

561 Cameron/Levy/Ban/Rubenstein (1964) Automation of Psychotherapy.
562 Kalinowsky/Hoch (1952) Shocktreatments, psychosurgery and other somatic treatments in psychiatry.
563 Helmchen 2013.
564 Lemov 2011.
565 Bernard (1865) Introduction à l'étude de la médicine experimentale.
566 wie auch als ehemaligen Gutachter im Nürnberger Kriegsverbrecherprozess

nur von Psychoanalytikern, die seine Behandlungsmethoden als mechanistisch und biologistisch ablehnten.[567]

Die unzureichende Kontrolle durch die wissenschaftliche Community scheint zum einen aus dem wissenschaftlichen Kontext zu kommen, der in jenen Jahren durch die Offenheit eines hoffnungsvollen Aufbruchs mit erstmals wirksamen Behandlungsmethoden (Elektrokrampftherapie, psychotrope Medikation) gegen chronisch psychotische Erkrankungen bestimmt war; zum anderen mag Camerons Standing als psychiatriepolitisch anerkannte und einflussreiche Persönlichkeit eine wirksame Kontrolle verhindert haben, denn sie wäre durchaus möglich gewesen, weil Cameron seine Methoden ja in einem klinischen Umfeld quasi öffentlich einsetzte und extensiv publiziert hatte; immerhin wurden sie niemals wiederholt.[568] Zudem erregten die Regeln zur Forschung mit Menschen erstmals eine nachhaltigere – wenn auch nur zögerlich einsetzende – Aufmerksamkeit, Regeln, die im Nürnberger Ärzteprozess 1947 durch die grausamen medizinischen Experimente nationalsozialistischer Ärzte provoziert worden waren und als Nürnberger Kodex bekannt wurden.[569] Die 1948 veröffentlichte Genfer Deklaration des Weltärztebundes (WMA) blieb jedoch weitgehend unbekannt. Erst mit der rapiden Ausweitung der klinischen Forschung seit Mitte des 20. Jahrhunderts wurde die Einwilligung nach Aufklärung in der Deklaration von Helsinki 1964 kodifiziert, 1966 mit einer Publikation von Beecher[570] öffentlich bekannt und gewann seit 1972 in den USA als Konzept des »informed consent« erhebliche Bedeutung in der klinischen Forschung, nachfolgend auch in der klinischen Praxis.[571]

Zum *gesellschaftlichen Kontext:* 1977, zehn Jahre nach Camerons Tod, wurde bekannt, dass Cameron Forschungsmittel auch von der CIA erhalten hatte. Danach brach ein Scherbengericht über ihn herein »as if the simple mark of ›CIA‹, once revealed, transformed the very medical, social, and personal reality of events«.[572] Cameron wurde als »Monster« bezeichnet. Seine Behandlungsmethoden wurden jetzt »barbarisch« genannt; Patienten, die Cameron bewundert und sich seinen Behandlungen gefügt hatten, beschrieben sie nun jedoch als unmenschliche Tortur mit anhaltenden Spätfolgen. »My mother thought Cameron was God, he could do no wrong«,[573] sagte Leslie Orlikow, Tochter einer der bekanntesten Patientinnen von Cameron. Einige klagten mit Erfolg gegen die

567 Ban 1996; Cleghorn 1990; Collins 1988.
568 Lemov 2011.
569 Groß (2014) Nürnberger Kodex.
570 Beecher 1966.
571 Helmchen 2019a.
572 Lemov 2011. S. 64.
573 Ebd. S. 82.

CIA bzw. die Regierung.[574] Kritisiert wurde nun auch, dass die Patienten weder aufgeklärt worden waren noch eingewilligt hatten. In der Öffentlichkeit wurde Cameron als »brain-washing expert« gebrandmarkt. Es mag als Ironie der Geschichte erscheinen, dass die von Cameron gesehene Bedeutung des sozialen Kontextes katastrophale Folgen für ihn selbst bzw. sein posthumes Bild hatte. Die allgemeine soziokulturelle Atmosphäre des »Kalten Krieges«, das darin eingebettete Thema des »brain-washing«[575] und schließlich das öffentliche Bild der CIA können als Kontexteinflüsse hier nur angedeutet werden: In den 1950er Jahren herrschte in den USA eine paranoide Atmosphäre: der »Kalte Krieg« zwischen der kommunistischen Sowjetunion und den kapitalistischen USA erzeugte in den USA eine Furcht vor kommunistischer Infiltration; Parlament und Regierung bildeten Untersuchungskommissionen gegen »unamerikanische Umtriebe« (»McCarthyism«[576]), die schließlich zu Verschwörungstheorien und einer antikommunistischen »Hexenjagd«[577] vornehmlich auf Künstler, Intellektuelle und Politiker führten, die als Kommunisten verdächtigt wurden. Sie mussten sich von Kommissionen befragen lassen und wurden beruflich ausgegrenzt.[578]

In diesem allgemeinen Kontext erlangte das Thema »Brain-washing«[579] öffentliche Resonanz,[580] als nach dem Koreakrieg (1951–1953) amerikanische Soldaten aus chinesischer Gefangenschaft mit kommunistischen Überzeugungen zurückkehrten und der kommunistische Schauprozess 1949 gegen den ungarischen Kardinal Mindzenty auf ein erzwungenes Geständnis hinwies. Die Fremd-Kontrolle des Denkens (mind control, »brain washing«) wurde zu einem öffentlichen Thema. Ein kommunistischer Verhörer, der den amerikanischen Geschäftsmann Robert Vogeler zu einem solchen falschen Geständnis vor einem Budapester Gericht brachte, prahlte 1951: »If God Himself was sitting in that chair, we would make him say what we wanted him to say«.[581] Diese Verhöre nutzten Wissen, das der russische Physiologe Iwan Pawlow durch seine Untersuchungen zu bedingten Reflexen gewonnen hatte.[582]

Zur Abwehr solcher kommunistischen Gedankenkontrolltechniken finanzierte der amerikanische Geheimdienst CIA ab 1953 im Rahmen des Projekts »MK-ultra« ein geheimes Forschungsprogramm, das auf Techniken zur Ver-

574 Ebd.
575 Hunter (1951) Brain-Washing in Red China. The calculated destruction of men's mind.
576 McCarthy-Ära. https://de.wikipedia.org/wiki/McCarthy-%C3%84ra. Zugriff am 08.10.2018.
577 Miller (1987) Hexenjagd.
578 McCarthy-Ära. https://de.wikipedia.org/wiki/McCarthy-%C3%84ra. Zugriff am 08.10.2018.
579 Hunter 1951.
580 Lemov 2011.
581 Hunter 1951, S. 3.
582 Sargant (1958) Der Kampf um die Seele. Eine Physiologie der Konversionen.

haltensmodifikation, genauer auf Verhörtechniken zielte, von denen einige von psychischer Folter nicht mehr zu unterscheiden waren. Es umfasste mindestens 149 Teilprojekte, u. a. Forschungsprojekte etlicher amerikanischer Psychologen, Soziologen und Psychiater, so auch Untersuchungen zum »psychic driving« und »depatterning« von Ewen Cameron. Es blieb unklar, ob Cameron (wie auch andere Wissenschaftler) über diese Quelle einiger seiner Forschungsmittel Bescheid wusste, da diese staatliche Finanzierung verdeckt über die Society for Investigation of Human Ecology erfolgte.[583] Kollegen Camerons meinten, dass er dieselben Untersuchungen im Verfolg seiner eigenen Forschungskonzeption auch ohne CIA-Unterstützung durchgeführt hätte. Seine als geheime CIA-Auftragsforschung beschriebenen Behandlungsmethoden des Depatterning und des Psychic Driving wurden nicht geheim durchgeführt, sondern er wandte sie offen in Gegenwart seiner Mitarbeiter an: »everything Cameron did was done in the open and with knowledge of his peers«.[584] Er publizierte sie detailliert einschließlich negativer Befunde und Ablehnung durch Patienten.[585] Seine Methoden wurden nun jedoch viel kritischer gesehen, da ihr Nutzen fraglich schien, ihre schädlichen Wirkungen, speziell das passagere hirnorganische Psychosyndrom des Depatterning jedoch nicht zu übersehen waren.[586] Schließlich wurde Cameron in diesem Prozess öffentlicher Verdammung sowie damit verbundener Verschwörungstheorien als »brainwashing avatar« interpretiert, »der das tut, was sein Meister hinter ihm wünscht«.[587] Die vielfältige Reaktion auf die Tatsache geheimer Finanzierung lässt offen, wieweit die betroffenen Forscher im Bereich verhaltenswissenschaftlicher Gedankenkontrolltechniken tatsächlich an ihrer spezifischen Anwendung als inhumanen Verhörtechniken beteiligt waren.

Aber nicht nur in der Öffentlichkeit provozierte Cameron ein widersprüchliches Bild: vom weltbekannten innovativen Psychiater zum Monster, das seine Patienten für Experimente im Auftrage eines Geheimdienstes missbraucht.[588] Auch seine wissenschaftlichen Vorstellungen waren widersprüchlich. Seine *sozialpsychiatrischen Überzeugungen passten nicht zu seiner verhaltenswissenschaftlichen Ideologie.* So sah er die alten psychiatrischen »Anstalten« als Orte, in deren verderblich monotonen und restriktiven Einrichtungen die Persönlichkeit der Patienten zugrunde ging.[589] Wenn Patienten in solcher Umgebung Hoffnungslosigkeit lernten, dann könnte – so seine im Kontext der Verhaltensforschung lerntheoretisch unterlegte Annahme – eine offene und zwangslose Um-

583 Turner (1977) Senate Hearing on MKULTRA.
584 Ban 1996. S. 502.
585 Cameron/Lohrenz/Handcock 1962; Cameron 1956; Cameron/Levy/Ban/Rubenstein 1964.
586 Ban 1996, S. 503.
587 Lemov 2011, S. 63.
588 Ebd.
589 Ebd.

gebung solchen negativen Verlauf abschwächen oder vermeiden. Dementsprechend öffnete er die Türen, legte bereits in den 1930er Jahren mit der Neuordnung der psychiatrischen Versorgung in Manitoba die Grundlage für gemeindepsychiatrische Zentren, entwickelte am 1943 gegründeten Allan Memorial Institut in Montreal die weltweit erste psychiatrische Tagesklinik und forderte die langfristige Nachsorge der aus psychiatrischen Kliniken entlassenen Patienten mittels Übergangseinrichtungen.[590]

Damit nicht kompatibel erscheint jedoch Camerons 1946 publiziertes Verständnis von Sozialpsychiatrie.[591] Denn er meinte, die krankhaften Ideen psychisch Kranker würden die Gesellschaft infizieren und über ihre Nachkommen weitergegeben, weshalb psychisch Kranke zu isolieren seien und an der Weitergabe ihrer krankhaften Einstellungen und Ideen an ihre Kinder gehindert werden müssten.[592] Vor dem Hintergrund seiner Forschung zu Verhaltensänderungen meinte er, dass die deutsche Bevölkerung xenophobe und in tiefsitzender Angst wurzelnde aggressive Tendenzen habe, die zur Wiederholung der Katastrophe führen würden, wenn sie nicht behandelt würden. Die Aggressivität resultiere aus Schwäche, die bei der Mehrheit der deutschen Bevölkerung vorliege und von den »Starken« in der Bevölkerung kontrolliert werden müsste. Psychisch Kranke zählte er zu den Schwachen, die von der Gesellschaft isoliert werden müssten.

Camerons psychiatrische Expertise und weltweite Anerkennung als Gründungspräsident der World Psychiatric Association (WPA) zusammen mit seiner missionarischen Überzeugung, die menschliche Gesellschaft vor krankhaften Ideen, insbesondere der angstbedingten Aggressivität der Deutschen schützen zu müssen, hat ihn offensichtlich dazu verführt, Ideen der sozialen Kontrolle zu entwickeln, die von denen der Nationalsozialisten kaum mehr zu unterscheiden waren.

So sah Cameron 1946 in einem Vortrag über »Frontiers of social psychiatry«[593] die Aufgabe der Sozialpsychiatrie in einer grundlegenden Umgestaltung der sozialen Beziehungen. Denn nur Sozialpsychiater hätten die dafür erforderlichen Kenntnisse menschlichen Verhaltens, Fähigkeiten und Fertigkeiten. Er dachte sehr in sozialpsychologischen Mechanismen, insbesondere der pathogenen Weitergabe pathologischer Persönlichkeitszüge, sah pathogene Momente der Unsicherheit in Gruppen benachteiligter Menschen, forderte als »Sozial-Ingenieur« soziale Kontrolle der »suitability for marriage« und »quarantine of individuals suffering from diseases likely to spread to others«.[594] Er benutzte Ausdrücke wie »Umwertung der (die Arbeit betreffenden) Werte«, die aus dem

590 Cameron (1961) The Swing of the Pendulum.
591 Cameron (1946) Frontiers of social psychiatry.
592 Cameron (1945) The Social Reorganization of Germany.
593 Cameron 1946.
594 Ebd.

gleichen kulturkritisch gespeisten sozialrevolutionären Impetus zu stammen scheinen, mit dem die Nationalsozialisten die »Umwertung aller Werte« gefordert hatten.[595]

Camerons Tragödie war die »Kollision zwischen Wissenschaft und Menschlichkeit«:

> »Simply put, Cameron believed that he could better serve his patients by removing their memories and actualizing the theoretical concept of the tabula rasa or a ›blank slate‹ and building their personalities anew. He attempted to heal, but instead caused much hurt«.[596]

Die Tatsache, dass er die negativen Reaktionen seiner Patienten auf seine therapeutischen Maßnahmen explizit beschreibt, kann als Hinweis darauf verstanden werden, dass er völlig überzeugt davon war, das Richtige zu tun. Aber Cameron »placed science (or, rather, his perception thereof) before the needs of his patients.«[597] Anscheinend war er eher an der Menschheit als am einzelnen Menschen, stärker an seinen Konzeptionen als am individuellen Patienten interessiert. »It could also be argued that he was probably ›too‹ eager and relaxed scientific standards for the chance of a breakthrough success«.[598]

Cameron erscheint somit als ein Beispiel dafür, dass ein therapeutisch wie wissenschaftlich ungemein engagierter und organisatorisch befähigter Psychiater einerseits in praxi zu einem Initiator einer rehabilitativ orientierten Sozialpsychiatrie wurde, andererseits aber mit seiner auf ganze Bevölkerungen zielenden sozialtechnischen Ideologie in das Risiko lief, totalitäre Verformungen der Gesellschaft und die Exklusion von psychisch Kranken zu fördern, ein Risiko, das sich bei dem ebenfalls therapeutisch sehr engagierten Carl Schneider furchtbar realisierte.[599]

9 Menschenrechte werden wirksam

Wird die Allgemeine Deklaration der Menschenrechte durch die UN 1948 auch als Reaktion auf die Erfahrung der unmenschlichen Verbrechen des Nationalsozialismus und zunehmendes Wissen darüber als eine Wurzel der heute so zahlreichen Bürgerbewegungen verstanden, dann kann man die von der UN 2006

595 Ebd.
596 Flavin (2009) The Tragedy of Dr. D. Ewen Cameron.
597 Ebd.
598 Ebd.
599 Schneider (1939) Behandlung und Verhütung der Geisteskrankheiten; Dörner (1986) Carl Schneider: genialer Therapeut, moderner ökologischer Systemtheoretiker und Euthanasiemörder. Zu Carl Schneiders »Behandlung und Verhütung der Geisteskrankheiten, Berlin 1939«.

beschlossene Behindertenrechtskonvention (BRK)[600] ebenfalls als Folge bürgerrechtlicher Aktivitäten sehen, die die Menschenrechte auch der Menschen mit psychischen Krankheiten bestätigt und Grundlage ihrer gesetzlichen Fixierung ist. Sie verwandelt nun die psychiatrische Praxis in einen Prozess, der sich um das Selbstbestimmungsrecht des Patienten zwischen krankheitsbedingter Einschränkung der Fähigkeit zur Ausübung dieses Rechtes und uneinschränkbarer Autonomie des Patienten bewegt.

Ein revolutionärer Psychiater

Franco Basaglia (1924–1980)[601] kam aus einer wohlhabenden Familie in Venedig, studierte ab 1943 Medizin in Padua, wo er auch seine psychiatrische Ausbildung erhielt; 1953 heiratete er die politische Publizistin Franca Ongaro (1928–2005), mit der zusammen er viele seiner Psychiatrie-Texte publizierte.

> »The relationship between Franca Ongaro and Franco Basaglia has rarely been studied, but is central to any understanding not just of their respective biographies, but also of the vast quantity of published writings and practical activities carried out by Basaglia, Franca Ongaro, and others after 1961. It was a complicated relationship with ups and downs and difficult aspects connected to power, fame, and work-life balances.«[602]

In diesen 1950er Jahren festigte eine umfangreiche Lektüre (u.a. Primo Levi, Sartre, Minkowski, Goffman, Husserl, Jaspers, Heidegger, Merleau-Ponty) Basaglias Weltanschauung, sein Professor nannte ihn ›den Philosophen‹. Obwohl er 1958 die Lehrbefugnis für Psychiatrie an der Medizinischen Fakultät Padua erhielt, verließ er nach rund zehnjähriger Tätigkeit als Assistent die Universität Padua vermutlich als »frustrierter Außenseiter«[603] und übernahm als Direktor die psychiatrische Anstalt im norditalienischen Gorizia/Görz. Bekanntschaften und Freundschaften aus Padua erweiterte er zu einem weltweiten Netzwerk, das er u.a. 1969 auf monatelangen Reisen mit Besuchen von Psychiatern in New York und ebenso in Lateinamerika knüpfte. Anschließend wechselte Basaglia in die Leitung des psychiatrischen Krankenhauses in Colorno bei Parma, wo er auch »Mental Hygiene« lehrte. 1971 ging er nach Triest; dort gestaltete er innerhalb weniger Jahre die große psychiatrische Anstalt San Giovanni zu einem Zentrum ambulanter Psychiatrie um. Mit dieser Leistung erreichte er Weltruhm und die *psichiatria democratica* den Höhepunkt ihrer Wirksamkeit: an vielen Orten

600 UN 2006.
601 Franco Basaglia. https://de.wikipedia.org/wiki/Franco_Basaglia. Zugriff am 14.10.20218; Foot (2020) Franco Basaglia: a man, a movement, institutions, and outcomes.
602 Foot 2020, S. 9.
603 Ebd. S. 9f.

wurden psychiatrische Einrichtungen nach seinen Ideen umgestaltet, obwohl das Gorizia-Experiment letztlich gescheitert war. Seine revolutionäre Ideologie hinderte ihn daran, die evolutionäre Umsetzung seiner Ideen zu akzeptieren, wie seinen Worten nach seinem Abgang aus Gorizia zu entnehmen ist:

> »I want to start something completely different from Gorizia, as I realized that revolutionary situations are immediately consumated [sic] from ›power‹ as a new solution of its own contradictions, and I don't want to be functional to its social system which I don't like.«[604]

1961, am Beginn eines Jahrzehnts, in dem grundlegende (»antipsychiatrische«) Kritik des psychiatrischen Anstaltswesens zahlreich publiziert wurde, erlebte er als Chefarzt des psychiatrischen Krankenhauses in Gorizia und ab 1971 im 30 km weiter südlich gelegenen Triest entsetzliche Verhältnisse: 90 % der Patienten waren nach einem aus dem Jahre 1904 stammenden Gesetz als »unheilbar« und »gemeingefährlich« untergebracht;[605] die Anwendung von Zwangsjacken, Fixierungen, Eisbädern u. ä. m. war verbreitet. Er kam zu dem Schluss, dass diese schlimmen Verhältnisse nur durch »Negierung der Institution«[606] der psychiatrischen Anstalt zu überwinden seien. Er selbst gab als Motiv dieser Verneinung eine Haft als Antifaschist an, zu dem er bereits in seiner Schulzeit unter dem Einfluss eines Lehrers wurde:

> »The first time that I went to prison I was a medical student. I was an active antifascist and I was imprisoned as a result. I remember the terrible situations which I found myself in. It was the time of slopping out. There was a terrible smell, the smell of death. I remember that I felt like being in an anatomy theatre where the bodies were dissected. Thirteen years after I graduated, I became the director of an asylum and when I entered the building for the first time, it took me straight back to the war and the prison. It didn't smell of shit, but there was the symbolic smell of shit. I was convinced that that institution was completely absurd, that its function was only to pay the psychiatrists who worked there, in the face of this absurd, disgraceful logic of the asylum – we said ›no‹.«[607]

Er beschrieb diese Negierung als Experiment und entwickelte seine Ideen aus der unmittelbaren »experimentellen« Erfahrung. Es war die Erfahrung mit der Reaktion seiner Patienten auf die Umgestaltung ihres Anstaltslebens.

> »Gemeinsam mit Mitarbeitern und Patienten der Klinik diskutierte er Reforminitiativen auf Versammlungen, öffnete geschlossene Stationen, hob die Geschlechtertrennung

604 Basaglia, letter 1968, zit. in Foot 2020, S. 17f.
605 Foot (2014) Franco Basaglia and the radical psychiatry movement in Italy, 1961–78.
606 Basaglia 1971.
607 Basaglia 2000/2018, S. 49, zit. in Foot 2020, S. 8.

auf, schaffte Zwangsmaßnahmen ab und integrierte die Patienten in den Therapieprozess«.[608]

Darüber hinaus trug er seine Ideen über zahllose Texte und Interviews in die Öffentlichkeit, rief lebhafte Kontroversen hervor, zog zahlreiche Menschen und junge Psychiater in seinen Bann; damit initiierte er eine vielfältige Bewegung. Sie wurde wegen ihrer Zielsetzung als »psichiatria democratica« oder wegen seiner zentralen Rolle darin von seinen Bewunderern auch »Basaglian psychiatry« genannt. Dieser sehr dynamische Prozess wurde durch die Wechselwirkungen zwischen Basaglias ebenso charismatischer wie widersprüchlicher Persönlichkeit und der Vielzahl wechselnder Mitarbeiter bestimmt; daraus entwickelte Ideen veränderten sich, waren weder widerspruchsfrei noch immer kohärent.[609] Jervis schildert ihn als kettenrauchenden Workoholic

> »who asked his collaborators for unconditional support, and wouldn't tolerate theoretical dissent, which he tended to see, in a dramatic way, as personal attacks on him [...]. Basaglia's leadership was above all authoritarian«.[610]

Dementsprechend sind Äußerungen zu Basaglia nicht selten zwischen Bewunderung und Verdammung emotional grundiert. Verachtung kennzeichnete seine Einstellung zum psychiatrischen Establishment, wie auch dieses ihn vehement ablehnte.

Die meisten Texte über Basaglias Leben wurden von seinen Unterstützern oder von Sympathisanten seiner Ideen geschrieben, manche mit hagiographischen Zügen. Dementsprechend wurden kritische Episoden aus Basaglias Geschichte ausgeschieden, vor allem Basaglias Freundschaft und produktive Arbeitsbeziehung mit Giovanni Jervis, die in einem bitteren Streit endete; danach wurde Jervis als Verräter gesehen und sein Beitrag zur Bewegung aus ihrer Geschichte gestrichen. So entstanden zwei getrennte Geschichten: eine Basaglianische und eine Jervisianische, die nichts miteinander zu tun haben. Aber im Laufe der Jahre hat eine Neuorientierung der Rolle Basaglias in der Bewegung stattgefunden: »In any case to understand this movement is to write its history as a movement, not as a cohesive group led by a visionary individual.«[611]

Basaglia sah die Schließung psychiatrischer Anstalten als Modell einer weit darüber hinauszielenden antiinstitutionellen Veränderung der gesamten Gesellschaft. Es ging ihm darum, die systemimmanente Ausübung von Macht über bzw. Gewalt gegen Menschen zu beenden:

608 Schwarz (2015) Basaglia, Franco. Psychiater, Neurologe und Wegbereiter der italienischen Psychiatriereform.

609 Foot 2020.

610 Jervis (1977) Il buon rieducatore. Scritti sugli usi della psichiatria e della psichoanalisi, S. 26, zit. in Foot 2020, S. 11.

611 Ebd. S. 4.

»Die Zerstörung und Überwindung darf sich nicht auf das Zwangs-System der psychiatrischen Institutionen und den ideologischen Aspekt der Psychiatrie als Wissenschaft beschränken, sondern muß sich auch auf den Bereich der Gewalt und Ausstoßung durch das soziopolitische System ausdehnen und es ablehnen, sich von dem instrumentalisieren zu lassen, was ihr Gegenstand der Negation ist.«[612]

Der englische Historiker John Foot beurteilte dies als »radicalism in general, of a social, cultural and medical revolution«, und macht die dahinter stehende Ideologie deutlich:

»a beacon for the Left across Europe and beyond. For example, a number of activists from the antipsychiatric SPK (Socialist Patients Collective) movement in Heidelberg in Germany [...] turned up to work in Trieste«.[613]

Marazia et al. haben den intensiven und unterstützenden Kontakt Basaglias zum SPK[614] als einen Hintergrund dafür beschrieben, warum Basaglia in der deutschen Psychiatrie-Reform keine Rolle spielte.[615]

Ausgehend von der Diskrepanz zwischen der Verbreitung der Ideen einer demokratischen Psychiatrie unter dem psychiatrischen Nachwuchs in Deutschland[616] und der Tatsache, dass Basaglia im Abschlussbericht der Psychiatrie-Enquete des Deutschen Bundestages 1975, der Grundlage für eine weitgehend erfolgreiche Reform der psychiatrischen Versorgung in Deutschland, nicht ein einziges Mal erwähnt wird, nennen Marazia et al. folgende Gründe:

1. Eine Welle von linkem Terrorismus durch die Rote Armee Fraktion (RAF) in Deutschland und ebenso durch die Roten Brigaden (brigate rosse, BR) in Italien stimulierte etablierte Vorurteile: in Deutschland wurde der italienische Umgang mit Terrorismus oder auch nur Widerstand als chaotisch, gewalttätig und kommunistisch erlebt, während umgekehrt in Italien das Stereotyp der kalten teutonischen Effizienz in der Bekämpfung des Terrors unweigerlich an das Nazi-Regime erinnerte. Typisierungen und Misstrauen in den frühen 1970er Jahren bestimmten das Verhältnis zwischen Italien und Westdeutschland.

2. Basaglia kannte die deutsche Psychiatrie, insbesondere ihre phänomenologisch-anthropologische Richtung sehr gut, verachtete sie jedoch als Ausdruck einer Zwei-Klassen-Psychiatrie, da sie für die arme Klientel der Anstalten nicht anwendbar, ja ein Angriff auf dic Wirklichkeit sei. Jaspers' Annahme der Unverständlichkeit psychotisch Kranker und dessen positivistische Psychopathologie lehnte er scharf ab. 1967 hatte er in seinem Essay »Die Endlösung« Jaspers sogar des Faschismus beschuldigt.

612 Basaglia 1971, S. 159.
613 Foot 2014, S. 241.
614 Siehe oben S. 62, FN 269; Huber/Bigady 1993; Pross 2017; Häfner 2018.
615 Marazia/Fangerau/Becker/Söhner 2020.
616 Basaglias Buch »Die negierte Institution« wurde in Deutschland zum Bestseller.

Vor diesem Hintergrund wird verständlicher, dass Basaglia alle reformpsychiatrischen Ansätze radikal als »Befriedungsverbrechen« ablehnte, insbesondere jene in Deutschland, die »der starren teutonischen Ideologie verhaftet sind« und das Anstaltsproblem »von oben« lösen wollen, wenn etwa Schulte in Gütersloh die »Simonsche Arbeitstherapie technisch perfektionieren« will, oder wenn

> »die Sozialpsychiatrie nur die Bemühung um ein intellektuelles aggiornamento zeigt, was allenfalls zur Gründung von Instituten für Sozialpsychiatrie führen kann, wie das unter der Leitung von Häfner in Mainz [sic! tatsächlich in Mannheim] geplante – ein neues Brasilia für die deutsche Psychiatrie.«[617]

3. Der deutsche Psychiater Erich Wulff, in den 1970er Jahren Mitherausgeber der marxistischen Zeitschrift »Das Argument«, versuchte, Basaglia vor ausgewählten Auditorien in Deutschland einzuführen; die allgemeine Reaktion blieb jedoch eine Mischung aus Nichtbeachtung und schweigendem Misstrauen. Denn Basaglias Engagement für das SPK und seine radikale Sprache wurden als antipsychiatrisch und terroristisch wahrgenommen,[618] in dieser Hochzeit der antipsychiatrischen Emotionen als Bedrohung der »zarten kleinen Pflanze der Sozialpsychiatrie« empfunden und deshalb abgelehnt; das SPK wurde vom Mannheimer Kreis und der gerade gegründeten Deutschen Gesellschaft für Soziale Psychiatrie (DGSP) verurteilt.

Trotz seiner vielfältigen Kontakte mit der antipsychiatrischen Szene lehnte es Basaglia immer ab, als »Antipsychiater« betrachtet zu werden. Vielmehr sah er durchaus, dass Menschen mit psychischen Störungen krank waren:

> »Wir müssen uns mit beiden Gesichtern der Realität auseinandersetzen: 1. mit der Tatsache, daß wir einen kranken Menschen vor uns haben, der psychopathologische Probleme aufwirft [...] und 2. mit der Tatsache, daß wir einen Ausgeschlossenen, einen gesellschaftlich Geächteten vor uns haben.«[619]

So haben ihm »die Psychopharmaka konkret gezeigt, daß er es nicht mit einer Krankheit, sondern mit einem kranken Menschen zu tun hat«.[620]

Er initiierte über politische Freunde das für die »Negation« der institutionellen Psychiatrie erforderliche Gesetz 180 (»Legge Basaglia«), das am 13. Mai 1978 vom italienischen Parlament verabschiedet wurde. Es brachte die weitgehende Schließung aller psychiatrischen Krankenhäuser in Italien, enthielt jedoch keine ausreichenden Durchführungsbestimmungen, so dass entlassene Patienten unversorgt zu ihren unvorbereiteten Familien zurückkehrten; es kam zu

617 Basaglia 1971, S. 136.

618 Obwohl er sich von der antipsychiatrischen Theorie wie auch vom Terrorismus klar distanziert hatte (Marazia/Fangerau/Becker/Söhner 2020, S. 236).

619 Basaglia 1971, S. 151.

620 Ebd. S. 142.

schwerwiegenden Zwischenfällen, vereinzelt wurden psychisch Kranke oder auch Angehörige getötet.[621] Überlastete Angehörige protestierten (in Demonstrationen bis zu 20.000 Teilnehmern) gegen das Gesetz, nicht aber gegen dessen Nicht-Verwirklichung (in finanzieller Hinsicht).[622] Kurzfristig ergab sich also neben der eindrucksvollen Verminderung der Zahl untergebrachter Patienten bis zur Auflösung der psychiatrischen Anstalt San Giovanni in Triest zunächst auch ein Schaden, indem Patienten unversorgt entlassen wurden, Angehörige uninformiert und überfordert waren, Verwaltungen und teilweise auch psychiatrisches Personal sich unwillig verhielten. Erst eine personalintensive sozialpsychiatrische Präsenz vor Ort ermöglichte allmählich eine Inklusion der Kranken in familiäre oder kommunale Strukturen und erreichte damit langfristig einen Nutzen der Reform für psychisch Kranke und ihre Angehörigen.[623]

Ein Nebeneffekt der weitgehenden Schließung der öffentlichen psychiatrischen Anstalten war auch, dass zahlungsfähige chronisch Kranke in private Institutionen aufgenommen wurden, andere hingegen im Gefängnis oder in der forensischen Psychiatrie landeten. Diese skandalöse Trans-Institutionalisierung findet sich auch in anderen Ländern, vermutlich in Abhängigkeit vom Sicherheitsbedürfnis der Bevölkerung.[624]

1979 ging Basaglia nach Rom, um dort als Koordinator der psychiatrischen Dienste seinen Beitrag zur Umsetzung des Gesetzes zu leisten. Aber 1980 starb er an einem Hirntumor, nur 56 Jahre alt.

> »Ausgehend von seinen Erfahrungen in faschistischer Gefangenschaft und seinen politischen Überzeugungen ergriff er Partei für die Entrechteten, die in den Anstalten ihrer Würde beraubt wurden. Allen Widrigkeiten zum Trotz bewies er, dass ein humaner Umgang auf der Grundlage der Menschenrechte möglich ist […] und seine Sache ein Kampf für die Menschenrechte war«.[625]

Fazit: Basaglia hat mit seiner »experimentellen« Umwälzung der psychiatrischen Anstalt den Blick auf den Patienten als Subjekt geweitet oder gar geöffnet, aber

621 Foot 2014: Der 1968 aus der Anstalt beurlaubte Patient Giovanni Miklus erstach zu Hause seine Frau; dieser Zwischenfall erschütterte das Verhältnis zwischen Basaglia, seinem Team und den Einwohnerinnen von Görz nachhaltig. Angriffe aus der Öffentlichkeit steigerten sich, im folgenden Strafprozess wurde Basaglia jedoch freigesprochen. Vermutlich wegen dieser Belastungen und unzureichender Unterstützung durch die Provinzialverwaltung verließ er 1969 Görz.

622 Bertram/Sander-Bertram (1984) Der Aufstand der Angehörigen gegen die »Neue Psychiatrie« in Italien. Gedanken zu einer vermeidbaren Kontroverse; Palermo (1991) The 1978 Italian mental health law – a personal evaluation: a review.

623 Foot 2014; Tansella (1986) Community psychiatry without mental hospitals – the Italian experience: a review.

624 Priebe et al. (2005) Reinstitutionalisation in mental health care: comparison of data on service provision from six European countries.

625 Schuster (2021) Franco Basaglia / 1924–1980. Im Kampf um des Menschen Rechte.

auch durch eine ideologisch bestimmte Instrumentalisierung und Schädigung von Patienten mittels einer überhasteten und technisch unzureichend erzwungenen Reform eine den Menschenrechten verpflichtete Grundidee erheblich beschädigt.

Woher kommen wir und wohin wollen wir?

10 Die »soziale Frage«

Das soziale Gesicht (West-)Europas wurde in den letzten 200 Jahren durch die Industrialisierung geprägt. Sie zog Menschen in die Städte (Urbanisierung) und führte zu einem starken Bevölkerungsanstieg.[626] In den Städten drängten sich Industriearbeiter, Gelegenheitsarbeiter und Arbeitslose[627] in völlig unzureichenden Wohnungen; Krankheiten wie Cholera, Syphilis, Tuberkulose und Alkoholismus vermehrten das Elend. Politiker reagierten auf diese »soziale Frage« der zweiten Hälfte des 19. Jahrhunderts mit sozialistischen Parteigründungen und mit Sozialgesetzen.[628]

Die Sozialdemokratie und ihr linkssozialistischer Rand organisierten sich ab 1863; Bismarck reagierte auf deren (nach zwei Attentaten auf den Kaiser) als gemeingefährlich angesehene Aktivitäten mit dem sog. Sozialistengesetz, das von 1878 bis 1890 alle sozialistischen und kommunistischen Aktivitäten verbot und zahlreiche Sozialisten ins Ausland flüchten ließ (z.B. Marx und Engels nach London, Ploetz nach Zürich); vor allem aber versuchte Bismarck mit Sozialgesetzen wie der Krankenversicherung 1883 und der Unfallversicherung 1884 die Menschen für den (Sozial-)Staat zu gewinnen; die Rentenversicherung der Arbeiter (RV) beschloss der Reichstag zum 1. Januar 1891; diese Versicherungen wurden von Arbeitgebern und Arbeitnehmern zu unterschiedlichen Anteilen finanziert. Aus diesen Gesetzen wurde das heute gültige Sozialversicherungssystem als Grundlage des liberalen Wohlfahrtsstaates entwickelt.

Ärzte bekämpften Seuchen, indem sie wie Rudolf Virchow in Berlin die Abwasser-Kanalisation initiierten[629] oder wie Robert Koch mit der Entdeckung des

626 In Deutschland verdoppelte sich die Zahl der Menschen zwischen 1871–1991 von 41 auf 81 Millionen.

627 Das sog. Industrieproletariat, dessen Verarmung als »Pauperismus« charakterisiert wurde (Pauperismus. https://de.wikipedia.org/wiki/Pauperismus. Zugriff am 20.01.2024).

628 Sozialistengesetz. https://de.wikipedia.org/wiki/Sozialistengesetz. Zugriff am 17.01.2023.

629 Siehe S. 22; Krzywanek 2004, S. 6.

Tuberkel-Bazillus die (bakteriologische) Hygiene als medizinische Disziplin begründeten. Zunehmend wurde es als Aufgabe des Staates angesehen, soziale Bedingungen und Folgen des gesundheitlichen Elends zu erkunden und zu bekämpfen. Die wissenschaftlichen Grundlagen dafür sollte die am Anfang des 20. Jahrhunderts etablierte Sozialhygiene liefern.[630]

Die eugenische Antwort

Das Hauptziel einer Antwort wurde darin gesehen, das von der Industrialisierung angetriebene Bevölkerungswachstum zu begrenzen, um dessen negative Folgen, die Überlastung sozialer Schutz- und Sicherungssysteme zu vermeiden. In der Begründung dieses Ziels konvergierten zwei sehr unterschiedliche Ideologien:

Zum einen forderten sozialkritisch engagierte Publizisten seit der Französischen Revolution 1789 und mit dem kommunistischen Manifest von 1848 unter Berufung auf die Menschenrechte eine umfassende Verbesserung der sozialen Verhältnisse; dabei organisierten sich ständige Spannungen zwischen marxistischen Revolutionären und »revisionistischen« Reformern in mehrfach wechselnden »linken« Parteigruppierungen. Gemeinsam folgten sie der sozialistischen Grundidee von der Solidarität aller Menschen und damit dem Vorrang der Gemeinschaft vor dem Recht des Individuums, also auch Begrenzung der Soziallasten für die Gemeinschaft durch Fortpflanzungsbegrenzung für den Einzelnen.

Zum anderen wurde um 1900 unter dem Einfluss herrschender Degenerations- und Rassentheorien[631] befürchtet, dass sich der Gesundheitszustand der Bevölkerung vor allem erbbedingt unaufhaltsam verschlechtert und die Soziallasten für den Schutz der »Schwachen«, »Minderwertigen« und »Leistungsunfähigen« auch aus diesem Grund untragbar ansteigen; dies betraf in erster Linie Menschen mit psychischen Behinderungen, Störungen und Krankheiten.

Um diesen Bedrohungen zu begegnen, nutzten Sozial- und Bevölkerungspolitiker die über die Evolutionstheorie[632] dominant gewordene Eugenik.[633] Mit ihr wurde eine Verringerung der Geburtenzahl (negative Eugenik) begründet und als Fortpflanzungskontrolle praktiziert (Beratung zu Empfängnisverhütung, Freigabe von Kontrazeptiva, Schwangerschaftsabbruch, Sterilisation). Sie zielte auf die Verminderung der »Minderwertigen«, *bevölkerungspolitisch* auf die quantitative Verminderung vor allem bei sozialistischen Sozialreformern (z. B. in

630 Siehe Ein eugenischer Sozialhygieniker, S. 105f.; Grotjahn 1912b.
631 Siehe Ein gescheiterter Ikarier, S. 98ff.; Ploetz 1895.
632 Darwin 1859.
633 Galton 1865.

Schweden, Österreich, Fabian Society), und *rassenbiologisch* durch »Ausmerzung« der »Minderwertigen« auf die qualitative Verbesserung des »Volkskörpers« besonders bei Degenerationstheoretikern (v. a. in Deutschland).

Die eugenische Ideologie beherrschte im ersten Drittel des 20. Jahrhunderts die nördliche Halbkugel, viele Länder schufen Erbgesundheits- bzw. Sterilisationsgesetze, aber nur die Nationalsozialisten radikalisierten sie mit rassistischen und biologistischen Überzeugungen, aus denen Menschlichkeit und Schutz des Lebens ausgeschlossen wurden; damit beschritten sie einen Weg, der in die Ermordung Hunderttausender Menschen mit psychischen Störungen führte.

Während in den meisten Ländern Zwang gesetzlich geregelt nur als Ausnahme zur Fortpflanzungsverhinderung angewandt wurde, gingen die Nationalsozialisten radikaler vor: fast alle durch das Erbgesundheitsgesetz von 1933 definierten Menschen mit angenommenen (vorwiegend psychiatrischen) Erbkrankheiten wurden (überwiegend zwangsweise) sterilisiert und ab Kriegsbeginn getötet (»Euthanasie«). Hintergrund dieses inhuman-verbrecherischen Vorgehens war die rassenhygienische Ideologie, die die darwinistische Idee des Kampfes ums Dasein sozialdarwinistisch auf die Gesellschaft übertrug und sich gegen die christliche »Humanitätsduselei« richtete, ein Rückfall in vorchristlich-archaische Gesellschaftsverhältnisse.

In radikaler »Umwertung aller Werte« behaupteten Vertreter einer nationalsozialistischen Ethik,[634] dass die Erlösung schwerstkranker Menschen durch Tötung human sei; sie nannten es euphemistisch »Gnadentod«, suchten jedoch ihre Taten trotzdem geheim zu halten.

Hier deutet sich eine Vielfalt der Konzepte von Humanität als ideologische Reaktion auf die Moderne an. So will beispielsweise der Historiker Jörn Rüsen kulturelle Differenz infolge des Globalisierungsprozesses als fundamentales Merkmal eines zukunftstauglichen Humanismus u. a. an die Voraussetzung knüpfen, dass das Menschenbild um das gerade im 20. Jahrhundert drastisch zutage getretene Inhumanitätspotenzial erweitert wird.[635]

> »After the crimes against humanity, culminating in the Holocaust, which gave the twentieth century its historic signature […] classical humanism became aware of the potential of every human being to become inhumane«.[636]

Die Gefährdung des in Europa tradierten christlich-jüdischen Humanitätsverständnisses wird erkennbar in zahlreichen transhumanistischen Varianten des Posthumanismus. Sie postulieren eine Weiterentwicklung des Menschen, indem er mittels moderner Techniken (Biogenetik, künstliche Intelligenz, Weltraum-

634 Ploetz 1895; Bialas (2014a) Moralische Ordnungen des Nationalsozialismus.
635 Rüsen (2020) Menschsein. Grundlagen, Geschichte und Diskurse des Humanismus.
636 Rüsen (2012) Temporalizing Humanity: Towards a Universal History of Humanism, S. 40f.

technik etc.) über sich selbst hinauswächst. Gefahren dieser Denkrichtungen seien nur angedeutet durch den Hinweis auf eugenische Vorstellungen, nach denen die menschliche Evolution künftig mittels Genmanipulation gesteuert wird, die sich an Zielen orientiert, die von Menschen ausgewählt werden, z. B. einer kulturellen Weiterentwicklung, wie sie der Philosoph Friedrich Nietzsche im »Übermenschen« vorgezeichnet hat.[637]

Der Biologe und Eugeniker Julian Huxley, geistiger Vater des evolutionären Humanismus,[638] definierte 1957 in seinem Buch *New Bottles for New Wine* den Begriff Transhumanismus im gleichnamigen Kapitel wie folgt:

> »Die menschliche Spezies kann, wenn sie es möchte, über sich selbst hinauswachsen – nicht nur sporadisch, ein Einzelner mal so, ein anderer mal so, sondern als Ganzes, als Menschheit. Wir brauchen einen Namen für diesen neuen Glauben. Vielleicht passt Transhumanismus ganz gut: Mensch, der Mensch bleibt, aber sich selbst, durch Verwirklichung neuer Möglichkeiten von seiner und für seine menschliche Natur, überwindet.«[639]

Ideologen wollen die Welt verbessern, indem sie die Wirklichkeit ihren Ideen anzupassen versuchen. Sie sind überzeugt, dass das nur mit besseren oder geeigneteren Menschen, mit einem »neuen Menschen« geht.[640] Aber was sind die Kriterien des Besseren? Wofür soll der neue Mensch geeigneter sein? Und wer definiert die Kriterien und legt die Ziele fest? Wie entwickeln sich Ideologien und welche Rolle spielen einzelne Menschen dabei?

Für eugenische Ideologen erscheinen Menschen mit psychischen Störungen als das Gegenbild des »Neuen Menschen«. Degenerationstheoretische und sozialistische Ideologen sahen in ihnen kostenträchtige und erblich »minderwertige« »Ballastexistenzen«, die den »Volkskörper« schwächten und deren Fortpflanzung deshalb begrenzt bzw. verhindert werden sollte. Nationalsozialisten fühlten sich als Mitglieder der als wertvoller angesehenen arischen »Rasse« verpflichtet, diese »minderwertigen« psychisch kranken Menschen in einem eugenischen Exzess mit Zwang zu sterilisieren und schließlich durch Tötung zu beseitigen.

---

637 Benz (1961) Übermensch. Eine Diskussion.

638 Huxley prägte die Idee des evolutionären Humanismus und des »Atheismus im Namen der Vernunft«: »Gott ist eine vom Menschen erdachte Hypothese bei dem Versuch, mit dem Problem der Existenz fertigzuwerden.« (Julian Huxley. https://de.wikipedia.org/wiki/Julian_Huxley. Zugriff am 04.05.2022.)

639 Transhumanismus. https://de.wikipedia.org/wiki/Transhumanismus. Zugriff am 07.05.2021.

640 Haring (2016) Der neue Mensch im Nationalsozialismus und Sowjetkommunismus.

Die antipsychiatrische Kritik

30 Jahre nach den nationalsozialistischen Verbrechen an Menschen mit psychischen Erkrankungen traf der (»1968er«) Jugendaufstand gegen eine als bürokratisch erstarrte und überlebt empfundene Gesellschaft auch und erneut die Psychiatrie. Zwar wurden wirksame Behandlungen entwickelt, so dass Menschen, die an ihren psychischen Störungen litten oder als Störer aus der Gesellschaft ausgeschlossen wurden, in Institutionen der Psychiatrie erfolgreich behandelt werden konnten. Die modernen Behandlungsverfahren hatten aber auch unerwünschte »Neben«-Wirkungen und Patienten blieben immer noch in psychiatrischen Anstalten untergebracht, die durch die Not des Krieges und der Nachkriegszeit verelendet waren. Anwendung von Zwang zur Behandlung und Unterbringung gegen den Willen des Kranken stießen deswegen zunehmend auf Widerstand. Vor dem Resonanzboden der Jugendrebellion wurde die Psychiatrie ab den 1960er Jahren zu einem prototypischen Feld der Auseinandersetzung um die Vermeidung von Zwang sowie für Respektierung der Menschenrechte, insbesondere für das Recht auf Selbstbestimmung.

Damals stellten antipsychiatrische Kritiker die Existenz psychischer Krankheit in Frage: so der Psychiater Thomas Szasz;[641] der Soziologe Thomas Scheff[642] verstand psychische Krankheit als Reaktion auf die Etikettierung als »verrückt« und meinte, dass Schizophrenie (auf die sich viele Kritiker als Prototyp sog. Geisteskrankheit bezogen) durch jene Experten und Institutionen erzeugt würde, die vorgeben, sie zu behandeln; der Psychiater Ronald Laing[643] interpretierte Schizophrenie als gesunde Reaktion auf unerträgliche emotionale Belastungen des Heranwachsenden durch Familie und Gesellschaft. Filme wie »Family Life« oder auch »Einer flog über das Kuckucksnest« verschafften diesen Gedanken nachhaltige öffentliche Resonanz, die sich in einigen Zirkeln länger gehalten haben. So hatte die Behauptung, dass psychische Krankheit ein »Mythos« sei, Folgen, z. B. dass auf einem Bertrand-Russel-Tribunal 1998 in Berlin[644] gefordert wurde, Krankenkassen dürften die psychiatrische Behandlung von Patienten nicht mehr bezahlen, da es ja keine psychischen Krankheiten gebe.[645] Darin kann auch eine Reaktion auf die Behauptung gesehen werden, dass die Psychiatrie unverständig störende Menschen im Interesse der Gesellschaft in ihren Anstal-

641 Szasz 1961; Szasz 2013.
642 Scheff (1966) Being mentally ill: a sociological theory.
643 Laing/Esterson (1964) Sanity, Madness and the Family.
644 N.N. (1998) Der Irrsinn kichert an allen Ecken.
645 Bereits die nationalsozialistische »Ausmerzung« der Kranken mit psychischen Störungen hatte übereifrige Bürokraten dazu gebracht, die Finanzierung der Versorgung dieser Patienten zu reduzieren, da es ja bald keine psychisch Kranken mehr gäbe. Dies allerdings stieß auf den Protest der führenden Vertreter der nationalsozialistischen Psychiatriepolitik.

ten »wegschließe«, die wiederum als »totale Institutionen« die Krankheiten der dort Untergebrachten verstärken und chronifizieren.

Die desolate Situation psychiatrischer Anstalten führte den italienischen Psychiater Franco Basaglia zur »Negierung der Institution«, d.h. zu ihrer Auflösung, indem er alle Türen öffnete und seinen Patienten die Freiheit gab, denn »Freiheit heilt«. Antipsychiatrische Kritik wurde ideologisch; das ideologische Moment seiner Aktivität ist in seiner Radikalität und darin zu sehen, dass er über die Psychiatrie hinaus die Gesellschaft verändern wollte. So unterstützte er das Heidelberger Sozialistische Patienten-Kollektiv (SPK), das Patienten für den Umsturz der gesellschaftlichen Ordnung instrumentalisierte.[646] Es wurde behauptet, dass auf diesem Wege dem psychisch Kranken Menschenwürde und Selbstbestimmungsrecht zurückgegeben würden. Damit kann diese Kritik auch als Gegenreaktion auf die vorhergehende Vernichtung psychisch Kranker verstanden werden. Aber in der Unbedingtheit ihrer ideologischen Übersteigerung kamen Patienten zu Schaden und auch der Respekt für die Menschenwürde ging an manchen Orten verloren.

Während also die eugenische Ideologie im Nationalsozialismus zur Vernichtung von Menschen mit psychischen Störungen führte, forderte die »antipsychiatrische« Ideologie der folgenden Generation die Befreiung dieser Menschen, letztlich die Befreiung von der Psychiatrie – ohne ausreichende Berücksichtigung entgegenstehender Argumente und zu Lasten von Patienten und ihren Familien.

Antipsychiatrische Kritik wird auch dann ideologisch, wenn sie bei ihrer Kritik stehenbleibt, obwohl der Gegenstand ihrer Kritik, die institutionelle Versorgung von Menschen mit psychischen Krankheiten, zum Besseren reformiert wurde; denn solche antipsychiatrische Kritik verdeckt nun in den Fokus der Psychiatrie tretende Aufgaben, etwa eine ausreichende ambulante Versorgung von Menschen mit chronischen psychischen Krankheiten, die auf deren Inklusion in ihr soziales Umfeld zielt.[647]

Solche Beispiele verweisen darauf, dass antipsychiatrische Kritik über das Ziel hinausschoss; denn psychische Krankheiten können die Selbstbestimmungsfähigkeit so weit einschränken, dass der davon betroffene Mensch etwas tut, was er als Gesunder nie gewollt hätte, etwa die Zerstörung seiner sozialen Existenz während einer manischen Episode oder die Bedrohung anderer Menschen infolge einer wahnhaften Verkennung der Wirklichkeit oder die Gefährdung des eigenen Lebens in einem verwirrten Zustand oder einer schuldwahnhaften De-

646 Marazia/Fangerau/Becker/Söhner 2020.

647 Heinz/Hein/Weitzenegger/Seitz (2023) Zur ideologischen Funktion einer tradierten Psychiatriekritik im Neoliberalismus; Heinz/Müller/Wackerhagen/Sartorius (2015) Inclusion as the goal of psychiatric care – Impact of the UN Convention on the Rights of Persons with Disabilities.

pression. Wurde diese Realität psychischer Krankheit von einer ideologisch überhöhten antipsychiatrischen Kritik geleugnet, konnten gefährliche Situationen entstehen. Allerdings hat die intensive und gelegentlich auch schmerzhafte Auseinandersetzung mit der Kritik an der Psychiatrie doch auch die Sicht vieler Psychiater gegenüber ihren Patienten verändert, hat sie für die Wahrnehmung des Patienten als Individuum in seinem jeweiligen Kontext sensibilisiert. Aus realitätsbezogener Kritik erwuchsen auch konstruktive Kräfte. Über weitgehende Reformen der psychiatrischen Versorgung (Deinstitutionalisierung, Dezentralisierung, ambulante Versorgungsformen) hin zur Gemeindepsychiatrie verbesserten sie die Lage der Menschen mit psychischen Störungen erheblich.

Basaglias verbale und theoretische Radikalität zur Auflösung psychiatrischer Institutionen und seine Verachtung für deren Reform verdecken, dass im Rückblick beide Wege – der »italienische Weg« einer *revolutionären* Negierung des psychiatrischen Krankenhauses ebenso wie der »deutsche Weg« seiner grundlegenden *Reform* – die Versorgung von Menschen mit psychischen Störungen eindeutig verbessert haben, allerdings mit unterschiedlichen Kosten. Beide Wege haben zum Um- und Abbau der großen psychiatrischen Anstalten geführt, in Deutschland über die Psychiatrie-Enquete des Bundestages von 1975, in Italien mit dem Gesetz 180 von 1978. Sie haben einen Prozess der De-Institutionalisierung in Gang gesetzt, der die psychiatrische Versorgung von Menschen mit psychischen Störungen dezentralisiert in die Gemeinden führt und die Menschen »vor Ort« versorgt und ambulant behandelt. Dass der pragmatische Weg der Reform trotz aller Widerstände und Widersprüche die Lebenssituation gerade auch der Menschen mit schweren und chronischen psychischen Krankheiten erheblich verbessert, wurde an vielen Orten gezeigt; so ist es dem Psychiater Klaus Dörner als Direktor des Psychiatrischen Landeskrankenhauses Gütersloh – wie er in einem Interview berichtet –

> »innerhalb von 15 Jahren gelungen – und das war das erste Mal in Deutschland oder sogar in der Welt –, alle, wirklich alle chronisch psychisch Kranken einer Region, von immerhin einer Million Einwohnern, das sind 436 Stück, aus der Anstalt in eigene Wohnungen zu entlassen. Fast alle mit normaler ambulanter Betreuung, nur eine Minderheit von 15 Prozent bekam wegen ihrer Schwierigkeiten eine Betreuung rund um die Uhr. Wir konnten so empirisch nachweisen, dass *kein* Mensch wegen einer psychischen Erkrankung, egal wie schwer sie ist, dauerhaft in einer Institution leben muss.«[648]

Nun richtet sich weitergehende Kritik dagegen, dass Menschen mit chronischen psychischen Störungen in ihren geschützten Wohnungen nur versorgt werden und oft doch passiv und isoliert bleiben, sie aber nicht genügend dabei unter-

648 Goettle (2002) Stippvisite bei einem Hartnäckigen.

stützt werden, eigene Bedürfnisse zu realisieren – wie es etwa die Recovery-Bewegung anstrebt (s. o.).[649]

Menschenrechte in der psychiatrischen Praxis

Die Idee der Menschenrechte entstand in der Epoche der Aufklärung. Sie beeinflusste die englische Bill of Rights (1688) sowie die Constitution of the United States of America (1787) und war eine entscheidende Triebkraft der Französischen Revolution (1789). Ihre Konkretisierung wurde besonders nach der Ermordung von Millionen Menschen im Zweiten Weltkrieg politisch gefordert. Wichtige Schritte in diesem Prozess waren die von der UN 1948 beschlossene *Allgemeine Erklärung der Menschenrechte* und speziell relevant für psychiatrisches Handeln die *UN-Behindertenrechtskonvention* von 2006. Inzwischen hat die Idee der Menschenrechte die Legislative in vielen Ländern beeinflusst.[650] Sie ist damit normativ verbindlich geworden, z. B. im Grundgesetz, im Betreuungsrecht oder in der Berufsordnung für Ärzte.[651]

Die Menschenrechte sind eine regulative Idee, die psychiatrischem Handeln Rahmen und Richtung gibt. Als Idee konkurriert sie jedoch mit anderen Ideen, die den die Lebenspraxis prägenden Zeitgeist zu beherrschen suchen. Sowohl ihre Verdrängung aus dem öffentlichen Bewusstsein, z. B. durch die Eugenik im ersten Drittel des letzten Jahrhunderts, als auch ihre Verabsolutierung und schlechte Umsetzung wie in der italienischen Psychiatriereform von 1978 hat Menschen mit psychischen Krankheiten geschadet.[652]

Ab den 1980er Jahren – wohl nicht zufällig in Parallele damit, dass Befunde der Historiker über die Verbrechen der vergangenen Diktaturen die Öffentlichkeit erreichten – begann sich eine ethische Sensibilität für vielfältige menschliche Aktivitäten zu entwickeln, so auch für das juristische Prinzip der Einwilligung nach Aufklärung in ärztliche Maßnahmen. Obwohl Juristen die Einwilligung eines Patienten in ärztliche Interventionen schon seit weit über 100 Jahren den Ärzten vorgeschrieben hatten,[653] wird sie erst jetzt in der Praxis auch ernst genommen. Dabei haben sich die Begriffe Einwilligung und Aufklärung immer weiter differenziert: so kann eine Einwilligung nur dann gültig sein, wenn der Einwilligende verstanden hat, worein er einwilligt, er muss also über alle für seine

649 Ware/Hopper/Tugenberg/Dickey/Fisher 2007; Weinmann (2021) Selbsttäuschungen in der Psychiatrie.
650 Callard et al. 2012.
651 Helmchen 2019b.
652 Ebd. S. 730.
653 Vollmann/Winau 1996.

Einwilligung relevanten Tatsachen aufgeklärt sein.[654] Versteht er die Informationen nicht oder falsch, dann erhebt sich die Frage, ob er einwilligungsfähig ist. Wenn dies bezweifelt wird oder ausgeschlossen werden muss, ist die Frage zu beantworten, ob dem nicht Einwilligungsfähigen ein Betreuer zugeordnet werden muss, der ihm helfen soll, seine Interessen bei unumgänglichen Entscheidungen zu vertreten. Dieser hier nur angedeutete Differenzierungsprozess kann zum einen infolge wachsender Regelungsdichte bürokratisch entgleisen,[655] zum anderen aber auch durch ideologische Verabsolutierung des Selbstbestimmungsrechts zu Lasten von Kranken über das Ziel hinausschießen.[656] So lehnen radikale Interpreten der UN-Konvention on the Rights of Persons with Disabilities (CRPD)[657] das Konzept der Selbstbestimmungsfähigkeit ab und somit auch, dass psychische Krankheit die Selbstbestimmungsfähigkeit beeinträchtigen oder gar aufheben kann. Damit würden aber auch Schutzrechte für den Kranken entfallen, z. B. auch für Straftäter, die eine Straftat infolge einer psychischen Erkrankung begangen haben. Dieser humanitär begründete Schutz für Menschen mit psychischen Erkrankungen wurde 1843 mit den McNaughton-Regeln gefestigt. Daniel McNaughton erschoss 1843 den Sekretär des britischen Premierministers Robert Peel; in der folgenden Gerichtsverhandlung wurde er wegen seines Verfolgungswahns nicht für schuldig befunden und deshalb (»by reason of insanity«) freigesprochen. Die öffentliche Empörung über diesen Freispruch führte dazu, dass eine juristische Kommission eingesetzt wurde, die präzise festlegte, nach welchen Regeln eine psychische Krankheit verhindert, dass ein Straftäter verurteilt wird.[658] Die Therapie psychisch kranker Straftäter in geschlossenen psychiatrischen Anstalten (»Maßregelvollzug«) ist jedoch so stark behindert (z. B. durch Personalmangel, Therapie-Unwilligkeit), dass Aktivisten fordern, den Maßregelvollzug aufzulösen und verurteilte Straftäter im üblichen Strafvollzug unterzubringen; dabei verkennen sie jedoch, dass die psychiatrische Versorgung in allgemeinen Gefängnissen noch schwieriger als im Maßregelvollzug ist.[659]

---

654 Noch 2002 wurde im Bundestag gefragt, ob der Patient die aufklärenden Informationen auch verstanden haben muss.

655 Siehe z. B. Petryna (2007) Clinical Trials Offshored: On Private Sector Science and Public Health; Deutsche Gesellschaft für Psychiatrie und Psychotherapie, Psychosomatik und Nervenheilkunde (DGPPN) (2023) Praxisempfehlung: Patientenverfügungen und psychische Erkrankung. https://www.dgppn.de/_Resources/Persistent/9b4786788e86946c8e2930ddb8abaec0e1e975a0/2023-05-16_Praxisempfehlung_PatV_final.pdf; Nervenarzt (im Druck).

656 Scholten/Gather 2018.

657 UN 2006.

658 Dalby (2006) The case of Daniel McNaughton: Let's get the story straight.

659 Müller (2018) Einfluss der UN-Behindertenrechtskonvention auf die deutsche Rechtsprechung und Gesetzgebung zu Zwangsmaßnahmen/The influence of the UN Convention on the Rights of Persons with Disabilities on the German jurisdiction and legalisation regarding compulsory measures.

Insgesamt jedoch werden die Menschenrechte, insbesondere das Selbstbestimmungsrecht auch der Menschen mit psychischen Störungen seit den 1980er Jahren in der Psychiatrie zunehmend ernst genommen. Die psychiatrisch Tätigen lernen, ihre Patienten als Menschen mit eigenen Vorstellungen zu akzeptieren und sie bei deren Realisierung zu unterstützen – auch wenn sie das in der Wirklichkeit vor erhebliche Probleme stellen kann. Wird die Wirklichkeit psychischer Krankheit, das subjektive Leiden am Nicht-anders-Können sowie die objektive Belastung anderer Menschen jedoch ausgeblendet, dann könnte sich auch die Durchsetzung der Menschrechte ideologisch verirren.

Dieses Risiko wird deutlich, wenn etwa ein junger Mensch infolge einer anhaltenden schweren psychischen Erkrankung sich von jedem Kontakt zurückzieht, jede psychiatrische Intervention ablehnt und sozial verelendet. So verständlich es ist, dass verzweifelte Eltern dann den Psychiater drängen, ihrem in der Krankheit versinkenden adoleszenten Kind stärker zu helfen als nur immer wieder ambulante Hilfen anzubieten, so steht der Psychiater gelegentlich vor dem kaum lösbaren Dilemma, seine Fürsorgepflicht gegen das Selbstbestimmungsrecht auch eines solchen Patienten abzuwägen.[660] Auch könnten Patientenverfügungen (s. S. 143, FN 655; S. 147, FN 669) außer Kraft gesetzt werden, wenn das Selbstbestimmungsrecht radikal durchgesetzt wird, indem es nicht akzeptiert wird, dass die Selbstbestimmungsfähigkeit durch psychische Krankheit eingeschränkt werden kann,[661] also der aktuelle Wille eines nicht einwilligungsfähigen Patienten (der als »natürlicher Wille« bezeichnet wird) auch gegen die eigene Patientenverfügung bzw. eine Behandlungsvereinbarung durchgesetzt werden soll.[662]

Eine ideologische Ausblendung störender Wirklichkeit und moralischer Dilemmata (Selbstbestimmungsrecht gegen Fürsorgepflicht) könnte das Risiko erhöhen, dass Patienten das Ziel eines selbstbestimmten Lebens trotz weiterbestehender krankheitsbedingter Störungen nicht erreichen, weil die Gesellschaft nicht mitgenommen wird und bei schwindenden Ressourcen ihre Unterstützung zurücknehmen könnte. Bedeutsam werden können Grenzverschiebungen aber auch in die entgegengesetzte Richtung. So werden Menschen, die noch in der Mitte des letzten Jahrhunderts als Schizophrene oder Epileptiker, gegen Ende des Jahrhunderts schon etwas neutraler als psychisch Kranke bezeichnet wurden, heute »Menschen mit psychischen Störungen« genannt; damit soll deutlich gemacht werden, dass sie Menschen (»person first«) mit einer Störung sind, so wie auch Menschen mit einer Beinamputation oder einer Grippe eine Krankheit haben, aber nicht diese Krankheit sind. Damit wird die Krankheit nicht mehr mit

660 Priebe/Mundt (in review) Ethics of Deinstitutionalisation.
661 Scholten/Gather 2018.
662 Henderson/Braun (in review) Psychiatric Advance Directives and Related Documents.

dem Menschen identifiziert, sondern von ihm getrennt, auch wenn die psychische Krankheit die Psyche und somit die individuelle Charakteristik der Person betrifft. Dabei könnte der Begriff der Störung allerdings zu unspezifisch sein und die Grenze zwischen Missbefindlichkeit innerhalb der »normalen Spielbreite menschlichen Erlebens« und behandlungsbedürftiger Krankheit verdecken. Zur Verantwortung des Psychiaters gehört es, diese Grenze richtig zu erkennen, um einerseits eine »Psychiatrisierung« bzw. »Medikalisierung« gesunder Schwankungen des Seelenlebens zu vermeiden und andererseits medizinischen Schutz und Behandlung dem Kranken anzubieten.

Wechselwirkungen zwischen Individuen und Ideologien

Um solchen Risiken frühzeitig begegnen zu können, muss ein Blick auch darauf geworfen werden, wie und warum einzelne Personen in welchem spezifischen Umfeld dazu beigetragen haben, dass die hier behandelten Ideologien und die sie tragenden gesellschaftlichen Bewegungen Bedeutung für die Psychiatrie erlangten. So wurde die *eugenische* Ideologie für die Psychiatrie gefährlich durch Personen, die durch Elternhäuser aus der sozialen Mittelschicht geprägt wurden, bereits während ihrer Gymnasialzeit durch zeitgenössische Lektüre auf soziale Weltverbesserungsphantasien stießen, Pläne dazu in kleinen, aber intensiven Freundeskreisen während ihrer akademischen Ausbildung diskutierten, dazugehörige Ideen, insbesondere sozialistische und degenerationstheoretische Konzepte aus ihrer Umwelt aufnahmen, diese theoretisch weiterentwickelten, sie über persönliche Netzwerke Gleichgesinnter sowie über eine intensive publizistische Aktivität propagierten.[663] Sie suchten die Öffentlichkeit zu beruhigen, indem sie ihre Ideen als »einseitigen, durchaus nicht allein berechtigten Standpunkt«[664] verharmlosten; denn ihnen war klar, dass die »grausame« Konsequenz ihrer eugenischen Ideologie von ihrem gesellschaftlichen Umfeld nicht akzeptiert wurde, zumindest nicht vor dem Ersten Weltkrieg; beunruhigend blieb jedoch ihre Erwartung, dass die Gesellschaft deren Notwendigkeit in der Zukunft einsehen werde und in Deutschland nach 1933 anscheinend auch eingesehen hat.[665] Diese Einsicht wurde dadurch verstärkt, dass die Akzeptanz einer positiv eugenisch begründeten sozialreformerischen Praxis (wie im »roten Wien«) die genannte Erwartung verdeckte. Dieses Risiko erscheint nicht ausgeschlossen,

663 Interessant erscheint eine Parallele zu jener Gruppe junger Göttinger Professoren, die den folgenreichen Rassenbegriff entwickelte (Geier 2022).

664 Ein gescheiterter Ikarier s. S. 98ff.

665 Diese Entwicklung nach dem Ersten Weltkrieg hat Andreas Frewer in seiner Analyse der von Emil Abderhalden herausgegebenen Zeitschrift »Ethik« eingehend beschrieben (Frewer 2000).

wenn man etwa den Stellenwert der Eugenik in den Diskussionen des Posthumanismus vernimmt. Jedenfalls scheinen Ideologien ihre Macht auch aus der Verheißung zu gewinnen, dass sie Hoffnungen und Bedürfnisse der Menschen befriedigen – allerdings erst in der Zukunft.

Psychiatrie-Kritik hatte in ihrer *antipsychiatrischen* Übersteigerung ideologische Züge entwickelt; die Ideologie suchte die Heilung von psychischer Krankheit durch Befreiung von den psychiatrischen Institutionen zu erreichen und sah darüber hinaus in deren Auflösung ein Modell gesellschaftlicher Umwälzung. Indem diese Ideologie Patienten in psychiatrischen Institutionen instrumentalisierte und die Realität psychischer Krankheit verkannte, kamen Patienten zu Schaden.

Verkannt wurde, dass viele Menschen mit psychischen Störungen in und an der Wirklichkeit litten, sowohl unter quälenden oder verstörenden Erlebnissen wie auch unter sozialer Ausgrenzung und Missachtung ihrer Rechte. Auf dieses globale Problem machte die UN mit ihrer 2006 verabschiedeten UN-Behindertenrechtskonvention (UN-BRK/CRPD) nicht nur aufmerksam; vielmehr schrieb sie vor, den *Menschenrechten* als normativem Rahmen in nationalen Gesetzen auch für Behinderte volle Geltung zu verschaffen.[666] Aber die Konvention wird kontrovers interpretiert. Radikale Vertreter der Menschenrechte bestehen darauf, dass das Selbstbestimmungsrecht von Menschen mit psychischen Störungen auch dann gilt, wenn sie in psychischen Krisen infolge mangelnder Einsicht ihre ureigensten Interessen schädigen könnten. Sie setzen ein »naiv verstandenes Recht auf Selbstbestimmung absolut« und fordern die »völlige Abschaffung von ersetzenden Entscheidungen durch rechtliche Betreuer sowie die vollständige Abschaffung von Unterbringungen und Zwangsmaßnahmen.«[667] Dieses uneingeschränkte Bestehen auf einer Idee ohne Rücksicht auf die Realität kann als ideologische Entgleisung verstanden werden. Demgegenüber sieht das Bundesverfassungsgericht

> »eine Schutzpflicht des Staates gerade für Menschen, die aufgrund von Krankheit oder Behinderung keinen freien Willen bilden können und sich in hilfloser Lage befinden. Diese Menschen sollten nicht ihrem Schicksal überlassen werden.«[668]

Deshalb kann für den Fall, dass kranke Menschen entscheidungsrelevante Informationen nicht verstehen und in Bezug auf ihre eigenen Wertvorstellungen nicht beurteilen können, ihnen also die Fähigkeit zur Einwilligung in eine konkrete, medizinisch notwendige Maßnahme fehlt, diese durch eine dazu berechtigte Person, einen Betreuer, ersetzt werden. Eine Fülle von Detailvorschriften

666 Heinz/Müller/Wackerhagen/Sartorius 2015.
667 Müller 2018.
668 Ebd.

soll sicherstellen, dass die Ersatzentscheidung soweit irgend möglich an den Überzeugungen, Werten und Vorlieben des Patienten orientiert bleibt. Eine wichtige Rolle spielt dabei eine Patientenverfügung;[669] an eine solche Vorausverfügung muss sich der Betreuer halten, denn in ihr hat der Patient in einwilligungsfähigem Zustand festgelegt, wie er behandelt werden will, wenn ihn eine psychische Krise daran hindert, seine selbst festgelegten Ziele anzustreben.[670]

Damit hat die Psychiatrie einen Weg beschritten, der die Subjektivität ihrer Patienten anerkennt, indem sie deren Selbstbestimmungsrecht ernst nimmt. Dieser Weg ist langwierig und schwierig und wird nur dann zu einer besseren Hilfe für Menschen mit psychischen Störungen führen, wenn er die Wirklichkeit berücksichtigt und ideologische Übertreibungen und Einengungen vermeidet. Das Ziel des Psychiaters und seiner Mitarbeiter ist, im Rahmen des gesicherten Wissens und der Erfahrung dem Patienten dabei zu helfen, seine psychische Erkrankung unter seine eigene Kontrolle zu bringen und seine eigenen (Lebens-) Ziele zu realisieren. So bestimmen Menschenrechte als eine fordernde Komponente des aktuellen Zeitgeistes das praktische Handeln von betroffenen Individuen.

---

669 Borasio/Heßler/Wiesing (2009) Patientenverfügungsgesetz: Umsetzung in der klinischen Praxis.

670 Solche Vorausverfügungen werden von einer erheblichen Mehrheit (mindestens zwei Drittel) von Patienten psychiatrischer Einrichtungen gewünscht, weil sie damit mehr Kontrolle über ihr psychisches Problem gewinnen können: »I think psychiatric advance directives will help persons with mental illness feel some measure of control in their lives because they will be participating in big decisions concerning their lives. They will make the illnesses more real. Patients are taking responsibility for their well-being/recovery«; aber nur ein geringer Anteil (weniger als 20 %) hat tatsächlich eine Vorausverfügung ausgefüllt. Gründe für diese Diskrepanz sind vor allem unzureichendes Wissen der Patienten bzw. mangelnde Unterstützung durch psychiatrisches Personal. Letzteres wiederum fühlt sich noch nicht spezifisch genug ausgebildet für diese Unterstützung (»erleichterte« Vorausverfügung) und hat nicht die für solche Hilfestellung erforderliche Zeit (Marazia et al. [2022] Treatment Decision-Making Capacity in Forensic vs. Non-Forensic Psychiatric Patients: A European Comparison). In Kenntnis dieser Probleme hat die Deutsche Gesellschaft für Psychiatrie, Psychotherapie, Psychosomatik und Nervenheikunde (DGPPN) gerade eine Praxisempfehlung zur »Patientenverfügung für den Bereich der psychischen Gesundheit« publiziert.

Zur Motivation des Autors

Ich schrieb dies nicht als Historiker, sondern als psychologisch interessierter Arzt, der sowohl in der Lebensgeschichte seiner Patienten auf manche dunkle Seite stieß als auch abrupte wie schleichende Wechsel der gesellschaftlichen Atmosphäre und insbesondere die Veränderung normativer Beurteilungsmaßstäbe selbst erlebte. Deshalb enthalten die biographischen Skizzen zum einen belegte Daten, zum anderen aber offene Fragen. Diese Fragen mögen einerseits Historiker und andere Wissenschaftler zu weiterführenden Analysen und Diskussionen anregen, sollen andererseits aber auch und vor allem den Leser zu Selbstbefragungen provozieren.

Ein meine Lebensspanne übergreifender Kontext ist die Ideologie des Nationalsozialismus.[671] Als er in Deutschland die staatliche Macht ergriff, wurde ich geboren, als faktisch verschonter Heranwachsender habe ich mit den Zerstörungen des von ihm erzwungenen Krieges und dem Elend im Nachkriegsdeutschland einige seiner schlimmen Folgen eher randständig erlebt und mich dann durch Studium und Ausbildung von der wundersamen Vielfalt der Welt absorbieren lassen, in der diese Ideologie vordergründig keine Rolle mehr spielte. Erst spät, als ich Antworten auf moralische Probleme meiner ärztlichen Tätigkeit suchte, stieß ich wieder auf ihn, musste mich fragen, ob und inwieweit die in den Nürnberger Prozessen öffentlich gemachten nationalsozialistischen Verbrechen des industriellen Massenmordes, der erzwungenen Teilnahme an lebensgefährlichen medizinischen Versuchen, der Zwangsarbeit und der unmenschlichen Entwürdigung des Individuums etwas mit mir zu tun haben.

Ich bemerkte, dass sich in meiner Entwicklung der Wandel des Zeitgeistes spiegelte und diese Abhängigkeit mich fragen ließ, ob ich moralisch relevante Ereignisse der Vergangenheit als damaliger Zeitgenosse anders als heute beurteilt hätte und als Teil einer zukünftigen Generation wieder anders beurteilen würde.

671 Konkret erfahren habe ich und intensiv beschäftigt haben mich aber seit 1945 auch Folgen der Ideologie des Sozialismus in ihrer sowjetischen Ausprägung.

Ich nahm ebenso wahr den Unterschied zwischen dem Entsetzen, das die nationalsozialistischen Verbrechen bei den Opfern und ihren Angehörigen auslösten, und der scheinbaren Gleichgültigkeit ferner stehender Zeitgenossen, und nicht zuletzt gewann ich den Eindruck, dass die Entfernung zwischen dem individuellen Leiden der Opfer und denen, die sie durch ihre »Sachzwang-begründeten« Entscheidungen mitbedingten, letzteren die moralische Qualität ihrer Handlungen verschleierte. Der Philosoph Günter Anders hat dies so beschrieben:

> »Die Vernichtung des Menschlichen […] gleicht sich immer mehr der arbeitsteiligen industriellen Produktion an: Keiner tut etwas Böses, jeder nur seine überschaubare Arbeit. So wenn der Bomberpilot an die Abzahlung des Kredits für seinen Kühlschrank denkt, weil er zu weit weg ist von den Schreien der Menschen, die von seinen Bomben getroffen werden (Briefwechsel mit dem Hiroshima-Piloten Claude Eatherly). Da das Produkt und seine Herstellung auseinandergerissen werden, wirft der moralische Status eines Produktes, beispielsweise Giftgas oder die Wasserstoffbombe, scheinbar keinen Schatten auf die Moral dessen, der arbeitend an dieser Produktion teilnimmt. Der Beteiligte wird somit moralisch entlastet«.[672]

Das Nichtwahrnehmen dieser moralischen Qualität des eigenen Handelns wie ebenso das Entsetzen über diese Geschehnisse mag Rahmen und Perspektive vieler Publikationen zum Thema in der einen oder der anderen Richtung eingeengt oder verzerrt haben (»eine nicht zu verdenkende Einseitigkeit des Blickwinkels« von Betroffenen[673]), und zwar in den ersten Nachkriegsjahren in noch unmittelbarer Nähe zu den Ereignissen von Betroffenen wohl in anderer Weise als nach zeithistorischer Aufarbeitung in den letzten Jahrzehnten durch Historiker, die das unmittelbare Erleben des atmosphärischen Kontextes durch Kenntnis der (oft unvollständigen und interpretationsbedürftigen) Belege ersetzen müssen.[674] Der Biograph des Rassenhygienikers Alfred Ploetz hat dieses »Fast-Zeitzeugen-Problem« so reflektiert:

> »[…] gespalten war auch mein Gefühl, als ich mit dieser Arbeit begann. Einerseits sollte ich einen ›Fast‹-Zeitgenossen beurteilen, nicht Zeitgenosse genug, um die Denk- und Erlebenssphäre – und Gefühlssphäre – direkt nachempfinden zu können, andererseits zu sehr Zeitgenosse, um den manchmal nötigen Abstand zu haben zu bedenken, was in den beiden dazwischen liegenden Generationen dazugelernt wurde«.[675]

---

672 Anders (1956) Die Antiquiertheit des Menschen, S. 268.

673 Tammen (1978) Die I.G. Farbenindustrie Aktiengesellschaft (1925–1933). Ein Chemiekonzern in der Weimarer Republik, S. 2.

674 Erst recht gilt dieses Risiko einer Blickverzerrung, wenn Quellen nur Sekundär- oder Tertiärquellen sind. Aber auch das Verständnis der Primärquellen bedarf der Kontextualisierung (z. B. Kaiser/Salmons: Encountering the Holocaust through Primary Documents. A Rationale – Why Do We Study Primary Sources?). Hier allerdings kommt es vor allem auf die Fragen an, zu denen die Quellen anregen.

675 Doeleke 1975, S. 1.

Als Anfang der 1980er Jahre Universitätskliniken Ethikkommissionen einzurichten begannen, wurde ich zum Vorsitzenden der Ethikkommissionen im Klinikum Charlottenburg der Freien Universität Berlin (FUB) gewählt, da mich seit den 1970er Jahren ethische Fragen zu klinischen Prüfungen neuer Psychopharmaka zunehmend beschäftigten. Bei Recherchen zur Psychiatrie im Nationalsozialismus für einen Vortrag im Europaparlament in Straßburg 1996 wurde ich auf die Ideologie der Eugenik aufmerksam und begann, dem Einfluss des Zeitgeistes auf das Denken und Verhalten von Menschen und auch auf meine eigene Entwicklung nachzugehen. Dabei stieß ich auf Ärzte, die wie Alfred Grotjahn, Ernst Rüdin, Franco Basaglia, Ewing Cameron u. a. m. aufgrund ihrer herausragenden Leistungen weltweit bekannt waren, aber bei näherer Beschäftigung mit ihnen auch eine verhängnisvolle Abhängigkeit von jeweils in unterschiedlichen Kontexten herrschenden Ideologien erkennen ließen.

Daraus entstanden Fragen, warum und auf welche Weise diese Persönlichkeiten in diese Abhängigkeit gerieten und inwieweit sie auch Einfluss auf die Entwicklung dieser Ideologien nahmen, also inwieweit Wechselwirkungen zwischen Individuum und Ideologie eine Rolle spielten? Anhand welcher Kriterien hätten sie an welchen Punkten erkennen können oder müssen, dass ihre ideologische Beschränktheit sie in die Irre führt? Die Suche nach Antworten in dieser Erinnerung führte zu Fragen an mich selbst: Wie hätte ich die moralischen Fragen beantwortet, die die erinnerten Ereignisse an mich stellten? Nach welchen Kriterien kann ich selbst meine Abhängigkeit von herrschenden Ideologien, vom Zeitgeist erkennen? Gewiss sind dabei so klare Vorgaben wie das hippokratische Nichtschadensgebot (»nil nocere«) und die Schweigepflicht unverzichtbar und hilfreich. Aber die Schweigepflicht wird heute trotz Datenschutz in vielfältiger, oft bürokratischer Weise angegriffen und viele wirksame Behandlungen können auch schädigen. Deshalb muss der Psychiater bei Entscheidungen zu einem individuellen Patienten Nutzen gegen Risiken abwägen und sich auch fragen, inwieweit der aktuelle Zeitgeist, etwa die postmoderne Relativierung, seine Abwägung beeinflusst und bis zu welchem Punkt er akzeptiert, dass die hippokratischen Vorgaben relativiert werden. Darüber hinaus sind wir als »Kinder unserer Zeit« in den Wandel des Zeitgeistes eingebettet. Dies gilt es zu reflektieren, insbesondere, inwieweit der sachliche Kern einer gesellschaftlichen Kritik ebenso ernst genommen werden kann wie ihre emotionale Überhöhung an den Grenzen des normativen Rechtsrahmens einer freiheitlich-liberalen Demokratie zurückgewiesen werden muss. Damit wirken wir als Individuen auf den Zeitgeist ein und drängen seine Übermächtigkeit zurück.

Literatur

Abramson, H. A. (1967) The use of LSD in psychotherapy and alcoholism. Bobbs-Merrill, New York.

Ackers, S. (2021) EX-IN Deutschland. Eine Bilanz zehn Jahre nach der Gründung. Sozialpsychiatrische Informationen 2021, S. 9–11.

Alcorn, T. (2013) China's new leaders cut off one-child policy at the root. The Lancet 381 (9871), S. 983.

Amering, M., Schmolke, M. (Hg.) (2012) Recovery. Das Ende der Unheilbarkeit (5. Aufl.). Psychiatrie-Verlag, Bonn.

Anders, G. (1956) Die Antiquiertheit des Menschen. C. H. Beck, München.

Anthony, W. A. (1993) Recovery from mental illness: The guiding vision of the mental health service system in the 1990s. Psychosocial Rehabilitation Journal 16, S. 11–23.

Appelbaum, P. S. (1985) Tarasoff and the clinician: problems in fulfilling the duty to protect. Am J Psychiatry 142 (4), S. 425–429.

Applebaum, A. (2019) Roter Hunger. Stalins Krieg gegen die Ukraine. Siedler, Berlin.

Aronson, E. (1994) Sozialpsychologie. Menschliches Verhalten und gesellschaftlicher Einfluß. Spektrum Akademischer Verlag, Heidelberg – Berlin – Oxford.

Assmann, A. (2013) Das neue Unbehagen an der Erinnerungskultur. C. H. Beck, München.

Assmann, A. (2018) Der lange Schatten der Vergangenheit: Erinnerungskultur und Geschichtspolitik. C. H. Beck, München.

Atefie, I. (2012) Julius Tandler – Anatom und Gemeindepolitiker. Diplomarbeit zum Mag. phil. Universität Wien. https://phaidra.univie.ac.at/o:1289198. Zugriff am 21.03.2024.

Azevedo, R. T., Garfinkel, S. N., Critchley, H. D., Tsakiris, M. (2017) Cardiac afferent activity modulates the expression of racial stereotypes. Nature Communications 8, 13854.

Baader, G. (2005) Public Health in Deutschland. Von der Sozialen Medizin und Hygiene über die Rassenhygiene zur Sozialmedizin (BRD)/Sozialhygiene (DDR). In: 100 Jahre Sozialhygiene, Sozialmedizin und Public Health in Deutschland. Schagen, U., Schleiermacher, S. i. A. der Deutschen Gesellschaft für Sozialmedizin und Prävention (DGSMP) (Hg.). http://www.100-jahre-sozialmedizin.de/CD_DGSMP/PdfFiles/Texte/G_B.pdf. Zugriff am 21.03.2024.

Baeyer, W. v. (1951) Die moderne psychiatrische Schockbehandlung. Thieme, Stuttgart.

Baeyer, W. v. (1955) Der Begriff der Begegnung in der Psychiatrie. Nervenarzt 26, S. 369–377.

Balz, V. (2009) 1953: Megaphen wird zur Wirkung gebracht. Die klinische Konstitution eines erfolgreichen Behandlungsfalls an der Psychiatrischen Universitätsklinik Heidelberg. In: Arzneimittel des 20. Jahrhunderts. Historische Skizzen von Lebertran bis Contergan. Eschenbruch, N., Balz, V., Klöppel, U., Hulverscheidt, M. (Hg.). transcript, Bielefeld, S. 163–194.

Bammé, A. (2020) Die Aszendenztheorie – Rudolf Goldscheids Begründung seiner politischen Soziologie. In: Rudolf Gottscheid – Höherentwicklung und Menschenökonomie. Bammé, A. (Hg.). Profilverlag, München – Wien, S. 667–707.

Ban, T. (1996) »They Used to Call It Psychiatry«. Interview of Thomas Ban: The Donald Ewen Cameron-Story. In: The Psychopharmacologists I. Interviews by David Healy. Healey, D. (Hg.). Chapman and Hall, London et al., S. 599–606. Thomas A. Ban: The Ewen Cameron Story. (inhn.org)

Bandorf, M. J. (1881) Jacobi, Karl Wigand Maximilian. In: Allgemeine Deutsche Biographie 13. Historische Kommission bei der Bayerischen Akademie der Wissenschaften (Hg.), S. 593–596.

Barzun, J. (1958) Darwin, Marx, Wagner. Critique of a Heritage (2. Aufl.). Doubleday, New York.

Basaglia, F. (1971) Die negierte Institution oder die Gemeinschaft der Ausgeschlossenen. Ein Experiment der psychiatrischen Klinik in Görz. Suhrkamp, Frankfurt am Main.

Bauer, A. W. (2005) »Die Medicin ist eine sociale Wissenschaft« – Rudolf Virchow (1821–1902) als Pathologe, Politiker, Publizist. Festvortrag bei der Jahrestagung der Arbeitsgemeinschaft für Medizinisches Bibliothekswesen (AGMB e. V.). Med Bibl Inf 5 (1), Doc01.

Beauchamp, T. L. (1994) The »four principles« approach. In: Principles of health care ethics. Gillon, R. (Hg.). Wiley, Chichester.

Beecher, H. K. (1966) Ethics and Clinical Research. New England Journal of Medicine 274, S. 1354–1360.

Benz, E. (1961) Übermensch. Eine Diskussion. Rhein-Verlag, Stuttgart – Zürich.

Bernard, C. (1865) Introduction à l'étude de la médicine experimentale. Baillière, Paris.

Bernstein, E. (1922) Das Görlitzer Programm der sozialdemokratischen Partei Deutschlands. Verlag Sozialwissenschaft, Berlin.

Bertram, W., Sander-Bertram, M. (1984) Der Aufstand der Angehörigen gegen die »Neue Psychiatrie« in Italien. Gedanken zu einer vermeidbaren Kontroverse. In: Die Angehörigengruppe. Familien mit psychisch Kranken auf dem Weg zur Selbsthilfe. Angermeyer, M. C., Finzen, A. (Hg.). Enke, Stuttgart, S. 53–61.

Bezirksamt Berlin-Charlottenburg (2022) Teufelsberg. https://www.berlin.de/ba-charlottenburg-wilmersdorf/ueber-den-bezirk/freiflaechen/berge/artikel.177406.php. Zugriff am 17.04.2024.

Bialas, W. (2014a) Moralische Ordnungen des Nationalsozialismus. Vandenhoeck & Ruprecht, Göttingen.

Bialas, W. (2014b) Nationalsozialistische Ethik und Moral. Konzepte, Probleme, offene Fragen. In: Ideologie und Moral im Nationalsozialismus. Bialas, W., Fritze, L. (Hg.). Vandenhoeck & Ruprecht, Göttingen, S. 23–64.

Binding, K., Hoche, A. (1920) Die Freigabe der Vernichtung lebensunwerten Lebens. Ihr Maß und ihre Form. Meiner, Leipzig.

Blasius, D., (1994) »Einfache Seelenstörung«. Geschichte der deutschen Psychiatrie 1800–1945. Fischer, Frankfurt am Main.

Bleuler, E. (1905) Frühe Entlassungen. Psychiatrisch-Neurologische Wochenschrift 6, S. 441–444.

Bobbio, N. (2007) Das Zeitalter der Menschenrechte. Ist Toleranz durchsetzbar? Wagenbach, Berlin.

Bock, G. (1986) Zwangssterilisation im Nationalsozialismus. Studien zur Rassenpolitik und Frauenpolitik. Westdt. Verl., Opladen.

Bond, C. F., DiCandia, C. G., MacKinnon, J. R. (1988) Responses to violence in a psychiatric setting: The role of patient's race. Personality and Social Psychology Bulletin 14, S. 448–458.

Bonhoeffer, K. (1924) Zur Unfruchtbarmachung der geistig Minderwertigen. Monatsschr Psychiatr Neurol 3, S. 798–801.

Borasio, G. D., Heßler, H.-J., Wiesing, U. (2009) Patientenverfügungsgesetz: Umsetzung in der klinischen Praxis. Dtsch Arztebl International 106.

Brandt, L., Bschor, T., Henssler, J., Müller, M., Hasan, A., Heinz, A., Gutwinski, S. (2020) Antipsychotic Withdrawal Symptoms: A Systematic Review and Meta-Analysis. Front Psychiatry 11: 569912.

Broberg, G., Roll-Hansen, N. (2005) Eugenics and the Welfare State. Sterilization Policy in Denmark, Sweden, Norway, and Finland. Michigan University Press, East Lansing, MI.

Bruns, F. (2009) Medizinethik im Nationalsozialismus. Entwicklungen und Protagonisten in Berlin (1939–1945). Franz Steiner, Stuttgart.

Bueltzinsloewen, I. v. (2007) La Hécatombe des fous. La famine dans les hôpitaux psychiatriques français sous l'Occupation. Aubier, Paris.

Bullock, A. (1991) Hitler und Stalin. Siedler, Berlin.

Bundesregierung (1990) Stellungnahme der Bundesregierung zu dem Bericht »Empfehlungen der Expertenkommission der Bundesregierung zur Reform der Versorgung im psychiatrischen und psychotherapeutisch/psychosomatischen Bereich« auf der Grundlage des Modellprogramms »Psychiatrie« der Bundesregierung. Drucksache 11/8494. Deutscher Bundestag Bonn. http://dipbt.bundestag.de/doc/btd/11/084/1108494.pdf. Zugriff am 21.03.2024.

Burkhart, E. (1991) Ludwig Meyer (1827–1900) – Leben und Werk. Ein Vertreter der deutschen Psychiatrie auf ihrem Weg zur medizinisch-naturwissenschaftlichen Fachdisziplin. Med. Diss. Freie Universität Berlin, Berlin.

Callard, F., Sartorius, N., Arboleda-Flórez, J., Bartlett, P., Helmchen, H., Stuart, H., Taborda, J., Thornicroft, G. (2012) Mental Illness, Discrimination and the Law: Fighting for Social Justice. Wiley-Blackwell, Chichester, UK.

Cameron, D. (1935) Objective and Experimental Psychiatry. MacMillan, New York.

Cameron, D. (1946) Frontiers of social psychiatry. Psychiatr Q, S. 638–655.

Cameron, D. (1947) The day hospital. An experimental form of hospitalization for psychiatric patients. Mod Hosp 69, S. 60–62.

Cameron, D. E. (1945) The Social Reorganization of Germany.

Cameron, D. E. (1956) Psychic driving. Am J Psychiatry 112, S. 502–509.

Cameron, D. E. (1961) The Swing of the Pendulum. Canadian Medical Association Journal 85, S. 604–608.

Cameron, D. E., Lohrenz, J. G., Handcock, K. A. (1962) The depatterning treatment of schizophrenia. Comprehensive Psychiatry 3, S. 65–76.

Cameron, D., Levy, L., Ban, T., L. Rubenstein (1964) Automation of Psychotherapy. Comprehensive Psychiatry 5, S. 1–14.

Carlson, A. (1990) The Swedish Experiment in Family Politics. The Myrdals and the Interwar Population Crisis. Transaction Publishers, New Brunswick - London.

Chapman, D. W., Volkmann, J. (1939) A social determinant of the level of aspiration. The Journal of Abnormal and Social Psychology 34, S. 225–238.

Clees, E. (1997) Zwangssterilisationen in Skandinavien: Weitverbreitete Ideologie der Eugenik. Dtsch Arztebl International 94, S. 2551.

Cleghorn, R. (1964) Pitfalls in Thinking Big-Megalomania. Psychiatry Quarterly 38, S. 607–618.

Cleghorn, R. A. (1990) The McGill Experience of Robert A. Cleghorn, MD. Recollections of D. Ewen Cameron. Canadian Bulletin of Medical History 7, S. 53–76.

Cleghorn, R. A., Silverman, B. (1967) D. Ewen Cameron, M.D., F.R.C.P.[C]. Canadian Medical Association Journal 97, S. 984–986.

Collins, A. (1988) In the Sleep Room. The Story of the CIA Brainwashing Experiments in Canada. Lester & Orpen Dennys, Toronto.

Corrigan, O. (2003) Empty ethics: the problem with informed consent. Sociology of Health & Illness 25, S. 768–792.

Cranach, M. v. (2010) Mitwissen und Kooperation. Die Haltung der Anstaltspsychiatrie. In: Die nationalsozialistische »Euthanasie«-Aktion »T4« und ihre Opfer. Geschichte und ethische Konsequenzen für die Gegenwart. Rotzoll, M. (Hg.). Schöningh, Paderborn, S. 83–90.

Cremer, H. (2009) »... und welcher Rasse gehören Sie an?« Zur Problematik des Begriffs »Rasse« in der Gesetzgebung. Deutsches Institut für Menschenrechte (Hg.), Berlin. https://www.institut-fuer-menschenrechte.de/fileadmin/_migrated/tx_commerce/policy_paper_10_und_welcher_rasse_gehoeren_sie_an_2_auflage.pdf. Zugriff am 21.03.2024.

Crook, P. (1994) Darwinism, War, and History. Cambridge University Press, Cambridge, UK.

Dalby, J. T. (2006) The case of Daniel McNaughton: Let's get the story straight. The American journal of forensic psychiatry 27, S. 17–32.

Darwin, C. (1859) On the Origin of Species by Means of Natural Selection or the Preservation of Favoured Races in the Srtruggle for Life. John Murray, London.

Das Allgemeine Landrecht für die Preussischen Staaten (1794) George Jacob Decker und Sohn, Berlin.

Davidson, L., Rakfeldt, J., Strauss, J. (2010) The Roots of the Recovery Movement in Psychiatry: Lessons Learned. Wiley.

Delmas-Marsalet, P. (1946) Électro-Choc et thérapeutiques nouvelles en neuro-psychiatrie. Bailliere, Paris.

Deutsche Gesellschaft für Psychiatrie und Psychotherapie, Psychosomatik und Nervenheilkunde e. V. (DGPPN) (Task Force »Ethik in Psychiatrie und Psychotherapie«), Vollmann, J., Walter, H., Barnikol, U. B., Finzen, A., Gather, J., Gerlinger, G., Heberlein, A., Heinz, A., Helmchen, H., Lieb, K., Maier, W., Müller, J. L., Müller, S., Pollmächer, T., Saß, H., Schramme, T., Seidel, M. (2014) Achtung der Selbstbestimmung und Anwendung von Zwang bei der Behandlung von psychisch erkrankten Menschen. Eine ethische Stellungnahme der DGPPN. Nervenarzt 85, S. 1419–1431.

Deutsche Gesellschaft für Psychiatrie und Psychotherapie, Psychosomatik und Nervenheilkunde (DGPPN) (2023) Praxisempfehlung: Patientenverfügungen und psychische Erkrankung. https://www.dgppn.de/_Resources/Persistent/9b4786788e86946c8e2930ddb8abaec0e1e975a0/2023-05-16_Praxisempfehlung_PatV_final.pdf; Nervenarzt (im Druck).

Deutscher Bundestag (1975) Bericht über die Lage der Psychiatrie der Bundesrepublik Deutschland: Zur psychiatrischen und psychotherapeutisch/psychosomatischen Versorgung der Bevölkerung. Bundesanzeiger Verlagsgesellschaft, Bonn.

Deutscher Bundestag (2002/2022) Behindertengleichstellungsgesetz vom 27. April 2002 (BGBl. I S. 1467, 1468), das zuletzt durch Artikel 7 des Gesetzes vom 23. Mai 2022 (BGBl. I S. 760) geändert worden ist. Deutscher Bundestag, Berlin, BGBl S. 1467 f.

Dieckhöfer, K., Kaspari, C. (1986) Die Tätigkeit des Sozialhygienikers und Eugenikers Alfred Grotjahn (1869–1931) als Reichstagsabgeordneter der SPD 1921–1924. Medizinhistorisches Journal 21, S. 308–331.

Doeleke, W. (1975) Alfred Ploetz (1860–1940). Sozialdarwinist und Gesellschaftsbiologe. Senckenbergisches Inst. für Gesch. der Med., Frankfurt am Main.

Dörner, K. (1969) Bürger und Irre. Zur Sozialgeschichte und Wissenschaftssoziologie der Psychiatrie. Europäische Verlagsanstalt, Frankfurt am Main.

Dörner, K. (1986) Carl Schneider: genialer Therapeut, moderner ökologischer Systemtheoretiker und Euthanasiemörder. Zu Carl Schneiders »Behandlung und Verhütung der Geisteskrankheiten, Berlin 1939«. Psychiatr Praxis 13, S. 112–114.

Dörre, S. (2021) Zwischen NS-»Euthanasie« und Reformaufbruch. Die psychiatrischen Fachgesellschaften im geteilten Deutschland. Springer, Berlin.

Dräger, K. (2019) Es geht auch anders! Psychiatrie überwinden. Von der Antipsychiatrie-Bewegung der 70er und 80er Jahre. Epubli.

Duden (2016) Wirtschaft von A bis Z: Grundlagenwissen für Schule und Studium, Beruf und Alltag (6. Aufl.). Bibliographisches Institut 2016, Mannheim. Lizenzausgabe Bonn: Bundeszentrale für politische Bildung.

Eckart, W. U. (1998) Survival of the fittest – Charles Darwin und der Darwinismus im Spiegel der Naturforscher- und Ärzteversammlungen. In: Zwei Jahrhunderte Wissenschaft und Forschung in Deutschland. Entwicklung – Perspektiven. Engelhardt, D. v. (Hg.). Wissenschaftliche Verlagsgesellschaft, Stuttgart, S. 123–137.

Etzemüller, T. (2002) Rezension zu Götz, Norbert. Ungleiche Geschwister: Die Konstruktion von nationalsozialistischer Volksgemeinschaft und schwedischem Volksheim. HSozKult. https://www.hsozkult.de/publicationreview/id/reb-3026. Zugriff 23.03.2024.

Etzemüller, T. (2015) Die Romantik der Rationalität. Alva & Gunnar Myrdal – Social Engineering in Schweden. transcript, Bielefeld.

Europarat (1997) Convention for the Protection of Human Rights and Dignity of the Human Being with Regard to the Application of Biology and Medicine: Convention on Human Rights and Biomedicine (No. 164) (1997) (CHRB-97).

Faden R. R., Beauchamp, T. L., King, N. M. P. (1986) A History and Theory of Informed Consent. Oxford University Press, New York Oxford.

Faulstich, H. (1998) Hungersterben in der Psychiatrie 1914–1949. Mit einer Topographie der NS-Psychiatrie. Lambertus, Freiburg.

Faulstich, H. (2000) Die Zahl der »Euthanasie«-Opfer. In: »Euthanasie« und die aktuelle Sterbehilfe-Debatte. Die historischen Hintergründe medizinischer Ethik. Frewer, A., Eickhoff, C. (Hg.). Campus, Frankfurt am Main – New York, S. 218–234.

Finzen, A., Hofmann-Richter, U. (1995) Was ist Sozialpsychiatrie. Eine Chronik. Psychiatrie Verlag, Bonn.

Fischer, F. (1969) Irrenhäuser – Kranke klagen an (Reprint 2016). Psychiatrie Verlag, Köln.

Fischer, M., Hoßfeld, U., Krause, J., Richter, S. (2019) Jenaer Erklärung: Das Konzept der Rasse ist das Ergebnis von Rassismus und nicht dessen Voraussetzung. https://www.uni-jena.de/unijenamedia/universitaet/abteilung-hochschulkommunikation/presse/jenaer-erklaerung/jenaer-erklaerung.pdf. Zugriff am 23. 03. 2024.

Fleck, C. (1990). Rund um »Marienthal«. Von den Anfängen der Soziologie in Österreich bis zur Vertreibung. Verlag für Gesellschaftskritik. S. 53.

Foot, J. (2014) Franco Basaglia and the radical psychiatry movement in Italy, 1961–78. Critical and Radical Social Work 2, S. 235–249.

Foot, J. (2020) Franco Basaglia: a man, a movement, institutions, and outcomes. In: Basaglia's International Legacy. From asylum to community. Burns, T., Foot, J. (Hg.). Oxford University Press, Oxford, S. 1–22.

Foucault, M. (1969) Wahnsinn und Gesellschaft. Eine Geschichte des Wahns im Zeitalter der Vernunft. Suhrkamp, Frankfurt am Main.

Frewer, A. (2000) Medizin und Moral in Weimarer Republik und Nationalsozialismus: die Zeitschrift »Ethik« unter Emil Abderhalden. Campus, Frankfurt am Main – New York.

Frewer, A., Kolb, S., Krása, K. (Hg.) (2009) Medizin, Ethik und Menschenrechte. Geschichte – Grundlagen – Praxis. Vandenhoeck & Ruprecht (V&R) Unipress, Göttingen.

Fromm-Reichmann, F. (1948) Notes on the development of treatment of schizophrenics by psychoanalytic psychotherapy. Psychiatry 11, S. 263–273.

Galderisi, S. (2019) The UN Convention on the Rights of Persons with Disabilities: great opportunities and dangerous interpretations. World Psychiatry 18, S. 47 f.

Galderisi, S., Gorwood, P., Gaebel, W., Kurimay, T., Dom, G., Beezhold, J., Wasserman, D., Bailey, S., Hanon, C., Heinz, A., Sartorius, N., van der Gaag, R. J., Vavrusova, L., Wise, J. (2018). United Nations convention on the rights of persons with disabilities needs to be interpreted on the basis of scientific evidence regarding psychiatry. European Psychiatry 51, S. 87–89.

Galton, F. (1865) Hereditary Talent and Character. London.

Galton, F. (1883) Inquiries into human faculty and its development. Macmillan, London.

Geber, B. A. (1972) Occupational aspirations and expectations of South African high school children. University of London, not published.

Geier, M. (2022) Philosophie der Rassen. Der Fall Immanuel Kant. Matthes & Seitz, Berlin.

George, A. (Korach, A.) (1963) Erinnerungen an Alfred Grotjahn. Berliner Med 14, S. 323–325.

Gillard, S., Barlow, S., Bremner, S., Foster, R., Gibson, S., Goldsmith, L., Healey, A., Lucock, M., Marks, J., Patel, A., Patel, S., Priebe, S., Rinaldi, M., Simpson, A., Ussher, M., White, S. (2022) Peer support for discharge from inpatient mental health care versus care as usual in England (EN-RICH): a parallel, two-group, individually randomised controlled trial. Lancet Psychiatry, S. 125–136.

Goethe, J. W. v. (1790/1950) Faust Teil 1. In: Johann Wolfgang Goethe. Gedenkausgabe der Werke, Briefe und Gespräche. Artemis, Zürich.

Goettle, G. (2002) Stippvisite bei einem Hartnäckigen. taz vom 28.01.2002, S. 15f.
Goffman, E. (1961) Asylums. Anchor, New York.
Goldscheid, R. (1911/2020) Höherentwicklung und Menschenökonomie. Grundlegung der Sozialbiologie. Verlag Dr. Werner Klinkhardt/Profil-Verlag, Leipzig – München – Wien.
Götz, N. (2001) Ungleiche Geschwister: Die Konstruktion von nationalsozialistischer Volksgemeinschaft und schwedischem Volksheim. Nomos Verlag, Baden-Baden.
Griesinger, W. (1842) Herr Ringseis und die naturphilosophische Schule. Arch physiol Heilk 1.
Griesinger, W. (1845) Die Pathologie und Therapie der psychischen Krankheiten für Ärzte und Studierende. Adolph Krabbe, Stuttgart.
Griesinger, W. (1868) Zur Kenntnis der heutigen Psychiatrie in Deutschland. Eine Streitschrift gegen die Broschüre des Sanitäthsrats Dr. Laehr in Zehlendorf. Fortschritt? – Rückschritt! Wigand, Leipzig.
Groß, D. (2014) Nürnberger Kodex. In: Handbuch Ethik und Recht der Forschung am Menschen. Lenk, C., Duttge, G., Fangerau, H. (Hg.). Springer, Berlin – Heidelberg, S. 559–563.
Grotjahn, A. (1898) Der Alkoholismus nach Wesen, Wirkung und Verbreitung. Georg H. Wigand, Leipzig.
Grotjahn, A. (1902) Wandlungen in der Volksernährung und die Agrarzolle. Med Reform 10, S. 26.
Grotjahn, A. (1904b) Was ist und wozu betreiben wir soziale Hygiene? Hygienische Rundschau 14, S. 1017–1032.
Grotjahn, A. (1908) Krankenhauswesen und Heilstättenbewegung im Lichte der sozialen Hygiene. Vogel, Leipzig.
Grotjahn, A. (1912a) Die Aufgaben der sozialen Hygiene. Deutsche Medizinische Wochenschrift 38, S. 2318–2320.
Grotjahn, A. (1912b) Soziale Pathologie. Versuch einer Lehre von den sozialen Beziehungen der menschlichen Krankheiten als Grundlage der sozialen Medizin und der sozialen Hygiene. Springer, Berlin – Heidelberg – New York.
Grotjahn, A. (1914) Geburtenrückgang und Geburtenregelung im Lichte der individuellen und sozialen Hygiene. Louis Markus, Berlin.
Grotjahn, A. (1921) Leitsätze zur sozialen und generativen Hygiene. Karlsruhe.
Grotjahn, A. (1926) Die Hygiene der menschlichen Fortpflanzung. Versuch einer praktischen Eugenik. Urban & Schwarzenberg, Berlin – Wien.
Grotjahn, A. (1932) Erlebtes und Erstrebtes. Erinnerungen eines sozialistischen Arztes. Herbig, Berlin.
Gründler, J. (2013) Armut und Wahnsinn: ›arme Irre‹ und ihre Familien im Spannungsfeld von Psychiatrie und Armenfürsorge in Glasgow, 1875–1921. Veröffentlichungen des Deutschen Historischen Instituts London. Oldenbourg, München.
Habermas, J. (1991) Erläuterungen zur Diskursethik. Suhrkamp, Frankfurt am Main.
Haefner, H. (2010) Comment on E. F. Torrey and R. H. Yolken: »Psychiatric Genocide: Nazi Attempts to Eradicate Schizophrenia« (Schizophr Bull. 2010; 36/1: 26–32) and R. D. Strous: »Psychiatric Genocide: Reflections and Responsibilities« (Schizophr Bull. Advance Access Publication on February 4, 2010; doi:10.1093/schbul/sbq003). Schizophr Bull. 36 (3), S. 450–454.

Häfner, H. (2015) Das Grauen hat ein Ende – Vorbereitung, Ausführung und Umsetzung der Enquete. Die Psychiatrie 12 (4), S. 235–240.

Häfner, H. (2018) Das Sozialistische Patientenkollektiv an der Universität Heidelberg 1970–1971. Nervenheilkunde 37, S. 901–909.

Häfner, H., Baeyer, W. v., Kisker, K. P. (1965) Dringliche Reformen in der psychiatrischen Krankenversorgung der Bundesrepublik Deutschland. Helfen und Heilen 2 (4), S. 1–8.

Hammon, K. (2011) Karl Binding/Alfred E. Hoche »Die Freigabe der Vernichtung lebensunwerten Lebens. Ihr Maß und Ihre Form.« Überlegungen zur zeitgenössischen Einordnung und historischen Bewertung. Cuvillier Verlag, Göttingen.

Haring, S. (2016) Der neue Mensch im Nationalsozialismus und Sowjetkommunismus. APuZ 66, S. 10–15.

Hebb, D. O. (1949) The organization of behavior; a neuropsychological theory. Wiley, Oxford, England.

Heidel, G., Lienert, M. (1989) Georg Ilberg (1862–1942) Leben und ärztlich-humanistisches Vermächtnis. Psychiatrie, Neurologie und Medizinische Psychologie 41, S. 651–659.

Heiler, T. (2009) Die Unbestimmtheit des Begriffs »Sozialdarwinismus«. Probleme, Forschungsgeschichte und Nutzanwendung für heutige Gesellschaftstheorien. Journal of new frontiers in spatial concepts 1, S. 121–133.

Heinz, A., Hein, J., Weitzenegger, F., Seitz, A. (2023) Zur ideologischen Funktion einer tradierten Psychiatriekritik im Neoliberalismus. Psychiatr Prax 50 (4), S. 214–220.

Heinz, A., Müller, D. J., Krach, S., Cabanis, M., Kluge, U. (2014) The uncanny return of the race concept. Frontiers in Human Neuroscience 8, Nr. 836.

Heinz, A., Müller, S., Wackerhagen, C., Sartorius, N. (2015) Inclusion as the goal of psychiatric care – Impact of the UN Convention on the Rights of Persons with Disabilities. Ethics, Medicine and Public Health 1, S. 300–305.

Heller, G., Jeanmonod, G., Gasser, J. (2002) Rejetées, rebelles, mal adaptées. Débats sur l'eugénisme. Pratiques de la sterilisation non volontaire en Suisse romande au XXe siècle. Georg Editeur, Genf – Paris.

Helmchen, H. (2007) Geschichte der Psychiatrie an der Freien Universität Berlin. Pabst, Lengerich.

Helmchen, H. (2013) Ethik psychiatrischer Forschung. Springer, Heidelberg.

Helmchen, H. (2015) Ärztliches Gewissen und Zeitgeist. Nervenarzt 86, S. 340–345.

Helmchen, H. (2016) Psychiater zwischen Schweigepflicht und Offenbarungspflicht. Nervenarzt 87, S. 1012–1016.

Helmchen, H. (2017) Das Janusgesicht der Psychiatrie. Nutzen und Risiken psychiatrischen Handelns. Kohlhammer, Stuttgart.

Helmchen, H. (2018) Zur Rolle der Psychopharmakotherapie in der Entwicklung der Sozialpsychiatrie. Nervenarzt 89, S. 88–91.

Helmchen, H. (2019a) Die Entwicklung des Konzepts der Einwilligung nach Aufklärung in der psychiatrischen Forschung. Ethik in der Medizin 31, S. 207–220.

Helmchen, H. (2019b) Zum Einfluss von Zeitgeist und Menschenrechten auf psychiatrisches Handeln. Nervenarzt 90, S. 724–732.

Helmchen, H. (2021) Warum erinnern? Die eugenisch-präventive Zwangssterilisation im Wandel der Zeit. In: Schuld, Tradition, Verantwortung. Die universitäre Frauenheilkunde in Berlin während des Nationalsozialismus. Sehouli, J., David, M. (Hg.). Be.Bra.Wissenschaft, Berlin-Brandenburg, S. 31–40.

Helmchen, H. (2022) Ewen D. Cameron: Wechselwirkungen zwischen einem forschenden Psychiater und seinen professionellen wie auch gesellschaftlichen Kontexten. Nervenarzt 93, S. 1170–1175.

Helmchen, H. (2023) Kollektives Gedächtnis im Wandel. Straßennamen in der Erinnerungskultur. In: Erinnern – Mahnen – Gedenken. Erinnerungskultur und Aufarbeitung der NS-Zeit in der Medizin. David, M., Sehouli, J. (Hg.). BeBra-Verlag, S. 81–89.

Helmchen, H. (2024) Überzeugungen im Zeitenwandel. Nervenarzt 95, S. 656–659.

Henderson, C., Braun, E. (in Review) Psychiatric Advance Directives and Related Documents. In: Ethics in Psychiatry. European Contributions (2. Aufl.). Helmchen, H., Sartorius, N., Gather, J. (Hg.). Springer, Heidelberg.

Henssler, J., Heinz, A., Brandt, L., Bschor, T. (2019) Antidepressant Withdrawal and Rebound Phenomena. A systematic review. Dtsch Arztebl Int 116, S. 355–361.

Hirsch, S., Steinert, T. (2019) Measures to Avoid Coercion in Psychiatry and Their Efficacy. Dtsch Arztebl Int 116, S. 336–343.

Hoche, A. (1934) Jahresringe. J. F. Lehmans Verlag, München.

Holden, U. (2013) Rudolf Virchow vs. Robert Remak. https://prezi.com/25fvkiszjvfr/rudolf-virchow-vs-robert-remak/?fallback=1. Zugriff am 23.03.2024.

Hubenstorf, M. (2005) Sozialhygiene, Staatsmedizin, Public Health – Konzeptwandel oder deutscher Sonderweg? In: 100 Jahre Sozialhygiene, Sozialmedizin und Public Health in Deutschland. Schagen, U., Schleiermacher, S. i. A. der Deutschen Gesellschaft für Sozialmedizin und Prävention (DGSMP) (Hg.). http://www.100-jahre-sozialmedizin.de/CD_DGSMP/PdfFiles/Texte/M_H.pdf. Zugriff am 21.03.2024.

Huber, W., Bigady, E. (1993) Über das Anfangen. Zur Vorgeschichte des Sozialistischen Patientenkollektiv (1970) und der Patientenfront (1973). Wie aus der Krankheit eine Waffe wurde. KRRIM Selbstverlag für Krankheit, Darmstadt.

Hueppe, F. (1899) Handbuch der Hygiene. Berlin.

Hunter, E. (1951) Brain-Washing in Red China. The calculated destruction of men's mind. The Vanguard Press, New York.

Huonker, T. (2003) Diagnose: »moralisch defekt«. Kastration, Sterilisation und Rassenhygiene im Dienst der Schweizer Sozialpolitik und Psychiatrie 1890–1970. Orell Füssli, Zürich.

Ideler, K. W. (1847) Der religiöse Wahnsinn. Schwetschke & Sohn, Halle.

Ilberg, G. (1904) »Soziale Psychiatrie«. Monatsschrift für soziale Medizin 1, S. 321–329, S. 393–398.

Jacobi, K. W. M. (1830) Beobachtungen über die Pathologie und Therapie der mit Irresein verbundenen Krankheiten. Sammlung für die Heilkunde der Gemüthskrankheiten. Schönian.

Jacobi, K. W. M (1834) Über Anlegung und Einrichtung von Irrenheilanstalten mit ausführlicher Darstellung der Irrenheilanstalt Siegburg. Reimer, Berlin.

Jahn, I. (1997) Müller, Johannes. Neue Deutsche Biographie 18, S. 425f.

Jaspers, K. (1931) Die geistige Situation der Zeit. Göschen Bd. 1000. De Gruyter, Berlin – Leipzig.

Jervis, G. (1977) Il buon rieducatore. Scritti sugli usi della psichiatria e della psichoanalisi. Feltrinelli, Milan.

Joffe, J. (2022) Vier Fragen an Josef Joffe. Was macht die Welt? Im Glacéhandschuh die Faust ballen und vorm Kreml beten. Robert Habeck sucht in den Golf-Staaten nach Öl.

Wie viele alte Überzeugungen werden diesen Krieg nicht überleben? In: Tagesspiegel, Berlin. 14.03.2022, S. 1.

Jones, D. S., Grady, C., Lederer, S. E. (2016) »Ethics and Clinical Research« – The 50th Anniversary of Beecher's Bombshell. N Engl J Med 374, S. 2393–2398.

Jones, M. (1952) Social Psychiatry: A Study of Therapeutic Communities. Tavistock Publications, London.

Jones, M. (1982) Therapeutic Communities. Past, Present, and Future. In: The Individual and the Group. Pines, M. (Hg.). Plenum Press, Springer, New York – Boston, MA.

Jost, A. (1895) Das Recht auf den Tod. Sociale Studie. Dieterich, Göttingen.

Jütte, R. (2017) Nürnberger Kodex: Die Folgen für die Prinzipien des ärztlichen Handelns. Dtsch Arztebl Int 114, A-1526/B-1294/C-1266.

Kader, F., Chebli, P. (2022) Disaggregation of Race and Ethnicity Group Data: Research-to-Practice Issues in Clinical Environments. JAMA 328 (14), S. 1395f.

Kaiser, W., Salmons, P. Encountering the Holocaust through Primary Documents. A Rationale –Why Do We Study Primary Sources? https://www.academia.edu/37667317/Encountering_the_Holocaust_through_Primary_Documents. Zugriff am 23.03.2024.

Kalinowsky, L. B., Hoch, P. (1952) Shocktreatments, psychosurgery and other somatic treatments in psychiatry. Grune & Stratton, New York.

Kautsky, K. (1910) Vermehrung und Entwicklung in Natur und Gesellschaft. J. H. W. Dietz, Stuttgart.

Kersting, F.-W., Schmuhl, H.-W. (2004) Quellen zur Geschichte der Anstaltspsychiatrie in Westfalen, Bd. 2: 1914–1955. Forschungen zur Regionalgeschichte. Schöningh, Paderborn.

Kipke, R., Rüther, M. (2021) Die Sinnfrage in der Medizinethik. Ethik in der Medizin 33, S. 435–438.

Klaesi, J. (1922) Über die therapeutische Anwendung der »Dauernarkose« mittels Somnifens bei Schizophrenen. Z Ges Neurol Psychiat 74, S. 557.

Klee, E. (1983) »Euthanasie« im NS-Staat. Die »Vernichtung lebensunwerten Lebens«. S. Fischer, Frankfurt am Main.

Kolb G (1919) Reform der Irrenfürsorge. Z Ges Neuro Psychiat 47, 137–172.

Kopelew, L. (1979/2009) Und schuf mir einen Götzen: Lehrjahre eines Kommunisten. Steidl, Göttingen.

Kretz, H. (2004) Psychiatrie im Umbruch. Deutsches Ärzteblatt 101, S. 559f.

Krimbas, C. (2001) Eugenics in Europe. In: International Encyclopedia of the Social & Behavioral Sciences. Smelser, N. J., Baltes, P. B. (Hg.). Elsevier, Amsterdam, S. 4905–4912.

Krzywanek, O. (2004) Die Entstehung der Berliner Kanalisation. Ein Kraftakt. Wissenschaftsmagazin fundiert 02/2004: Wasser. https://www.fu-berlin.de/presse/publikationen/fundiert/archiv/2004_02/04_02_krzywanek/index.html. Zugriff am 22.01.2024.

Kutzer, M. (2003) »Psychiker« als »Somatiker« – »Somatiker« als »Psychiker«. Forschungen zur Geschichte von psychiatrischen Institutionen, Debatten und Praktiken im deutschen Sprachraum. In: Psychiatrie im 19. Jahrhundert. Engstrom, E. J., Roelcke, V. (Hg.). Schwabe, Basel, S. 27–47.

Labisch, A. (1980) Neue Quellen zum gesundheitspolitischen Programm der MSPD 1920/22. IWK. Internationale Wissenschaftliche Korrespondenz zur Geschichte der deutschen Arbeiterbewegung 16, S. 231–247.

Laing, R. D., Esterson, D. (1964) Sanity, Madness and the Family. Tavistock, London.

Lane, R. D., Waldstein, S. R., Critchley, H. D., Derbyshire, S. W., Drossman, D. A., Wager, T. D., Schneiderman, N., Chesney, M. A., Jennings, J. R., Lovallo, W. R., Rose, R. M., Thayer, J. F., Cameron, O. G. (2009) The rebirth of neuroscience in psychosomatic medicine, Part II: clinical applications and implications for research. Psychosomatic medicine 71 (2), S. 135–151.

Lang, U. (2013) Innovative Psychiatrie mit offenen Türen. Deeskalation und Partizipation in der Akutpsychiatrie. Springer, Berlin - Heidelberg.

Lefèvre, W. (1997) Jean Baptiste Lamarck (1744–1829). Preprint 61. Max-Planck-Institut für Wissenschaftsgeschichte, Berlin.

Lehmann, P. (1990) Der chemische Knebel. Warum Psychiater Neuroleptika verabreichen. Antipsychiatrieverlag, Berlin.

Lehmkuhl, D. (2008) Reformpsychiatrie in Zeiten antiautoritärer und antipsychiatrischer Bewegungen - ein Zeitzeugenbericht. In: Psychiater und Zeitgeist. Zur Geschichte der Psychiatrie in Berlin. Helmchen, H. (Hg.). Pabst Science Publishers, Lengerich, S. 333–348.

Leibbrand, W. (1946) Um die Menschenrechte der Geisteskranken. Gedenk- und Mahnworte der Ärzte der Heil- und Pflegeanstalt aus Anlaß deren 100jährigen Bestehens. Verlag Die Egge, Nürnberg.

Lemov, R. (2011) Brainwashing's Avatar: The Curious Career of Dr. Ewen Cameron. Grey Room 45, S. 60–87.

Leopoldina (2023) Europäische Antworten auf Klimawandel und Transformation. Leopoldina Newsletter 1/2023, S. 14.

Lepenies, W. (1989) Gefährliche Wahlverwandtschaften. Essays zur Wissenschaftsgeschichte. Reclam, Stuttgart.

Leuner, H.-C. (1994) Lehrbuch der Katathym-imaginativen Psychotherapie. Huber, Bern.

Levine, R. (1986) Ethics and regulation of clinical research. Yale University Press, New Haven, CT.

Ley, A. (2006) Psychiatriekritik durch Psychiater. Sozialreformerische und professionspolitische Ziele des Erlanger Anstaltsdirektors Gustav Kolb (1870–1938). In: »Moderne« Anstaltspsychiatrie im 19. und 20. Jahrhundert - Legitimation und Kritik. Fangerau, H., Nolte, K. (Hg.). Steiner, Stuttgart, S. 195–220.

Littman, D. (1999) Universal Human Rights and »Human Rights in Islam«. Midstream (New York) 1999 Vol. February/March 1999. https://www.dhimmitude.org/archive/universal_islam.html. Zugriff am 04.07.2022.

Lohse, M. (2022) Wenn der Funke überspringt. 200 Jahre Gesellschaft Deutscher Naturforscher und Ärzte. Passage Verlag, Leipzig.

Lübbe, H. (1983/2007) Vom Parteigenossen zum Bundesbürger. Über beschwiegene und historisierte Vergangenheiten. Wilhelm Fink Verlag, München.

Maercker, A., Guski-Leinwand, S. (2018) Psychologists' Involvement in Repressive »Stasi« Secret Police Activities in Former East Germany. International Perspectives in Psychology: Research, Practice, Consultation 7, S. 107–119.

Magnan, J. J. V., Möbius, P. J. (1892) Über die Geistesstörungen der Entarteten. Thieme, Leipzig.

Maj, M., van Os, J., De Hert, M., Gaebel, W., Galderisi, S., Green, M. F., Guloksuz, S., Harvey, P. D., Jones, P. B., Malaspina, D., McGorry, P., Miettunen, J., Murray, R. M.,

Nuechterlein, K. H., Peralta, V., Thornicroft, G., van Winkel, R., Ventura, J. (2021) The clinical characterization of the patient with primary psychosis aimed at personalization of management. World Psychiatry 20, S. 4–33.

Malthus, R. (1798/1977) Das Bevölkerungsgesetz (engl. Original: An essay on the principle of population, as it affects the future improvement of society, with remarks on the speculations of Mr. Godwin, M. Condorcet, and other writers). Übersetzt von Christian M. Barth. dtv-bibliothek 6021. dtv-Taschenbuch, München.

Mannheim, K. (1929/2015) Ideologie und Utopie (9. Aufl.). Klostermann RoteReihe 75. Vittorio Klostermann, Frankfurt am Main.

Marazia, C. (2011) Philosophical whitewashing. Ludwig Binswanger (1881–1966) and the sterilisation of manic-depressive patients. Medizinhistorisches Journal 46, S. 134–154.

Marazia, C., Fangerau, H., Becker, T., Söhner, F. (2020) ›Visions of Another World‹: Franco Basaglia and German Reform. In: Basaglia's International Legacy: From asylum to community. Burns, T., Foot, J. (Hg.). Oxford University Press, Oxford, S. 227–244.

Marazia, C., Rucci, P., Fangerau, H., Voßberg, D., Rolfes, V., Iozzino, L., Iommi, M., Gosek, P., Heitzman, J., Ferrari, C., Macis, A., Markiewicz, I., Picchioni, M., Salize, H. J., Stompe, T., Wancata, J., Appelbaum, P. S., de Girolamo, G. (2022) Treatment Decision-Making Capacity in Forensic vs. Non-Forensic Psychiatric Patients: A European Comparison. Schizophrenia Bulletin 3 (1). sgac037.

Marckmann, G. (2011) Informed Consent und Arzt-Patient-Beziehung: Wie soll die Interaktion zwischen Ärzten und Patienten erfolgen? In: Proceedings of the Fortbildungsreihe / Pflichtwahlseminar »Klinische Ethik« 24.05.2011. http://www.egt.med.uni-muenchen.de/personen/leitung/marckmann/materialien/klinische-ethik/2informed-consent.pdf.

Marx, K. (1874) Marx an Lassalle, 16. Januar 1861. In: MEW Bd. 30. Dietz Verlag, Berlin, S. 578.

Mayr, E. (1984) Die Entwicklung der biologischen Gedankenwelt. Vielfalt, Evolution und Vererbung. Springer, Berlin.

Melinz, G. (2013) Tandler, Julius. Neue Deutsche Biographie 25, S. 776f.

Melzig, M. F. (2021) Die »Materia medica« des Pedanios Dioskurides – Was ist nach 2000 Jahren noch aktuell? Gesellschaft für Natur- und Heilkunde (GNH) (Hg.), Berlin.

Mezzich, J. (2012) Institutionelles Programm einer Psychiatrie für die Person der WPA. In: Recovery – das Ende der Unheilbarkeit. Amering, M., Schmolke, M., (Hg.). Psychiatrie Verlag, Köln, S. 12–14.

Miller, A. (1987) Hexenjagd. Fischer, Frankfurt am Main.

Mitscherlich, A., Mielke, F. (1947) Das Diktat der Menschenverachtung – Eine Dokumentation. Lambert Schneider, Heidelberg.

Mitscherlich, A., Mielke, F. (1960) Medizin ohne Menschlichkeit. Dokumente des Nürnberger Ärzteprozesses. Fischer, Frankfurt am Main.

Mitscherlich, A., Mitscherlich, M. (1967/2004) Die Unfähigkeit zu trauern: Grundlagen kollektiven Verhaltens (17. Aufl.). Piper, München.

Moellendorff, W. v. (1932) Konservativer Sozialismus. Hanseatische Verlagsanstalt, Hamburg.

Möller, H. J. (2021) Thomas Mann. Höhen und Tiefen seiner Beziehung zum Rotary Club und der Münchener Protest. Allitera Verlag, München.

Morel, B. A. (1857) Traité des Dégénérescences. J. B. Baillière, Paris.

Morland, P. (2019) Die Macht der Demografie und wie sie die moderne Welt erklärt. Ecovin, München.
Moussaoui, D. (2002) Jean Delay, a biography. Excerpta Medica, Amsterdam.
Muller, H. J. (1935) Out of the night: A biologist's view of the future. Vanguard Press.
Müller, M. (2009) Friedrich Schiller. Landeszentrale für politische Bildung BW. Menschen aus dem Land 2009/13.
Müller, S. (2018) Einfluss der UN-Behindertenrechtskonvention auf die deutsche Rechtsprechung und Gesetzgebung zu Zwangsmaßnahmen./The influence of the UN Convention on the Rights of Persons with Disabilities on the German jurisdiction and legalisation regarding compulsory measures. Fortschr Neurol Psychiatr 86, S. 485–492.
Münkler, H. (2021) Marx, Wagner, Nietzsche. Welt im Umbruch. Rowohlt, Berlin.
Myrdal, A., Myrdal, G. (1934) Kris i befolkningsfrågan (Crisis in the population question). Bonnier, Stockholm.
N.N. (1973) Psychiatrie. Brutale Wirklichkeit. DER SPIEGEL 37 vom 09.09.1973, S. 52.
N.N. (1976) »Indira macht arme Männer impotent«. DER SPIEGEL 52 vom 19.12.1976.
N.N. (1998) Der Irrsinn kichert an allen Ecken. Frankfurter Allgemeine Zeitung (FAZ) vom 05.05.1998.
Neumann, S. (1849) Zur medicinischen Statistik des preußischen Staates nach den Acten des statistischen Bureau's für das Jahr 1846. Archiv für pathologische Anatomie und Physiologie und für klinische Medicin (Virchows Arch) III, 1.
New Freedom Commission on Mental Health (2003) Achieving the Promise: Transforming Mental Health Care in America. DIMS Pub. No. SMA-03-3832. Rockville, MD. https://eric.ed.gov/?id=ED479836. Zugriff am 21.03.2024.
Nitsche, P. (1929) Allgemeine Therapie und Prophylaxe der Geisteskrankheiten. In: Handbuch der Geisteskrankheiten Bd. 4. Bumke, O. (Hg.). Springer, Berlin, S. 1–113.
Nolte, E. (1960) Marx und Nietzsche im Sozialismus des jungen Mussolini. Historische Zeitschrift 191, S. 249–335.
OECD (2018) Hohe Kosten durch psychische Erkrankungen in Europa. Pressemitteilung der OECD vom 22.11.2018. https://www.oecd.org/berlin/presse/hohe-kosten-durch-psychische-erkrankungen-in-europa-22112018.htm. Zugriff am 24.03.2024.
Ossowski, M. (2020) Zeugen sterben, Dinge erinnern. Eine Lange Nacht über die Habseligkeiten von Auschwitz. Deutschlandfunk 25./26.01.2020.
Ostrow, L., Adams, N. (2012) Recovery in the USA: From politics to peer support. International Review of Psychiatry, February 24, S. 70–78.
Palermo, G. B. (1991) The 1978 Italian mental health law – a personal evaluation: a review. Journal of the Royal Society of Medicine 84, S. 99–102.
Parsa-Parsi, R., Wiesing, U. (2013) Deklaration von Helsinki: Weltweite Bedeutung. Dtsch Arztebl 110 (50), A-2414.
Pauer-Studer, H., Velleman, J. D. (2011) Distortions of Normativity. In: Ethical Theory and Moral Practice 14 (3), S. 329–356.
Pauer-Studer, H., Velleman, J. D. (2017) »Weil ich nun mal ein Gerechtigkeitsfanatiker bin«. Der Fall des SS-Richters Konrad Morgen. Suhrkamp, Berlin.
Paul, D. (1984) Eugenics and the Left. Journal of the History of Ideas 45, S. 567–590.
Pauleickhoff, B. (1986) Ideologie und Mord. Euthanasie bei »lebensunwerten« Menschen. Guido Pressler, Hürtgenwald.

Peters, U. H. (1996) Ernst Rüdin – ein Schweizer Psychiater als »Führer« der Nazipsychiatrie – die »Endlösung« als Ziel. Fortschritte der Neurologie und Psychiatrie 64, S. 327–343.

Petryna, A. (2007) Clinical Trials Offshored: On Private Sector Science and Public Health. BioSocieties 2, S. 21–40.

Pfeil, E (1940) Erinnerungen an Alfred Ploetz. Archiv für Bevölkerungswissenschaft 110, S. 67f.

Pichot, P. (1983) Ein Jahrhundert Psychiatrie. Editions Roger Dacosta, Paris.

Pichot, P. (1991) Zum »Mythos Pinel«. In: Ethik in der Psychiatrie. Pöldinger, W., Wagner, W. (Hg.). duphar med communication. Springer, Berlin – Heidelberg – New York, S. 1–5.

Pinel, P. (1801) Philosophisch-medicinische Abhandlung über Geistesverwirrungen oder Manie. Aus dem Französischen übersetzt und mit Anmerkungen versehen von Michael Wagner. Schaumburg und Compagnie, Wien.

Platen-Hallermund, A. v. (1948/2005) Die Tötung Geisteskranker in Deutschland (5. Aufl., Reprint der Originalausgabe 1948). Mabuse-Verlag, Frankfurt am Main.

Ploetz, A. J. (1895) Die Tüchtigkeit unsrer Rasse und der Schutz der Schwachen: ein Versuch über Rassenhygiene und ihr Verhältniss zu den humanen Idealen, besonders zum Socialismus. Grundlinien einer Rassen-Hygiene. S. Fischer, Berlin.

Pollmächer, T., Meyer-Lindenberg, A. (2022) Die Umsetzung der UN-BRK bei nicht selbstbestimmungsfähigen Patienten. Nervenarzt 93, S. 439–441.

Popper, K. (1935/1976) Logik der Forschung (6. Aufl.). J. C. B. Mohr, Tübingen.

Pötzl, U. (1995) Sozialpsychiatrie, Erbbiologie und Lebensvernichtung. Valentin Faltlhauser, Direktor der Heil- und Pflegeanstalt Kaufbeuren-Irsee in der Zeit des Nationalsozialismus. Abhandlungen zur Geschichte der Medizin und Naturwissenschaften. Matthiesen Verlag, Husum.

Precht, R. D., Welzer, H. (2022) Die vierte Gewalt. Wie Mehrheitsmeinung gemacht wird, auch wenn sie keine ist. S. Fischer, Frankfurt am Main.

Priebe, S., Badesconyi, A., Fioritti, A., Hanson, L., Kilian, L., Torres-Gonzales, F. (2005) Reinstitutionalisation in mental health care: comparison of data on service provision from six European countries. Br Med J 330, S. 123–126.

Priebe, S., Mundt, A. (in review) Ethics of Deinstitutionalisation. In: Ethics in Psychiatry. European Contributions (2. Aufl.). Helmchen, H., Sartorius, N., Gather, J. (Hg.). Springer Nature, Heidelberg – Berlin.

Pross, C. (2017) »Wir wollten ins Verderben rennen«. Die Geschichte des Sozialistischen Patientenkollektivs Heidelberg (2. Aufl.). Psychiatrie-Verlag, Köln.

Rath, G. (1962) Der Brownianismus in Amerika. Gesnerus: Swiss Journal of the history of medicine and sciences 19, S. 15–24.

Rauschning, H. (2005) Gespräche mit Hitler. Mit einer Einführung von Marcus Pyka. Europa-Verlag, Zürich.

Rechlin, T., Vliegen, J. (1995) Die Psychiatrie in der Kritik. Die antipsychiatrische Szene und ihre Bedeutung für die klinische Psychiatrie heute. Springer, Heidelberg.

Reichsminister des Innern (1931) Forschungsrichtlinien des Reichsinnenministeriums: Richtlinien für neuartige Heilbehandlungen und die Vornahme wissenschaftlicher Untersuchungen am Menschen. Dtsch Med Wochenschr 57, S. 509. https://dg-pflegewis

senschaft.de/wp-content/uploads/2017/05/ForschungsrichtlinienReichsinnenministeriums.pdf. Zugriff am 28.01.2024.

Reil, J. C. (1803) Rhapsodieen über die Anwendung der psychischen Curmethode bei Geisteszerrüttungen. Curtsche Buchhandlung, Halle.

Reilly, P. (1999) Eugenics and the Misuse of Genetic Information to Restrict Reproductive Freedom: ASHG Satement. Am J Hum Genet 64, S. 335–338.

Rheinberger, H.-J., Müller-Wille, S. (2009) Vererbung. S. Fischer, Frankfurt am Main.

Ricciardi von Platen, A. (1993) Die Erzeugung des vollkommenen Menschen. In: Lust und Last der Aufklärung. Becker, G. Z. J. (Hg.). Beltz, Weinheim – Basel, S. 111–119.

Roelcke, V. (2012) Ernst Rüdin – renommierter Wissenschaftler, radikaler Rassenhygieniker. Nervenarzt 83, S. 303–310.

Roelcke, V. (2018) Eugenic concerns, scientific practices: international relations in the establishment of psychiatric genetics in Germany, Britain, the USA and Scandinavia, c.1910–60. History of Psychiatry 30, S. 19–37.

Roelcke, V., Topp, S., Lepicard, E. (2014) Silence, Scapegoats, Self-Reflection: The Shadow of Nazi Medical Crimes on Medicine and Bioethics. Vandenhoeck & Ruprecht/V&R unipress, Göttingen.

Roemer, H., Kolb, G., Faltlhauser, V. (1927) Die offene Fürsorge in der Psychiatrie und ihren Grenzgebieten. Ein Ratgeber für Ärzte, Sozialhygieniker, Nationalökonomen, Verwaltungsbeamte sowie Organe der öffentlichen und privaten Fürsorge. Springer, Berlin – Heidelberg.

Röhrich, H. (1972) Hoche, Alfred. Neue Deutsche Biographie 9, S. 284f.

Roller, C. F. W. (1831) Die Irrenanstalt nach allen ihren Beziehungen. Müller'sche Hofbuchhandlung, Karlsruhe.

Roser, W., Wunderlich, C. A. (1842) Ueber die Mängel der heutigen deutschen Medicin und über die Nothwendigkeit einer entschieden wissenschaftlichen Richtung in derselben. Arch physiol Heilk 1, S. I–XXX.

Ross, C. T. (2015) A Multi-Level Bayesian Analysis of Racial Bias in Police Shootings at the County-Level in the United States, 2011–2014. PLOS ONE. 2015 Nov 5;10(11): e0141854. doi: 10.1371/journal.pone.0141854.

Roth, K. H. (1984) Schein-Alternativen im Gesundheitswesen: Alfred Grotjahn (1869–1931) – Integrationsfigur etablierter Sozialmedizin und nationalsozialistischer »Rassenhygiene«. In: Erfassung zur Vernichtung: Von der Sozialhygiene zum »Gesetz über Sterbehilfe«. Roth, K. (Hg.). Verlagsgesellschaft Gesundheit mbH, Berlin, S. 31–56.

Rotzoll, M. (2021) Klinische »Erfahrung« als Evidenzkriterium? Psychiatrische Beiträge zu einer Nachkriegsdebatte um eine »Reform der Medizin« und die Entwicklung der »verstehenden Anthropologie« Jürg Zutts. NTM Zeitschrift für Geschichte der Wissenschaften, Technik und Medizin 29, S. 447–473.

Rüdin, E. (1898/1968) Brief an Forel. In: August Forel. Briefe – Correspondance, 1864–1927. Hans H. Wagner (Hg.). Huber, Bern.

Rüdin, E. (1903) Alkohol im Lebensprozess der Rasse. Politisch-anthropologische Revue 2, S. 553–566.

Rüdin, E. (1911) Einige Wege und Ziele der Familienforschung mit Rücksicht auf die Psychiatrie. Z ges Neurol Psychiat 7, S. 487–585.

Rüdin, E. (1916) Studien über Vererbung und Entstehung geistiger Störungen. Zur Vererbung und Neuentstehung der Dementia Präcox. Julius Springer, Berlin.

Rüdin, E., Gütt, A., Ruttke, F. (Hg.) (1934) Zur Verhütung erbkranken Nachwuchses. Gesetz und Erläuterungen. J. F. Lehmanns Verlag, München.

Rudolf, G., Henningsen, P. (2013) Lehrbuch der Psychosomatischen Medizin und Psychotherapie. Thieme, Stuttgart.

Rüsen, J. (2012) Temporalizing Humanity: Towards a Universal History of Humanism. In: Exploring Humanity – Intercultural Perspectives on Humanism. Spariosu, M. L., Rüsen, J. (Hg.). National Taiwan University Press; V & R unipress, Taiwan – Göttingen, S. 29–44.

Rüsen, J. (2020) Menschsein. Grundlagen, Geschichte und Diskurse des Humanismus. Kulturverlag Kadmos, Berlin.

Safranski, R. (2004) Schiller oder Die Erfindung des Deutschen Idealismus. Carl Hanser Verlag, München.

Sands, P. (2018/2016) Rückkehr nach Lemberg. Über die Ursprünge von Genozid und Verbrechen gegen die Menschlichkeit. Eine persönliche Geschichte. Fischer, Frankfurt am Main.

Sargant, W. (1958) Der Kampf um die Seele. Eine Physiologie der Konversionen. Piper, München.

Schäfer, J. (2005) Vermessen – gezeichnet – verlacht. Judenbilder in populären Zeitschriften 1918–1933. Campus Verlag, Frankfurt am Main.

Schallmayer, W. (1903) Vererbung und Auslese im Lebenslauf der Völker. Eine staatswissenschaftliche Studie auf Grund der neueren Biologie. Natur und Staat, Beiträge zur naturwissenschaftlichen Gesellschaftslehre. Eine Sammlung von Preisschriften. Fischer, Jena.

Scheff, T. J. (1966) Being mentally ill: a sociological theory. Aldine, Chicago.

Schipperges, H. (1974) Jacobi, Maximilian. Neue Deutsche Biographie 10, S. 226–228.

Schipperges, H. (1997) Nasse, Christian Friedrich. Neue Deutsche Biographie 18, S. 741 f.

Schischkoff, G. (1982) Philosophisches Wörterbuch. Kröner, Stuttgart.

Schmidt, G. (1965) Selektion in der Heilanstalt 1939–1945. Suhrkamp, Frankfurt am Main.

Schmidt-Aßmann, E. (2005) Free Access to Research Findings and Its Limitations. I. In: The Public Nature of Science under Assault: Politics, Markets, Science and the Law. Nowotny, H., Pestre, D., Schmidt-Aßmann, E. (Hg.). Springer, Berlin, S. 109–130.

Schmuhl, H.-W. (2016) Die Gesellschaft Deutscher Neurologen und Psychiater im Nationalsozialismus (1. Aufl.). Springer, Berlin – Heidelberg.

Schneider, C. (1939) Behandlung und Verhütung der Geisteskrankheiten. Monographien aus dem Gesamtgebiete der Neurologie und Psychiatrie. Springer, Berlin.

Schneider, F., Lutz, P., Plagemann, S., Schmuhl, H.-W., Baumann, U., Nachama, A., Neumärker, U., Scherer, B. (2014) Erfasst, verfolgt, vernichtet./registered, persecuted, annihilated. Kranke und behinderte Menschen im Nationalsozialismus/The Sick and the Disabled under National Socialism. Springer, Berlin – Heidelberg.

Scholten, M., Gather, J. (2018) Adverse consequences of article 12 of the UN Convention on the Rights of Persons with Disabilities for persons with mental disabilities and an alternative way forward. J Med Ethics 44, S. 226–233.

Scholten, M., Gather, J., Vollmann, J. (2021) Equality in the informed consent process: Competence to consent, substitute decision-making, and discrimination of persons with mental disorders. The Journal of Medicine and Philosophy 46, S. 108–136.

Schönknecht, P. (1999) Die Bedeutung der verstehenden Anthropologie von Jürg Zutt (1893–1980) für Theorie und Praxis der Psychiatrie. Könighausen & Neumann, Würzburg.

Schönknecht, P. (2006) Jürg Zutt (1893–1980). In: Nervenärzte 2. Hippius, H., Holdorff, B., Schliack, H. (Hg.). Thieme, Stuttgart, S. 223–232.

Schultze, S. (1895) Der Zeitgeist der modernen Litteratur Europas. CA Kaemmerer & Co, Halle.

Schulze, D. (2019) »Auch der ›Gnadentod‹ ist Mord«. Der Augsburger Strafprozess über die NS-»Euthanasie«-Verbrechen in Kaufbeuren und Irsee. Grizeto Verlag, Irsee.

Schwartz, M. (1995) Sozialistische Eugenik. Eugenische Sozialtechnologien in Debatten und Politik der deutschen Sozialdemokratie 1890–1933. J. H. W. Dietz, Bonn.

Schwarz, P. (2017) Julius Tandler. Zwischen Humanismus und Eugenik. Edition Steinbauer, Wien.

Sheffer, E. (2018) Aspergers Kinder. Die Geburt des Autismus im »Dritten Reich«. Campus, Frankfurt am Main.

Simon, H. (1929) Aktivere Krankenbehandlung in der Irrenanstalt. De Gruyter, Berlin.

Slade, M. (2009) Personal recovery and mental illness: a guide for mental health professionals. Cambridge University Press, Cambridge.

Smith, A. (1776) An Inquiry into the Nature and Causes of the Wealth of Nations. W. Straman & T. Cadell, London.

Söhner, F., Becker, T., Fangerau, H. (2017) Die Rolle der anthropologischen Psychiatrie in der Vorbereitungszeit der Psychiatrie-Enquete und Psychiatriereform in der Bundesrepublik Deutschland. Psychiat Prax 44 (5), S. 252–257.

Sontheimer, K. (1987) Die politische Kultur der Weimarer Republik. In: Die Weimarer Republik 1918–1933. Politik, Wirtschaft, Gesellschaft. Bracher, K. D., Funke, M., Jacobsen, H.-A. (Hg.). Bonner Schriften zur Politik und Zeitgeschichte 22. Droste, Düsseldorf, S. 454–464.

Spatz, E. S., Krumholz, H. M., Moulton, B. W. (2016) The new era of informed consent: Getting to a reasonable-patient standard through shared decision making. JAMA 315, S. 2063f.

Statistisches Jahrbuch 2015, Wiesbaden, S. 26.

Stein, Y., Lindert, J., Berry, E. M., Spigelman, M., Jaakkola, J. J. K., Richter, E. D. (2012) Protecting and Promoting Core Values – a code for Epidemiologists on Ethics and Mass Atrocities. Epidemiology 23, S. 1.

Steinberg, H. (2004) Die Errichtung des ersten psychiatrischen Lehrstuhls: Johann Christian August Heinroth in Leipzig. Nervenarzt 75, S. 303–307.

Steinberg, H. (2005) Johann Christian August Heinroth (1773–1843) – der erste Lehrstuhlinhaber für Psychiatrie und sein Krankheitskonzept. In: 200 Jahre Psychiatrie an der Universität Leipzig. Personen und Konzepte. Angermeyer, M. C., Steinberg, H. (Hg.). Springer, Berlin – Heidelberg, S. 1–80.

Steinberg, H., Strauß, M. (2022) Die Aufmerksamkeitsdefizit-/Hyperaktivitätsstörung (ADHS) bei Erwachsenen in den klinischen Beschreibungen und klassifikatorischen Reflexionen von Gustav Specht (1905) und Hermann Paul Nitsche (1910). Nervenarzt 93, S. 735–741.

Stern, F. (1963) Kulturpessimismus als politische Gefahr. Eine Analyse nationaler Ideologie in Deutschland. Verlag Scherz, Bern – Stuttgart – Wien.

Sterne, L. (1759/1983) The Life and Opinions of Tristram Shandy, Gentleman. Oxford Univ. Press, Oxford.

Stíobhairt, A., Staunton, D., Guerin, S. (2023) Are principles of recovery-oriented practice evident in staff and service user perspectives on seclusion? Mental Health Review Journal 28 (2), S. 144–166.

Stöcker, H. (1905) Das Werden der sexuellen Reform seit hundert Jahren. In: Ehe? Zur Reform der sexuellen Moral. Dohm, H. (Hg.). Internationale Verlagsanstalt, Berlin, S. 36–58.

Stoecker, R. (2021) Krankheit und Sinn – einige philosophische Unterscheidungen. Ethik Med 33, S. 455–466.

Stollberg-Rilinger, B. https://www.uni-muenster.de/FNZ-Online/wirtschaft/grundstrukturen/quellen/schaetzung.htm.

Sudhoff, K. (1936) Paracelsus. Ein deutsches Lebensbild aus den Tagen der Renaissance. Bibliographisches Institut, Leipzig.

Szasz, T. (1961) The myth of mental illness. Secker & Warburg, London.

Szasz, T. (2013) Geisteskrankheit – ein moderner Mythos: Grundlagen einer Theorie des persönlichen Verhaltens. Auer, Heidelberg.

Tajfel, H. (1982) Gruppenkonflikt und Vorurteil. Entstehung und Funktion sozialer Stereotypen. Hans Huber, Bern – Stuttgart – Wien.

Tammen, H. (1978) Die I.G. Farbenindustrie Aktiengesellschaft (1925–1933). Ein Chemiekonzern in der Weimarer Republik. Diss. Freie Universität Berlin. Tammen, Berlin.

Tandler, J. (1916) Krieg und Bevölkerung. Wiener Klinische Wochenschrift 29, S. 445–452.

Tandler, J. (1924) Ehe und Bevölkerungspolitik. Wien Mediz Wochenschau 74 (4–6), S. 17.

Tandler, J. (1932) Arzt und Wirtschaft. Volksgesundheit – Zeitschrift für soziale Hygiene 6 (1), S. 8.

Tansella, M. (1986) Community psychiatry without mental hospitals – the Italian experience: a review. Journal of the Royal Society of Medicine 79, S. 664–669.

Tascher, G. (2016) NS-Zwangssterilisationen: Handeln auf Befehl des Führers. Dtsch Arztebl International 113, S. 420–422.

Timm, U. (2017/2019) Ikarien. Kiepenheuer & Witsch, dtv, Köln – München.

Trautmann-Lengsfeld, S., Herrmann, C. (2013) EEG reveals an early influence of social conformity on visual processing in group pressure situations. Social Neuroscience 8, S. 75–89.

Triepel, H. (1955) Binding, Karl Ludwig Lorenz. In: Neue Deutsche Biographie 2, S. 244f.

Trüb, C.L.P. (1978). Die soziale Hygiene. In Die Terminologie und Definition Sozialmedizin und Sozialhygiene in den literarischen Sekundärquellen der Jahre 1900 bis 1960, C.L.P. Trüb, ed. (VS Verlag für Sozialwissenschaften), pp. 20–47. 10.1007/978-3-322-87836-6_2.

Tuke, S. (1813) Description of the Retreat, an Institution Near York, for Insane Persons of the Society of Friends. Alexander, York.

Turner, S. (1977) Senate Hearing on MKULTRA. Prepared Statement of CIA Director Stansfield Turner. https://www.andrew.cmu.edu/user/rp3h/lansberry/mkultra.pdf. Zugriff am 01.08.2021.

Tutzke, D. (1979) Alfred Grotjahn. Biographien hervorragender Naturwissenschaftler, Techniker und Mediziner 36. BSB B. G. Teubner, Leipzig.

UN (1948) Universal Declaration of Human Rights 1948. http://www.un.org/en/universal-declaration-human-rights/. Zugriff am 04.01.2019.

UN (1966) Internationaler Pakt über bürgerliche und politische Rechte (Zivilpakt). https://www.zivilpakt.de/internationaler-pakt-ueber-buergerliche-und-politische-rechte-355/. Zugriff am 09.01.2024.

UN (1966) Internationaler Pakt über wirtschaftliche, soziale und kulturelle Rechte (Sozialpakt). https://www.bmz.de/de/service/lexikon/internationaler-pakt-wirtschaftliche-soziale-kulturelle-rechte-60142. Zugriff am 09.01.2024.

UN (2006) Convention on the Rights of Persons with Disabilities (CRPD-06). http://www.un.org/disabilities/convention/conventionfull.shtml. Zugriff am 07.06.2016.

UN-General comment no. 1 (2014): Article 12: Equality before the law. https://documents-dds-ny.un.org/doc/UNDOC/GEN/G14/031/20/PDF/G1403120.pdf?OpenElement.

UN (2017a) Report of the Special Rapporteur on the rights of persons with disabilities, A/HRC/37/56. https://documents.un.org/api/symbol/access?s=A/HRC/34/58&l=en. Zugriff am 24.03.2024.

UN (2017b) Mental health and human rights. Report of the United Nations High Commissioner for Human Rights, A/HRC/34/32. https://documents.un.org/api/symbol/access?s=A/HRC/34/32&l=en. Zugriff am 24.03.2024.

UN-BRK (2006) UN Behindertenrechtskonvention. Institut für Menschenrechte. https://www.institut-fuer-menschenrechte.de/das-institut/monitoring-stelle-un-brk/die-un-brk. Zugriff am 28.01.2024.

UNESCO (1950) The Race Question. https://unesdoc.unesco.org/ark:/48223/pf0000128291?posInSet=6&queryId=78976934-9a85-4707-9d3f-810cae3b36f7. Zugriff am 31.03.2024.

Vereinte Nationen (1948) 217 A (III) Allgemeine Erklärung der Menschenrechte. https://www.un.org/depts/german/menschenrechte/aemr.pdf. Zugriff am 28.01.2024.

Virchow, R. (1858) Cellularpathologie in ihrer Begründung auf physiologische und pathologische Gewebelehre. August Hirschwald, Berlin.

Virchow, R. (1877) Die Freiheit der Wissenschaft im modernen Staat. In: 50. Versammlung deutscher Naturforscher und Ärzte. Wiegandt, Hempel & Parey, Berlin, S. 5–32.

Virchow, R. (1885) Rede vor dem Reichstag. Sten Ber d RT, Bd. 82, Sitzung vom 16.03.1885, Berlin: Verlag der Buchdruckerei der Norddeutschen Allgemeinen Zeitung, S. 1855–1862.

Virchow, R. (1922) Die Freiheit der Wissenschaft im modernen Staatsleben. In: Rudolf Virchow und die Deutschen Naturforscherversammlungen. Sudhoff, K. (Hg.). Akademie Verlag, Leipzig, S. 183–212.

Vollmann, J., Winau, R. (1996) The Prussian Regulation of 1900: Early Ethical Standards for Human Experimentation in Germany. IRB 18 (4), S. 9–11.

Ware, N. C., Hopper, K., Tugenberg, T., Dickey, B., Fisher, D. (2007) Connectedness and citizenship: Redefining social integration. Psychiatric Services 58, S. 469–474.

Weber, M. M. (1993) Ernst Rüdin – Eine kritische Biographie. Springer, Berlin.

Weder, H. (2000) Sozialhygiene und pragmatische Gesundheitspolitik in der Weimarer Republik am Beispiel des Sozial- und Gewerbehygienikers Benno Chajes (1880–1938). Abhandlungen zur Geschichte der Medizin und Naturwissenschaften. Matthiesen Verlag, Husum.

Weindling, P. (1989) Health, race and German politics between national unification and Nazism, 1870–1945. Cambridge University Press, Cambridge 1989 (Taschenbuchausgabe 1993).

Weingart, P., Kroll, J., Bayertz, K. (1988) Rasse, Blut und Gene. Geschichte der Eugenik und Rassenhygiene in Deutschland. Suhrkamp, Frankfurt am Main.

Weinke, A. (2006) Die Nürnberger Prozesse. C. H. Beck, München.

Weinmann, S. (2021) Selbsttäuschungen in der Psychiatrie. Kontext 52, S. 127–145.

Weinstein, H. (1988) A Father, a Son and the CIA. James Lorimer Limited, Toronto.

Winau, R. (2005) Biologismus in der Medizin seit dem 19. Jahrhundert. Von der Eugenik zur Präimplantationsdiagnostik. In: 100 Jahre Sozialhygiene, Sozialmedizin und Public Health. Schagen, U., Schleiermacher, S. i. A. der Deutschen Gesellschaft für Sozialmedizin und Prävention (DGSMP) (Hg.). http://www.100-jahre-sozialmedizin.de/CD_DGSMP/PdfFiles/Texte/R_W.pdf. Zugriff am 21.03.2024.

Winter, K. (1970) Alfred Grotjahn – seine Bedeutung für unsere Zeit. Das Deutsche Gesundheitswesen 25, S. 517–521.

Witrisal, G. (2004) Der »Soziallamarckismus« Rudolf Goldscheids. Ein milieutheoretischer Denker zwischen humanitärem Engagement und Sozialdarwinismus. Diplomarbeit, Graz.

Zentrale Ethikkommission bei der Bundesärztekammer (1997) Stellungnahme »Zum Schutz nicht-einwilligungsfähiger Personen in der medizinischen Forschung«. Deutsches Ärzteblatt 94, A1011–A1012.

Zentrale Ethikkommission bei der Bundesärztekammer (2016) Stellungnahme »Entscheidungsfähigkeit und Entscheidungsassistenz in der Medizin«. Deutsches Ärzteblatt 113, A1–A6.

Zimbardo, P. G. (2008) Der Luzifer-Effekt. Die Macht der Umstände und die Psychologie des Bösen. Spektrum, Akademie Verlag, Heidelberg.

Internetquellen

Alfred Grotjahn. https://de.wikipedia.org/wiki/Alfred_Grotjahn. Zugriff am 06.09.2021.

Alfred Hoche. https://de.wikipedia.org/wiki/Alfred_Hoche. Zugriff am 18.04.2024.

Alfred Ploetz. https://de.wikipedia.org/wiki/Alfred_Ploetz. Zugriff am 24.03.2024.

Alva Myrdal. https://de.wikipedia.org/wiki/Alva_Myrdal. Zugriff am 18.01.2023.

Angastiniotis, M. (2003) Die Prävention von Thalassämie auf Zypern. https://www.bpb.de/veranstaltungen/CBHWNN,0,0,Die_Praevention_von_Thalassaemie_auf_Zypern.htm. Zugriff am 20.03.2016.

Arzneimittel. https://de.wikipedia.org/wiki/Arzneimittel. Zugriff am 20.01.2024.

Baringhorst, U., Böhnke, A. (2003/2020) Die Virchow-Studie. Planet Wissen. https://www.planet-wissen.de/geschichte/nationalsozialismus/nationalsozialistische_rassenlehre/pwiedievirchowstudierassenkundeimjahrhundert100.html. Zugriff am 21.03.2024.

Benno Chajes. https://de.wikipedia.org/wiki/Benno_Chajes. Zugriff am 20.01.2024.

Bevölkerungsentwicklung. https://de.wikipedia.org/wiki/Bev%C3%B6lkerungsentwicklung. Zugriff am 14.11.2022.

Bevölkerungsgesetz. https://de.wikipedia.org/wiki/Bev%C3%B6lkerungsgesetz. Zugriff am 20.01.24.

BGB § 1830 https://www.gesetze-im-internet.de/bgb/__1830.html.

Bielefeldt, H. (2022) Menschenrechte unter Vorbehalt. Welt-sichten. https://www.welt-sichten.org/artikel/40111/menschenrechte-unter-vorbehalt. Zugriff am 21.03.2024.

Black Lives Matter. https://de.wikipedia.org/wiki/Black_Lives_Matter. Zugriff am 14.11.2022.

Blackwell, B. (2014) Rezension zu Driss Moussaoui. A biography of Jean Delay, 2002. INHN. https://inhn.org/inhn-projects/biographies/a-biography-of-jean-delay. Zugriff am 21.03.2024.

Breuer, G. F. (2020) Faltlhauser, Valentin. Biographisches Archiv der Psychiatrie. https://www.biapsy.de/index.php/de/9-biographien-a-z/279-faltlhauser-valentin. Zugriff am 21.03.2024.

Denkmal der grauen Busse. https://de.wikipedia.org/wiki/Denkmal_der_Grauen_Busse. Zugriff am 14.11.2022.

Deutscher Werkbund. https://de.wikipedia.org/wiki/Deutscher_Werkbund. Zugriff am 14.11.2022.

Diätetik. https://de.wikipedia.org/wiki/Di%C3%A4tetik. Zugriff am 20.01.2024.

Eugenik. https://de.wikipedia.org/wiki/Eugenik. Zugriff am 16.07.2021.

Evolution. https://de.wikipedia.org/wiki/Evolution. Zugriff am 16.07.2021.

Fabian Society. https://de.wikipedia.org/wiki/Fabian_Society. Zugriff 12.12.2023.

Ferdinand Tönnies. https://de.wikipedia.org/wiki/Ferdinand_T%C3%B6nnies. Zugriff am 18.05.2023.

Ferrero, F. (2019) Inquiry of the Geneva 1980s' Psychiatry Crisis. https://inhn.org/inhn-projects/controversies/francois-ferrero-inquiry-of-the-geneva-1980s-psychiatry-crisis. Zugriff am 23.03.2024.

Flavin, R. D. (2009) The Tragedy of Dr. D. Ewen Cameron. In: Science Behaving Badly V. http://www.flavinscorner.com/cameron.htm. Zugriff am 10.04.2016.

Folkhemmet. https://de.wikipedia.org/wiki/Folkhemmet. Zugriff am 24.11.2023.

Franco Basaglia. https://de.wikipedia.org/wiki/Franco_Basaglia. Zugriff am 14.10.20218.

Gunnar Myrdal. https://de.wikipedia.org/wiki/Gunnar_Myrdal. Zugriff am 19.01.2023.

Gustav von Schmoller. https://de.wikipedia.org/wiki/Gustav_von_Schmoller_(%C3%96konom). Zugriff am 18.11.2023.

Haavie, S. (2003) Die Geschichte der Sterilisation in Norwegen – ein dunkles Kapitel? Samtiden, S. 1–40. https://www.eurozine.com/die-geschichte-der-sterilisation-in-norwegen-ein-dunkles-kapitel/. Zugriff am 23.03.2024.

Helene Stöcker. https://de.wikipedia.org/wiki/Helene_St%C3%B6cker. Zugriff am 06.05.2021.

Hildebrand, F. (2006) »Die Tötung Geisteskranker in Deutschland«. Deutschlandfunk. https://www.deutschlandfunkkultur.de/die-toetung-geisteskranker-in-deutschland-100.html. Zugriff am 23.03.2024.

Humankapital. https://de.wikipedia.org/wiki/Humankapital. Zugriff am 19.05.2022. Ideologie. https://de.wikipedia.org/wiki/Ideologie. Zugriff am 20.01.2024.

Isar-Amper-Klinikum München-Ost. https://de.wikipedia.org/wiki/Isar-Amper-Klinikum_M%C3%BCnchen-Ost. Zugriff am 20.01.2024.

Julian Huxley. https://de.wikipedia.org/wiki/Julian_Huxley. Zugriff am 04.05.2022.

Julius Tandler. https://de.wikipedia.org/wiki/Julius_Tandler. Zugriff am 17.04.2022.
Kairoer Erklärung der Menschenrechte im Islam. https://de.wikipedia.org/wiki/Kairoer_Erkl%C3%A4rung_der_Menschenrechte_im_Islam. Zugriff am 08.01.2024.
Wikipedia Kategorisierung (Kognitionswissenschaft), https://de.wikipedia.org/wiki/Kategorisierung_(Kognitionswissenschaft) Zugriff am 16.04.2024.
Klemzig. https://de.wikipedia.org/wiki/Klemzig. Zugriff am 13.11.2019.
Krankheit. https://de.wikipedia.org/wiki/Krankheit. Zugriff am 20.01.2024.
Lenzen, M. (2015) Was ist Sozialdarwinismus? Bundeszentrale für politische Bildung. https://www.bpb.de/politik/extremismus/rechtsextremismus. Zugriff am 24.11.2021.
Lindner, C. (2019) Johann Gottfried Herder. Wunderkind, Forscher und Philosoph. Deutschlandfunk. https://www.deutschlandfunk.de/johann-gottfried-herder-wunderkind-forscher-und-philosoph-100.html. Zugriff am 20.01.2024.
LVR-Klinik Bedburg-Hau (o.J.) Museum. Rundgang: Raum 1. 1933–1945 (Raum 1). https://klinik-bedburg-hau.lvr.de/de/nav_main/unsere_klinik___ueber_uns/museum/rundgang/raum_1/raum_2.html. Zugriff am 21.03.2024.
McCarthy-Ära. https://de.wikipedia.org/wiki/McCarthy-%C3%84ra. Zugriff am 08.10.2018.
Monistenbund. https://de-academic.com/dic.nsf/dewiki/971619. Zugriff am 04.05.2022.
Nationaler Sozialismus. https://de.wikipedia.org/wiki/Nationaler_Sozialismus. Zugriff am 20.01.2024.
Neumann-Bechstein, W. (2021) Die große Hungersnot in Irland. Planet Wissen. https://www.planet-wissen.de/kultur/westeuropa/geschichte_irlands/pwiediegrossehungersnot100.html. Zugriff am 24.03.2024.
Nobelpreis 1982 für Alva Myrdal. https://www.nobelprize.org/prizes/peace/1982/myrdal/facts/. Zugriff am 25.03.2024.
Paul Nitsche. https://de.wikipedia.org/wiki/Paul_Nitsche. Zugriff am 06.08.2020.
Pauperismus. https://de.wikipedia.org/wiki/Pauperismus. Zugriff am 20.01.2024.
Pränataldiagnostik. https://de.wikipedia.org/wiki/Pr%C3%A4nataldiagnostik. Zugriff am 20.01.2024.
RKI (2018) Robert Koch: Der Mitbegründer der Mikrobiologie. https://www.rki.de/DE/Content/Institut/Geschichte/Robert_Koch.html. Zugriff am 19.11.2021.
Schuster, S. (2021) Franco Basaglia / 1924–1980. Im Kampf um des Menschen Rechte. In: Fritz Bauer Bibliothek (Menschenrechtskämpfer_innen). https://www.fritz-bauer-forum.de/datenbank/franco-basaglia-2/. Zugriff am 24.03.2024.
Schwarz, J. (2015) Basaglia, Franco. Psychiater, Neurologe und Wegbereiter der italienischen Psychiatriereform. Biographisches Archiv der Psychiatrie. https://biapsy.de/index.php/de/9-biographien-a-z/104-basaglia-franco. Zugriff am 20.05.2022.
Solidarpathologie. https://de.wikipedia.org/wiki/Solidarpathologie. Zugriff am 20.01.2024.
Somatismus. https://de.wikipedia.org/wiki/Somatismus. Zugriff am 20.01.2024.
Sozialistengesetz. https://de.wikipedia.org/wiki/Sozialistengesetz. Zugriff am 17.01.2023.
Sterilisationsgesetze. https://de.wikipedia.org/wiki/Sterilisationsgesetze. Zugriff am 17.12.2023.
Synthetische Evolutonstheorie. https://de.wikipedia.org/wiki/Synthetische_Evolutionstheorie. Zugriff am 18.12.2023.
Transhumanismus. https://de.wikipedia.org/wiki/Transhumanismus. Zugriff am 07.05.2021.

Trofim Denissowitsch Lyssenko. https://de.wikipedia.org/wiki/Trofim_Denissowitsch_Lyssenko. Zugriff am 16.01.2024.
Uwe Henrik Peters. https://de.wikipedia.org/wiki/Uwe_Henrik_Peters. Zugriff am 04.04.2024.
Volksempfänger. https://de.wikipedia.org/wiki/Volksempf%C3%A4nger. Zugriff am 20.01.2024.

Sachregister

Personenregister

Dank

Für die angenehme und engagierte Mitarbeit an diesem Buch danke ich Julia Schwanke vom Verlag, der mitdenkenden Lektorin Valeska Lembke und der sehr präzisen Mediengestalterin Laura Haase sowie dem umsichtigen Herausgeber Andreas Frewer für seine ungemein detaillierte Mitarbeit und substantielle Unterstützung und vor allem Hans-Jürgen Möller, der mit seiner überaus hilfreichen konstruktiven Kritik der ersten Manuskriptfassung einen richtungsweisenden Einfluss auf die Entwicklung dieses Buches nahm.

Medizin und Menschenrechte. Geschichte – Theorie – Ethik
Medicine and Human Rights. History – Theory – Ethics

Herausgegeben von Andreas Frewer, Heiner Bielefeldt, Stephan Kolb, Markus Rothhaar und Renate Wittern-Sterzel

Weitere Bände dieser Reihe:

Band 6
Janna Graf
Weibliche Genitalverstümmelung aus Sicht der Medizinethik
Hintergründe – ärztliche Erfahrungen – Praxis in Deutschland
2013. 267 Seiten, gebunden, ISBN 978-3-8471-0053-9

Band 5
Maren Mylius / Wiebke Bornschlegl / Andreas Frewer (Hg.)
Medizin für »Menschen ohne Papiere«
Menschenrechte und Ethik in der Praxis des Gesundheitssystems
2011. 276 Seiten, gebunden, ISBN 978-3-89971-844-7

Band 4
Kornelia Beer / Gregor Weißflog
Weiterleben nach politischer Haft in der DDR
Gesundheitliche und soziale Folgen
2010. 302 Seiten, gebunden, ISBN 978-3-89971-664-1

Band 3
Holger Furtmayr / Kerstin Krása / Andreas Frewer (Hg.)
Folter und ärztliche Verantwortung
Das Istanbul-Protokoll und Problemfelder in der Praxis
2009. 241 Seiten, gebunden, ISBN 978-3-89971-699-3

Band 2
Andreas Frewer / Holger Furtmayr / Kerstin Krása / Thomas Wenzel (Hg.)
Istanbul-Protokoll
Untersuchung und Dokumentation von Folter und Menschenrechtsverletzungen
2012, 2., erw. und überarb. Auflage. 255 Seiten, kartoniert, ISBN 978-3-8471-0030-0
Auch Open Access verfügbar.

Band 1
Andreas Frewer / Stephan Kolb / Kerstin Krása (Hg.)
Medizin, Ethik und Menschenrechte
Geschichte – Grundlagen – Praxis
2009. 329 Seiten, gebunden, ISBN 978-3-89971-698-6